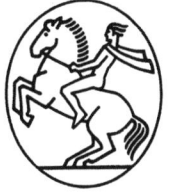

Ludwig Prokop/Norbert Bachl

Alterssportmedizin

Springer-Verlag Wien New York

o. Univ. Professor Dr. med. LUDWIG PROKOP
Vorstand des Instituts für Sportwissenschaften der Universität Wien
Direktor des Österreichischen Instituts für Sportmedizin, Wien

Univ.-Dozent Dr. med. NORBERT BACHL
Leiter der Abteilung Leistungsdiagnostik des Instituts für
Sportwissenschaften der Universität Wien

Softcover reprint of the hardcover 1st edition 1984
Einbandphoto: Uselmann/Mauritius

Mit 36 Abbildungen

CIP-Kurztitelaufnahme der Deutschen Bibliothek

Prokop, Ludwig:
Alterssportmedizin / Ludwig Prokop; Norbert Bachl. –
Wien; New York: Springer, 1984.
    ISBN-13:978-3-7091-8777-7

NE: Bachl, Norbert

ISBN-13:978-3-7091-8777-7   e-ISBN-13:978-3-7091-8776-0
DOI: 10.1007/978-3-7091-8776-0

Vorwort

Der immer weiter zunehmende Anteil älterer Menschen am Bevölkerungsaufbau und die sich daraus ergebenden schwierigen sozialen, gesundheitlichen und allgemein menschlichen Probleme stellen unsere Gesellschaft vor schwierige Aufgaben. Der Versuch, mit geeigneter sportlicher Betätigung die Lebensqualität des älteren Menschen zu verbessern, ihm taugliche psychosomatische Hilfen zu geben und damit wieder der Gesellschaft eine große Sorge abzunehmen, drängt sich heute geradezu auf. Dies gilt nicht zuletzt deswegen, weil dem älteren Menschen durch das traditionelle Rollenbild, das ihm einen geruhsamen Lebensabend suggeriert, bewegungsmäßig Fesseln angelegt werden und ihn deshalb die zunehmende Bewegungsarmut mit ihren schwerwiegenden Folgen ganz besonders trifft. Diesen Menschen zu motivieren und ihm zu demonstrieren, welche Möglichkeiten er hat, um selbst sein Schicksal zu verbessern und sich damit auch im Alltag weitgehend unabhängig zu erhalten, ist Absicht dieses Buches. Daß diese bessere Bewältigung des Älterwerdens durch Sport ihre Grenzen hat und auch echte Kontraindikationen und Einschränkungen bestehen, liegt nicht nur in der individuellen Leistungs- und Umweltsituation des einzelnen, sondern auch in der Problematik des modernen Sports.

Außerdem ist ein altersadäquater Sport eine sinnvolle Vorbeugung gegen Veränderungen, wie sie sich aus der infolge mangelnder Anpassung auftretenden Altersinvolution ergeben. Die Zielgruppe, die angesprochen werden soll, wird in wenigen Jahren bereits fast die Hälfte der Bevölkerung ausmachen, so daß die Aufklärung und Erziehung zum Sport als sinnvolle Freizeitbeschäftigung und Lebenshilfe nicht ernst genug genommen werden kann. Darüber hinaus soll aber auch der Arzt angesprochen werden und eine Entscheidungshilfe bekommen, die es ihm erleichtert, sich von seinem traditionellen Primum-nil-nocere-Denken, das in der Praxis sehr oft Schonung bedeutet, etwas freimachen zu können.

Wir sind daher dem Springer-Verlag in Wien für die Einladung, dieses Buch zu schreiben, und den damit bewiesenen Weitblick sehr dankbar und auch dafür, daß das Buch in dieser gefälligen Form herausgebracht werden konnte.

Wien, im Juli 1984   Die Verfasser

Inhaltsverzeichnis

I. Altern als Schicksal

1. Genetische Faktoren

Das Altern ist ein biologisches Phänomen, das untrennbar mit dem Leben verbunden ist, wie Geburt und Tod. Damit ist das Alter keine Krankheit und Altern grundsätzlich kein pathologisches Geschehen, sondern ein irreversibler schicksalhafter Vorgang, der primär sicher durch molekularbiologische und genetische Faktoren bestimmt wird. Das bedeutet, daß im Alternsprozeß gewisse „gesetzmäßige" Vorgänge in der biologischen Substanz jedes Lebewesens auftreten, durch die funktionelle und organische Veränderungen ausgelöst werden. Die Folge davon ist eine zunehmende Verminderung der allgemeinen Vitalität und eine Abnahme der Anpassungsfähigkeit und damit auch verschiedener Abwehrmechanismen. Diesen Vorgang hat BÜRGER (1957) als Biomorphose bezeichnet. Die damit verbundenen Veränderungen sind im Prinzip nicht für jeden Menschen gleich, sondern durch die Interferenz zahlreicher unterschiedlicher endogener und exogener Faktoren in ihren Auswirkungen sehr unterschiedlich, nicht zuletzt im Hinblick auf das erreichte und erreichbare Lebensalter. Das bedeutet, daß die Prognose der Lebenserwartung, wenn man grobe exogene traumatische oder infektiöse und toxische Einflüsse im weitesten Sinn ausschließt, individuumspezifisch ist. Das heißt aber nicht, daß es keine allgemein gültige Vorstellung über den Ablauf des Lebens und die wahrscheinliche Entwicklung von Alterungsprozessen gibt. Die Beantwortung der Frage, warum der Mensch altern und sterben muß, bleibt allerdings offen. Wie weit die religiösen und philosophischen Deutungen über den Sinn des Lebens zu akzeptieren sind, muß wohl jeder Mensch für sich selbst entscheiden. Mit dem Schicksal zu hadern ist jedoch wenig sinnvoll.

Andererseits ist es sicher ein Selbstbetrug, wenn man sich einzureden versucht, daß man mit zunehmendem Alter „reifer" wird. „Altern" und „Reifen" sind damit keine Synonyme (SCHOMBURG 1967). Der letzte Lebensabschnitt ist sicher nicht der Höhepunkt des Lebens, sondern Abstieg und Rückfall in die Hilflosigkeit des Kleinkindes. Die „Weisheit

des Alters", die sehr oft nur Ausdruck eines eingeschränkten kritischen
Anteilnehmenkönnens an der Umwelt ist, täuscht gnädigerweise subjek-
tiv etwas über die vielen objektiven Warnzeichen der psychosomatischen
Involution hinweg.

Es hat dabei den Anschein, daß hinsichtlich des Alterungsprozesses
und der damit verbundenen substantiellen Veränderungen zwischen dem
Unbelebten, der sogenannten toten Materie, und der lebendigen organischen Natur wahrscheinlich kein grundsätzlicher Unterschied besteht. Es
ist daher sicher nicht ganz unberechtigt, in vielen irreversiblen Veränderungen der anorganischen Welt auch eine Art Alterungsprozeß zu
sehen. Dies nicht zuletzt deswegen, weil im Prinzip gewisse ,,Material-
veränderungen" der betroffenen Substanzen unabhängig von ihrer
Lokalisation eintreten.

Über die Ursachen des Alterns hat der Mensch sich schon immer den
Kopf zerbrochen und zahlreiche Theorien aufgestellt. Die naheliegende
Vorstellung von unbeeinflußbaren und fortschreitenden Abnützungs-
vorgängen, wie sie noch 1957 von MEDAWAR vertreten werden, mag
mechanistisch gesehen einleuchten, kann aber nur als eine Hilfshypothese
angesehen werden. Ebenso geben die Theorien von endogenen und exogenen Intoxikationsfolgen sowie die Annahme der durch langsame
Summation von Strahlungseinflüssen zustande kommenden Chromo-
somenschäden, bis der Letalwert erreicht wird (SZILARD und SMITH 1959),
für sich allein keine ausreichende Erklärung. Sie alle treffen sicher nicht
die eigentliche Ursache des Alterungsvorganges. Mit sehr großer Wahrscheinlichkeit ist der Zellkern der zentrale Angriffspunkt (COMFORD 1966,
1974, u. a.) aller Alterungserscheinungen. Das bedeutet aber, daß das
Altern mit der DNA zusammenhängt. Ist deren Funktion gestört, dann
resultieren daraus abnorme Informationsübermittlungen an die nächste
Zellgeneration und zunehmende Störungen der Biosynthese der Proteine.
Dies führt aber dann durch Mutationen im zunehmenden Alter zu ständig
steigenden Chromosomenaberrationen. Daraus ergeben sich im gleichen
Ausmaß somatische Mutationen, als welche viele degenerative Alterserscheinungen angesehen werden müssen. Eine Störung der im lebenden
Gewebe laufenden notwendigen DNA-Repairmechanismen (STREHLER
1977) und die auch damit zusammenhängende Störung der Proteinbio-
synthese und Proliferationsvorgänge, wie sie durch Fehlleistungen in den
alternden Zellen auftreten, wird wahrscheinlich den Alterungsvorgängen
am besten gerecht. Auch die Vorstellung, daß durch nomadisierende
DNA-Partikel mehr Plasmoide produziert werden und damit das genetische Material älterer Menschen instabiler wird, weist in diese Richtung.
Die sich daraus zwangsläufig ergebenden Funktionsänderungen führen
zu verschiedenen, für das höhere Alter typischen Reduzierungen der
Immunmechanismen. Damit lassen sich aber deutliche Parallelen zum

Adaptationssyndrom nach SELYE (1958) erkennen. So beginnt, wenn man vom Säugling absieht, das Leben mit großen Möglichkeiten für eine Adaptation in der Jugendzeit, denen dann eine Zeit optimaler Resistenz gegenüber den meisten Umwelteinflüssen und schließlich das Alter mit den charakteristischen Resistenzverminderungen und dem Tod folgen. Die dabei besonders betroffene Gewebe Gehirn, Herzmuskel und kollagenes Bindegewebe, speziell auch in den Arterien, machen dann viele Sekundärveränderungen verständlich. Dazu gehören auch letztlich Geschwulstbildungen, Thrombosen, Blutungen und die verschiedensten Störungen der Organisation und Regulation.

Möglicherweise spielen auch durch Änderungen der Lebensbedingung ausgelöste noch unbekannte langfristige und nicht objektivierbare Anpassungsmechanismen für das erreichbare Alter eine Rolle. Dafür kann die Akzeleration, die langfristig auch zu einer gewissen Änderung des Menschenbildes führt, ein Beispiel geben. Die Verdoppelung des durchschnittlichen Lebensalters in den letzten 100 Jahren ist sicher nicht das alleinige Verdienst der Medizin. Daher ist es auch eher fraglich, ob der Mensch, wenn alle Noxen der Umwelt von ihm ferngehalten werden können und er ein gesundheitlich optimales Leben führt, grundsätzlich auf mindestens 100 Jahre programmiert ist (VAN AAKEN 1975). Das heißt dann, daß er mindestens 100 Jahre alt werden kann, bis der „natürliche Tod" eintritt.

Altern ist aber nicht nur ein rein somatisches Problem, sondern betrifft auch die psychisch-intellektuelle Seite und damit die Gesamtpersönlichkeit des Menschen. Die im Alter auftretenden vorwiegend zerebral bedingten Charakterveränderungen des Menschen, die man auch als seelisches Altern (KEHRER 1952) bezeichnen kann, beeinflussen sekundär wiederum bewußt oder unbewußt den Funktionszustand anderer Organsysteme, wie z. B. des Herz-Kreislauf- und Bewegungsapparates durch Verlust der Bewegungsinitiative. BÜRGER (1957) spricht davon, daß dann das „geistige Ich schrumpft". Das Eintreten solcher psychischer Veränderungen ist wegen der auslösenden organischen Veränderung, z. B. einer Zerebralsklerose, wofür KRETSCHMER (1977) Beispiele bringt, typen-, das heißt konstitutionsspezifisch.

Die durch die verschiedensten psychosomatischen Reflexionen bestimmte Symptomatologie reicht beim älteren Menschen von heiterer Gelassenheit und der immer wieder hervorgehobenen Weisheit des Alters bis zur Kontaktarmut, Resignation und dem Verlust der Selbstkontrolle. Gerade letztere objektiv schwer faßbare Veränderung führt dann nicht selten dazu, daß Persönlichkeitsmerkmale hervortreten, die bisher aus den verschiedensten Gründen bewußt oder unbewußt unterdrückt wurden. Dies wird nicht zuletzt dadurch auch unterstrichen, daß sich Geschwister mit zunehmendem Alter, auch wenn sie es nicht wahrhaben wollen, nicht nur körperlich, sondern auch in ihren Wesenszügen und dem psychischen Verhalten immer ähnlicher werden.

Die Lebenserwartung des Menschen ist, wie die Erfahrung zeigt, durch viele endogene und exogene Faktoren bestimmt. Wenn man von den lebensverkürzenden unvorhersehbaren Krankheiten, Verletzungen oder extremen Umwelteinflüssen absieht, zeigen sich selbst unter gleichen geographischen, klimatischen, sozialen und streßmäßigen Lebensbedingungen doch sehr große Unterschiede im Lebensverlauf. Sie betreffen dabei nicht nur das erreichte Lebensalter, sondern, was letztlich entscheidend ist, besonders auch die Lebensqualität. Diese schließt aber wieder die rein körperliche und psychisch intellektuelle Leistungsfähigkeit mit ein. Das bedeutet, daß bei der Lang- oder Kurzlebigkeit und der allerdings nicht zwingend damit verbundenen psychosomatischen Leistungsfähigkeit konstitutionsbiologische Faktoren eine wesentliche Rolle spielen. Damit kommt aber den Erbfaktoren primär eine entscheidende Bedeutung zu, und zwar sowohl was die rein rassischen als auch die familienspezifischen Konstitutionsmerkmale betrifft. Auch BÜRGER ist der Meinung, daß es einen Alternsfaktor gibt, der erblich ist, wofür auch zahlreiche Beispiele aus der Zwillingsforschung sprechen. Dabei hat es den Anschein, als ob viele dieser die psychosomatische Entwicklung des Menschen gerade im Hinblick auf die Lebenserwartung und Leistungsfähigkeit betreffenden Eigenschaften wie andere Merkmale dominant vererbbar sind. Das würde bedeuten, daß jeder Mensch mit der Geburt eine bestimmte mehr oder weniger wertvolle Lebenssubstanz bekommt, die er irgendwie zu verwalten hat. Auch hier bringt die Zwillingsforschung sehr eindrucksvolle Ergebnisse. Ebenso spricht die Tatsache, daß es kurz- und langlebige Familien, ausgesprochene Sportfamilien, Familien mit selektiven Begabungen für Kunst, Musik, bestimmte wissenschaftliche Fächer wie z. B. Mathematik oder Sprachen und Familien mit weit überdurchschnittlicher vielseitiger Allgemeinintelligenz gibt, für die Bedeutung genetischer Faktoren. Die Vorstellung, Spitzenleistungen ohne Rücksicht auf die genetische Voraussetzung allein durch Umwelteinflüsse, z. B. durch Training, bzw. Lernen im weitesten Sinn und optimale Lebensbedingungen zu erreichen, ist sicher nicht richtig. Sie ist im Prinzip nur insofern berechtigt, als vorhandene positive Anlagen durch ungünstige Umwelteinflüsse latent geblieben sein können. Die Tatsache, daß unsportliche Eltern sportliche Kinder oder musikuninteressierte Eltern musikalische Genies als Kinder haben, spricht daher grundsätzlich nicht gegen die Vorstellung, daß die besonderen Talente und Begabungen nachfolgender Generationen genetisch vorprogrammiert sind bzw. sein müssen. Damit ist auch der Begriff des biologischen Alters sicher nicht nur ein Resultat der Lebensweise und Lebensanforderungen, sondern auch der Motivierbarkeit, Intelligenz und psychosomatischen Leistungsmöglichkeiten, die grundsätzlich vorhanden sein müssen. Das heißt, sie sind mit großer Wahrscheinlichkeit konstitutionsbiologisch bedingt. Über konstitutionsbedingte bzw. konstitutionstypische spezifische Neigung zu bestimmten lebensverkürzenden Krankheiten liegen mehrere Statistiken vor. So sind z. B. die Pykniker prädestiniert für Bluthochdruck (HANSE 1925, WIEDEMANN 1942, HUTTMANN 1947), für Atherosklerose (SELBERG 1951), Gallenblasenentzündung mit Steinbildung und deformierende Arthritis (HUECK und EMMERICH 1927). Leptosome neigen besonders zu Tuberkulose, Gastritis und Ulcus ventriculi (SELBERG 1951, HUECK und EMMERICH 1927), Hypotonie und vegetativer Dystonie (SCHUBERT 1962). Die Athletiker nehmen eine gewisse Mittelstellung ein, zeigen aber wiederum eine Häufung von Asthmaleiden (SCHUBERT 1962). Nach HOFF geht diese konstitutionstypologische Differenz bis zum relativen Sauerstoffverbrauch und der Lymphozyten- und Eosinophilenzahl. Sehr ausführlich behandelt KRETSCHMER (1977) die charakteristische Verteilung von Psychosen auf die einzelnen Typen. Demnach besteht eine statistisch gesicherte Häufung bei den Pyknikern zu manisch-depressivem Irresein, während Schizophrenie hauptsächlich bei den leptosomen Typen zu finden ist. Demgegenüber ist die genuine Epilepsie bei den Pyknikern wieder eine Seltenheit.

Auch die Tatsache der angeborenen oder fehlenden Immunität gegen die verschiedensten, nicht nur infektiösen Erkrankungen bestimmt oft entscheidend Dauer und Qualität des Lebens.

Der Einfluß konstitutionsbiologischer Faktoren auf den Alterungsprozeß wird nicht zuletzt durch sexualspezifische Differenzen bewiesen. Das bedeutet, daß die Lebenserwartung der Geschlechter primär nicht die gleiche ist. Der Einwand, daß das größere Lebensrisiko des Mannes, z. B. höhere Streßbelastungen und Belastungen durch den Beruf, entscheidend wären, hält einer kritischen Nachprüfung nicht stand. Die Frau ist, wofür zahlreiche biologische Parameter sprechen, in vielerlei Hinsicht – und die Lebenserwartung ist die Resultante dieser Einzelfaktoren – das biologisch stärkere Geschlecht. Das zeigt sich nicht nur in der kürzeren Lebenserwartung des Mannes, sondern auch in der ungleich größeren Neigung zu bestimmten lebensverkürzenden Krankheiten (KRETSCHMER) wie Ulcus, Lungenkrebs, Atherosklerose, Herzinfarkt und anderen.

2. Exogene Einflüsse

Neben diesen endogenen, durch den Menschen nicht beeinflußbaren, zum Teil sogar vorprogrammierten psychosomatischen Veränderungen, die sich im Lauf des Älterwerdens einstellen, spielen aber Umwelteinflüsse in mancher Hinsicht sicher sogar eine sehr entscheidende, wenn nicht sogar ausschlaggebende Rolle. Solche exogenen Faktoren spielen vielleicht weniger im Hinblick auf makrobiotische Spekulationen eine Rolle, sondern eher in ihrer Bedeutung für die Lebens- und Leistungsqualität, speziell beim älteren Menschen. Gerade in diesem Bereich liegt aber die große Chance jedes Menschen, sein Schicksal bis zu einem gewissen Grad aktiv beeinflussen zu können. Das tut er im allgemeinen aber leider meist nach der negativen Seite, z. B. durch einen aufbrauchenden Lebensrhythmus, übermäßigen Ehrgeiz, grobe Ernährungsfehler oder den Überkonsum von Alkohol und Nikotin. Denn auch das Auftreten bösartiger Neubildungen ist nicht selten das letzte Glied einer Kette jahrelanger grober Fehler in der Lebensführung.

Auch wenn das Altern primär ein vorprogrammierter Prozeß ist, sind in den meisten Fällen doch die exogenen Einflüsse letzten Endes entscheidend, ob und wie weit die mögliche Lebenserwartung ausgeschöpft werden kann. Dabei geht es weniger um die lebensverkürzenden und nicht vorhersehbaren Krankheits- und Unfallsfolgen, sondern auch um alles, was die Umwelt ausmacht. Nur ein Teil dieser exogen wirksamen Faktoren ist beeinflußbar, so daß eine gezielte Prophylaxe nur beschränkt betrieben werden kann.

Daß viele Krankheiten und Verletzungen der verschiedensten Art lebenslimitierende Folgen hinterlassen und die Lebensqualität, speziell die Leistungsfähigkeit, negativ beeinflussen, ist durch zahlreiche Untersuchungen belegt. Sicher spielen auch von Vorfahren durchgemachte Erkrankungen für die Lebenserwartung nachkommender Generationen eine nicht unbedeutende Rolle. Dabei muß es sich nicht nur um die Lues handeln. Dies würde aber bedeuten, daß ein „gesundes Leben" durch mehrere Generationen für die Lebenserwartung der Nachkommen sicher eine günstigere Prognose zuläßt. Dies wird besonders dort verdeutlicht, wo geographisch oder klimatisch bedingt endemische Krankheiten oder grobe soziale Notstände herrschen. Es ist sicher weitgehend exogen bedingt, wenn die Lebenserwartung in Indien nur 50 Prozent der europäischen Länder erreicht.

Die exogenen Einflüsse auf den Alterungsvorgang – man könnte hier auch von den Noxen des Lebens sprechen – sind, soweit sie im Eigenbereich liegen, bis zu einem gewissen Grad beeinflußbar. Viele Umstände sind aber schicksalhaft an die individuelle Lebenssituation gebunden, wie die unmittelbare Umwelt mit ihren geographischen, klimatischen und spezifisch regionalen Lebensbedingungen. Auch die soziale Situation, die dem Menschen weitgehend vorgegeben ist, formt den Menschen und sein Schicksal. So leben z. B. Verheiratete durchwegs länger als Unverheiratete. Auch wenn rein theoretisch die Möglichkeit besteht, aus einem bestimmten gefährlichen und potentiell lebensverkürzenden Milieu auszubrechen, scheitert dies meist an der sozialen Situation, der familiär und regional gegebenen, oft schwer zu durchbrechenden, inneren Verbundenheit eines Menschen mit seiner Umwelt. Voraussetzung wäre in jedem Fall das Erkennen, die richtige Beurteilung und die subjektive Einsicht in die Problematik der eigenen Lebenssituation. Dies ist aber oft nicht gegeben oder wird bewußt oder unbewußt unterdrückt. Die Möglichkeit einer Beeinflussung der Lebenserwartung über eine echte Prophylaxe ist aber, besonders was die Einflüsse aus der Umweltverschmutzung betrifft, oft sehr bescheiden. Entscheidend ist auch, wie weit der Mensch – dies gilt besonders für die Bewältigung von Streßfaktoren – sich dem äußeren oder inneren Zwang erfolgreich entziehen kann. Ein solcher kann durch finanzielle, familiäre, politische und nationale Pressionen zustande kommen. Dabei spielt wieder sehr oft ein unbewußtes Überkompensationsbestreben vorhandener Schwächen oder oft habitueller Versagenssituationen eine nicht unbedeutende Rolle.

Tabelle 1. *Exogene Einflüsse auf das Altern*

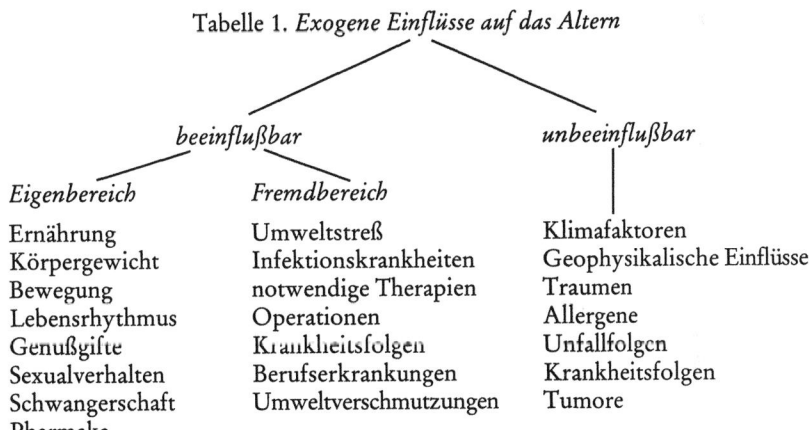

beeinflußbar		unbeeinflußbar
Eigenbereich	Fremdbereich	
Ernährung	Umweltstreß	Klimafaktoren
Körpergewicht	Infektionskrankheiten	Geophysikalische Einflüsse
Bewegung	notwendige Therapien	Traumen
Lebensrhythmus	Operationen	Allergene
Genußgifte	Krankheitsfolgen	Unfallfolgen
Sexualverhalten	Berufserkrankungen	Krankheitsfolgen
Schwangerschaft	Umweltverschmutzungen	Tumore
Pharmaka		

Alterungsvorgänge, die die Lebenskapazität zweifellos verringern, werden durch zahlreiche weitere Faktoren gefördert, die nur zum Teil beeinflußbar sind. Viele dieser Faktoren werden subjektiv nicht oder nicht richtig verifiziert, was nicht zuletzt am Intelligenzniveau liegt. Dazu gehören einseitige Belastungen bzw. Überlastungen, nicht zur Kenntnis genommene bzw. nicht erkannte Halbkrankheiten oder praemorbide Zustände, zum Beispiel stärkere vegetative Dystonie, noch gerade tolerierbare Blutdruck- und Blutzuckerwerte, Schlafmangel, chronische Ermüdungszustände wie z.B. die Managerkrankheit oder das Übertraining, lange bestehende Herderkrankungen, unvernünftige Ernährungsgebräuche, Abusus von Medikamenten, Alkohol und Nikotin sowie Stimulantien.

Dazu kommen finanzielle oder familiäre Sorgen, die besonders bei depressiv veranlagten Menschen über eine länger bestehende vegetative Dystonie verschiedene Risikosituationen bis zur Infarktdisposition herbeiführen können. Ein immer schwerwiegenderer Risikofaktor wird der Bewegungsmangel, der zu negativer Anpassung und damit zu einem Funktionsverlust und organischem Altern führt. Der durch die Bewegungsarmut ausgelöste circulus vitiosus führt über die damit sekundär verbundene Krankheitsdisposition sehr oft zu einer Lebensverkürzung, zumindest aber zu einer auffallenden Qualitätsverschlechterung der letzten Lebensjahre. Die statistisch gesicherte längere Lebensdauer von Leistungssportlern ist aber nicht unbedingt ein Beweis für die lebensverlängernde Wirkung im Sport, da es sich hier zweifellos auch um ein anderes genetisches Kollektiv handelt. Bei Abwägung aller dieser psychosomatischen Noxen ist es andererseits doch recht erstaunlich, wenn der durch die inhumane Umwelt und die vielen persönlichen Risiken vorzeitig verbrauchte Mensch heute immer noch älter wird. So wird der Prozentsatz und der Anteil der über 60jährigen in der Bevölkerung der BRD, der 1900 noch bei 4,9%, und 1976 schon bei 14,9% lag, bis 1990 noch auf 15,2% ansteigen. Mindestens zwei Drittel davon werden Frauen sein (Statistisches Bundesamt 1978).

Tabelle 2. *Die Veränderung des Altersaufbaus der Bevölkerung in Deutschland (Reichsgebiet/Bundesgebiet)*

	unter 20	20–39	40–64	65 und älter
1890	44,9	28,9	21,1	5,1
1910	43,6	30,4	21,0	5,0
1925	36,2	32,5	25,6	5,7
1950	30,8	27,7	32,2	9,3
1977	27,8	28,2	28,8	15,2
1990	23,8	29,9	32,6	13,7

Im Zusammenhang mit negativen Umwelteinflüssen erscheint es aber sinnvoll, den heute sehr oft verteufelten Streßbegriff doch etwas zu rehabilitieren. Denn ohne Streß gibt es weder eine psychophysische Anpassung und damit Leistungsverbesserung noch eine gerade für den älteren Menschen so entscheidende Erhaltung seiner lebensbestimmenden Organfunktionen. Nach SELYE ist der Streßzustand die normale und notwendige Antwort des Organismus auf einen psychischen oder physischen Reiz. Damit können erst der Reiz und eine unter Umständen bedrohliche Situation für den Organismus bewältigt werden. In seiner Pathogenese wird der Streß an sich als Einzelfaktor enorm überschätzt. Dies gilt vor allem für den soziogenen Streß, der nicht selten eine Alibifunktion zu erfüllen hat und dem dann oft die Hauptschuld am Herzinfarkt gegeben wird. Dafür spricht nicht zuletzt auch die Tatsache, daß gerade im vergangenen Krieg und der Nachkriegszeit mit der ungleich größeren Streßsituation die Infarktrate wesentlich geringer war als heute. Außerdem erscheint es sehr unwahrscheinlich, daß Streß zu Krebs führt (SCHMÄHL 1980). Das Problem liegt einzig nur in der objektiv und subjektiv richtigen Einschätzung der Streßresistenz und Streßtoleranz. Der körperliche und geistige Verfall des Pensionisten nach dem Wegfall der ihn täglich immer wieder zum Teil bis zum Rand seiner Möglichkeiten fordernden beruflichen Verpflichtungen ist nur ein Beispiel dafür, daß gerade der ältere Mensch weitgehend das Produkt der an ihn gestellten Anforderungen ist. Das bedeutet, daß im Alter ein gewisser ,,Arbeitsstreß" die psychophysische Leistungsfähigkeit erhalten läßt, während der Streßverlust schließlich zum typischen Entlastungssyndrom mit seinem Funktionsverfall führt.

3. Das biologische Alter

Normalerweise ist mit einem bestimmten Alter auch ein gewisser Alterungsprozeß verbunden. Die Erfahrung zeigt aber, daß diese Entwicklung nicht immer synchron verläuft und das kalendarische oder chronologische Alter bei verschiedenen Personen mit einem oft sehr unterschiedlichen Grad von Alterungsvorgängen verbunden ist. Das bedeutet, daß das sog. biologische oder auch funktionale Alter dem kalendarischen Alter sowohl voreilen als auch nachhinken kann. Beim Jugendlichen ist die Bestimmung des biologischen Alters und damit die Klassifizierung akzeleriert oder retardiert auf Grund des Entwicklungszustandes des Skeletts und des hormonellen Reifezustandes relativ einfach. Beim älteren Menschen wird eine exakte Beurteilung schon deswegen schwierig, weil auf Grund der großen genetischen Unterschiede die exakte Beurteilung erschwert wird. Dies vor allem dann, wenn der reine Phänotyp ein bestimmtes durch eine entsprechende Lebensform biologisches Alter vortäuscht, das objektiv nicht vorhanden ist.

Ein weiteres Problem liegt darin, daß das physische biologische Alter und das psychisch-intellektuelle biologische Alter deutlich differieren können. Zweifellos sind dafür die verschiedenen exogenen Faktoren der Lebensführung sehr entscheidend. So führen zum Beispiel große Belastungen des Bewegungsapparates, wie Schwerarbeit und Übergewicht, zu einer einseitigen vermehrten Abnützung des Bewegungsapparates. Dieser oft auffallenden asynchronem Alterung und damit nicht dem Alter entsprechenden Funktionseinschränkung steht manchmal eine zugleich jüngere psychisch-intellektuelle Leistungsfähigkeit gegenüber. So können zum Beispiel extrem durch Krafttraining belastete Athleten oft schon vor dem 4. Lebensjahrzehnt ein biologisches Alter des Bewegungsapparates von 50 bis 60 Jahren aufweisen. Andererseits findet man aber auch bei extremem Bewegungsmangel frühzeitig pathologische Gefäßveränderungen in den Beinen, die dem kalendarischen Sollzustand weit vorauseilen. Zweifellos ist hier ein Unterschied zu machen zwischen dem Bewegungsapparat und dem Gefäßsystem und damit auch dem Herzen. Während für den Bewegungsapparat im Hinblick auf Abnützungserscheinungen und Alterungsvorgängen die hohe statische Belastung ein echter Risikofaktor ist, ist für das Herz und die Gefäße die Unterbelastung die ungleich größere Gefahr. Sehr deutlich ist auch der Einfluß einer durch die Umweltanforderungen erzwungenen Funktion für die Abbauprozesse im Gehirn. So hält zweifellos die geistige Arbeit, wie die Gehirnforscher zu beweisen glauben, die Funktion des Gehirns wesentlich länger „jung" als geistige Inaktivität. Das bedeutet, daß sowohl was die psychische als auch die physische Alterung betrifft dem Beruf ein entscheidender Einfluß auf das biologische Alter zukommt. Damit ist auch die Arbeitsfähigkeit im 7. Lebensjahrzehnt irgendwie auch berufsspezifisch. Dies wird besonders dort deutlich, wo durch spezifische Berufserkrankungen und Schäden, z. B. Stauberkrankungen, Intoxikation, Strahlen oder Rheuma, die Lebenserwartung reduziert wird.

Entscheidend für die Beeinflussung des biologischen Alters ist im gesamten Verlauf des Lebens und ganz besonders ab dem 5. Lebensjahrzehnt der adäquate Reiz, der den Organismus zu Leistung und Anpassung zwingt. Besonders deutlich wird dies beim Vergleich von körperlich Inaktiven und sporttreibenden älteren Menschen. Hier zeigt sich eindrucksvoll, daß der Organismus und ganz besonders das kardiopulmonale System weitgehend das Produkt seiner Anforderungen ist. Daß man durch ein richtiges Ausdauertraining 20 Jahre lang 40 bleiben kann, ist durch zahlreiche Untersuchungen bewiesen. Hier ist die Objektivierung der Leistungsfähigkeit an Hand der Funktionsparameter und damit die funktionelle Zuordnung zu einer gewissen Altersgruppe relativ leicht. Dies wird auch dadurch bestätigt, daß die durch Ausdauertraining sehr verbesserungsfähige aerobe Kapazität, als maximale O_2-Aufnahme, wie KARVONEN und RUTENFRANZ (1981) angeben, die beste Korrelation mit dem chronologischen Alter zeigt.

Tabelle 3. *Beispiele der Variablen, die beim Messen des biologischen Alters benutzt werden, und ihre Korrelationen (r) mit dem chronologischen Alter* (nach KARVONEN und RUTENFRANZ 1981)

Meßgröße	r
Aerobe Kapazität	−0,72
Sekundenkapazität der Lungen	−0,69
Maximale Herzfrequenz	−0,67
Obere Grenze des Gehörsinns (KHz)	−0,66
Vitalkapazität/m² Körperoberfläche	−0,60
Hautelastizität	−0,60
Gehörverlust (4000 KHz)	0,60
Schwelle der Schwingungswahrnehmung am Handgelenk	−0,59
Digit-Symbol-Test	−0,58
Systolischer Blutdruck	0,52
Handdruckkraft	−0,49
Sehschärfe	−0,42
Einfache Reaktionszeit	0,33

Daß mit einem adäquaten Ausdauertraining gleichzeitig eine entscheidende Prophylaxe gegen die Folgen von Bewegungsarmut, Übergewicht, Hochdruck, Arteriosklerose und Herzinfarkt möglich wird, ist kein leeres Schlagwort.

Ein geringeres biologisches Alter und eine für das Alter weit überdurchschnittliche psychosomatische Leistungsfähigkeit sind aber nicht unbedingt auch die Gewähr für ein langes Leben. Letzten Endes kommt es aber nicht darauf an, wie alt man wird, sondern wie man alt wird, oder, wie das Motto der Gerontological Society der USA lautet:

To add life to years
not just years to life

II. Altern als biologischer Prozeß

Physiologische Veränderungen und ihr Einfluß auf die Leistungsfähigkeit

1. Herz-Kreislauf

Unter den Altersveränderungen auf supramolekularer Ebene kommt den anatomischen und funktionellen Veränderungen im kardiopulmonalen System eine zentrale Stellung zu. Dies nicht nur, was die rein kardiale Anpassungsfähigkeit, z. B. das erreichbare Herzminutenvolumen, betrifft, sondern auch im Hinblick auf Sekundärveränderungen anderer Organe als Folge trophischer Veränderungen durch Verminderung der Durchblutung.

Unter physiologischen Bedingungen ist wahrscheinlich eine primäre Ursache für Altersveränderungen an allen Organen und besonders am Herzen in den sich langsam einschleichenden Gefäßveränderungen zu suchen. Diese Veränderungen, die BÜRGER als Physiosklerose bezeichnet, sind das Ergebnis eines schicksalhaften Prozesses, dessen morphologische und histologische Befunde aber eindeutig sind. Diese „physiologische" Arteriosklerose von echten pathologischen Gefäßveränderungen abzugrenzen, wie sie durch das Zusammenwirken bestimmter Risikofaktoren auf die Physiosklerose zustandekommt, ist allerdings im Einzelfall kaum möglich.

Die für den Alterungsprozeß in den Gefäßen, vor allen den größeren Arterien, typischen Veränderungen spielen sich hauptsächlich in der Media und Intima ab. Die Ablagerung mukoider Substanzen, später noch von Cholesterin und bestimmten Mineralsalzen, führt über den Elastizitätsverlust zu einer Rigidität. Die mechanische Beanspruchung durch den wechselnden Füllungsdruck führt aber zu Mikrotraumen der elastischen Membranen, wobei durch den Reparaturmechanismus in der Media Kollagen angelagert wird. Die dadurch gegebene alterskonform sich entwickelnde Verdickung der arteriellen Gefäßwände mit dem durch die zunehmende Verhärtung gegebenen Elastizitätsverlust hat verschiedene Ursachen. Wenn man von echt pathologischen Einflüssen absieht, die schließlich zur Arteriosklerose als eigenem Krankheitsbild führen, sind es wahrscheinlich die bradytrophen Schichten der Arterie, z. B. die elastischen Bindegewebe, die sich verändern. Mit der sich daraus ergebenden Dickenzunahme der Arterien und dem schicksalhaften Volumenszuwachs, wird aber die Ernährungssituation weiterhin verschlechtert. Diese typische Dickenzunahme läßt sich auch im vermehrten Gewicht der Arterien (HEVELKE 1955) nachweisen. Der Volumenszuwachs der Gefäßwand wurde auch sehr eindrucksvoll von LINZBACH (1943) nachgewiesen.

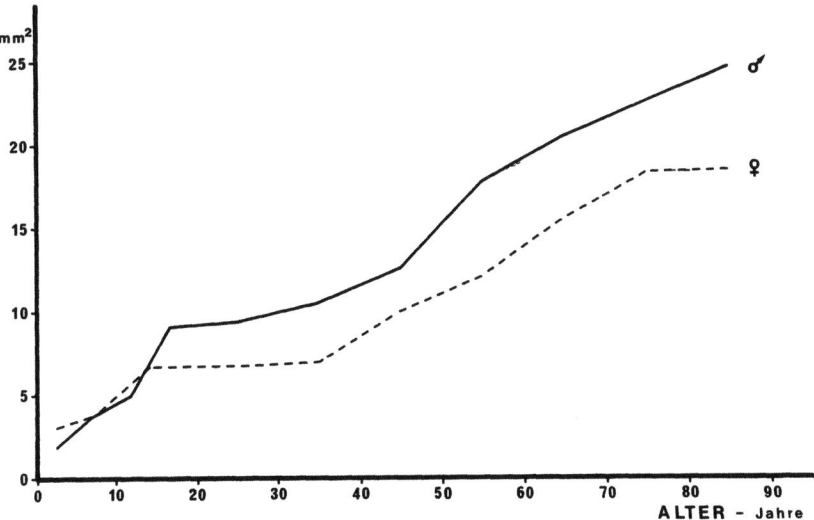

Abb. 1. Volumszuwachs der Gefäßwand (Art. Femoralis) gemessen am Inhalt der Arterienringe im Alter

Vor allem die mittlere Schicht der Arterienwand ist wegen der nur schlechten Versorgung mit Kapillaren besonders anfällig für Degenerationsprozesse (STEYER 1957). Die dadurch notwendig gewordene Versorgung per diffusionem wird aber durch die unwasserdurchlässigen Einlagerungen weitgehend verhindert. Solche fortschreitenden degenerativen Veränderungen, wie sie dann bei der Arteriosklerose besonders deutlich sind, lassen sich dann auch sehr eindrucksvoll durch den alternsparallel steigenden Kalzium- und Cholesteringehalt der menschlichen Aorta belegen (BÜRGER und PLÖTTNER 1939). Der Kalziumgehalt kann sich dabei im Laufe des Lebens sogar verdreißigfachen. Damit ergibt sich auch der bekannte Gewichtszuwachs der Aorta (BUDDECKE, HEVELKE 1955, VELICAN 1963). Der Proteingehalt der Aortenwand bleibt dagegen bis zum 60. Lebensjahr relativ gleich (PLATT und MA 1976), nimmt dann aber deutlich ab. Der reine Stickstoffgehalt der Trockenaorta nimmt aber schon ab dem 3. Lebensjahr laufend ab.

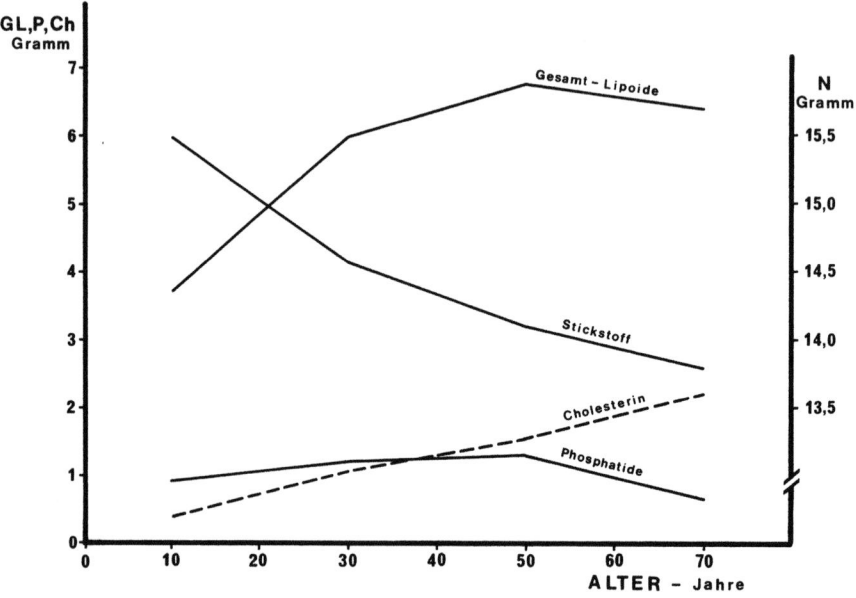

Abb. 2. Gehalt der Trockenaorten an Gesamtlipoiden, Cholesterin, Phosphatiden und Stickstoff (nach BÜRGER und PLÖTNER)

Obwohl diese Veränderungen zur Peripherie hin abnehmen, bleiben die Kapillaren von diesen Alterungsveränderungen doch nicht ganz verschont. So kommt es in den Kapillarwänden zu fibrösen Veränderungen, die das Lúmen verkleinern (CREPET 1938, BASTAI 1955), wodurch die Diffusion und damit der Flüssigkeitsaustausch verlangsamt und verringert wird. Die Reduzierung der Kapillarpermeabilität (WENDT 1949, 1951, SARRE 1954, RIES 1966) im Alter ist besonders deutlich für die Glukose (DOGLIOTTI und TAGLIONI 1934). Außerdem sinkt die Zahl der funktionstüchtigen Kapillaren pro Flächeneinheit, was durch den die Alternsvorgänge charakterisierenden Begriff der ,,Wipfeldürre'' deutlich gemacht wird. Daraus ergibt sich wieder zusammen mit der Verschlechterung der Atemökonomie die sogenannte Altershypoxie (CEBOTAREV 1978).

Die funktionelle Folge des Elastizitätsverlustes ist nicht nur das Ansteigen des systolischen Blutdrucks, sondern auch ein schnelleres Ausbreiten der Pulswelle (HERZOG und MEURER 1939) und ein Verlust der Windkesselfunktion besonders im Körperkreislauf.

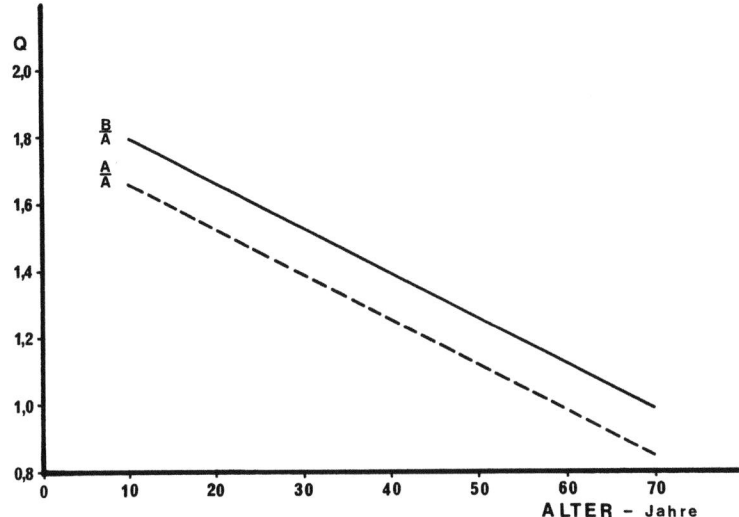

Abb. 3. Alterskurven der Quotienten der Pulswellengeschwindigkeit; Beinarterie/Aorta (B/A), Armarterie/Aorta (A/A) (nach WEZLER und STANDL)

Eine gewisse Kompensation des Elastizitätsverlustes wird dadurch erreicht, daß sich das Fassungsvolumen der großen Gefäße, besonders der Aorta, vergrößert. Da auch die Elastizität der Venenwand nachläßt und das venöse Stromgebiet sich ausweitet (BÜRGER 1957), sinkt der Venendruck und damit die Rückflußgeschwindigkeit. Die Folge davon ist aber wieder eine Neigung zu venösen Stauungen, womit außerdem eine Varizendisposition gegeben ist.

Das bedeutet aber auch, daß sich durch die geänderte Hämodynamik eine Vermehrung des Zirkulationsvolumens ergeben muß. Dadurch, daß im Alter der höhere Abflußwiderstand durch einen vermehrten Aortendruck überwunden werden muß, wird der linke Ventrikel stärker druckbelastet als in der Jugendzeit. Damit wird aber auch die Herzarbeit im höheren Alter zunehmend unökonomischer. Damit nimmt aber auch die Trainierbarkeit des Herzens ab. Darin liegt eine wesentliche Ursache für die allgemeine Leistungsverminderung der älteren Menschen. Das Schlagwort, daß der Mensch so alt ist wie seine Gefäße, erhält damit von dieser Seite eine eindrucksvolle Bestätigung.

Die Abnahme der kardialen Leistungsfähigkeit im Alter, die man sehr oft mit dem Begriff des Altersherzens zu erklären versucht, hat viele

Ursachen. Viele davon konnten nicht oder noch nicht abgeklärt werden. Die meisten Veränderungen sind im Prinzip nicht alternsspezifisch, sondern lediglich alternstypisch (PLATT 1976). Das bedeutet aber, daß man auch von einer physiologischen Alterung des Herzens sprechen kann, sowohl was die für das zunehmende Alter typischen rein anatomischen-hämodynamischen Wandlungen betrifft. Zweifellos sind viele Veränderungen die Folge der sich heute bei vielen Menschen schon ab dem 30. Lebensjahr mehr oder weniger deutlich einschleichenden arteriosklerotischen Prozesse der Koronararterien und damit der gestörten Trophik. Vollkommen intakte Koronararterien sind ab dem 40. Lebensjahr sicher nicht sehr häufig. Der altersbedingte Verlust der Weichheit der Klappen läßt sich allerdings nicht mit einer Ernährungs-steuerung erklären. Ihr liegt eine ursächlich noch nicht ganz geklärte Vermehrung kollagener Fasern zu Grunde, die mit einer Hyalinisierung und Elastose einhergeht (BÜRGER 1961, BENEKE und SCHNITT 1967, WALTON 1970). Die naheliegende Vorstellung, daß für die kardiale Funktionsminderung eine Altersatrophie des Herzens durch eine für das ältere Herz typische vermehrte Einlagerung des Alterspigments Lipofuscin die Ursache sein könnte, hat sich als nicht zutreffend erwiesen. Das Herz vergrößert sich sogar systematisch im Laufe des Lebens. Schon 1904 hat GREENWOOD zwischen dem 30. und 80. Lebens-jahr eine lineare Gewichtszunahme des Herzens von jährlich einem Gramm beim Mann und von 1,4 Gramm bei der Frau nachgewiesen. Diese Untersuchungen hat unter anderem auch LINZBACH (1952) be-stätigt, der für den 30jährigen Mann ein mittleres Herzgewicht von 372 Gramm, für den 80jährigen ein solches von 422 Gramm fand. Die analogen Mittelwerte für die Frau liegen bei 300 Gramm und 376 Gramm. Daß es sich hierbei um eine echte Arbeitshypertrophie handeln muß, läßt sich durch die vermehrte Kraftanstrengung des Herzens infolge des erhöhten Widerstandes der Peripherie erklären. Daher verschiebt sich das Gewichtsverhältnis des rechten Ventrikels zum linken Ventrikel langsam zu Gunsten des linken. Das Herzgewicht nimmt erst im höheren Alter etwa ab dem 80. Lebensjahr wieder etwas ab. Dafür spricht auch die dem Herzgewicht parallel verlaufende Steigerung des Blutdrucks. Diese beträgt bei den Männern 0,26% des Ausgangswertes bei einer jährlichen Zunahme des Herzgewichtes von 0,27% und bei der Frau 0,49% bei Zunahme des Herzgewichtes von 0,50% pro Jahr. Das Problem dieser Hypertrophie liegt darin, daß die Relation zwischen wirksamer Kapillaroberfläche und zu versorgender Muskulatur nicht adäquat ist. Damit ergeben sich aber trophische Störungen, die vor allem die Regenerationsmöglichkeiten des Herzmuskels, speziell auch nach Herzinfarkt, ungünstig beeinflussen. Die Folge davon ist vakuolige Degeneration der Myofibrillen mit Verringerung der Kernzahl, teilweise sogar atrophische Muskelfasern und ihr Ersatz durch Bindegewebe (LINZBACH 1952). So entwickelt sich eine fibrosis cordis. Die bindegewebigen Veränderungen des Myocards betreffen auch das spezifische System der Reizbildung und Erregungsleitung. Schließlich konnte sogar im zunehmenden Alter im Herzen Amyloid nachgewiesen werden (SCHWARTZ und KURUCZ 1965, BENECKE u. a. 1970), das sonst nur als Symptom spezieller Erkrankungen parenchymatöser Organe gefunden wurde. Nach SCHWARTZ sind Männer davon zwei- bis dreimal häufiger befallen als Frauen. Ebenso nimmt der Kollagengehalt des Herzmuskels und der Herzklappen ähnlich wie in der Gefäßwand systematisch zu (LINDNER 1972). Wahrscheinlich handelt es sich hierbei aber nicht um eine spezifische Altersveränderung, sondern um die Folge trophischer Störungen. Damit läßt aber sicher die Kontraktionsfähigkeit des alternden Herzens nach und es reduziert sich allmählich die Fähigkeit Energie in mechanische Arbeit umzusetzen. Ursächlich damit im Zusammenhang steht auch eine Beeinflussung des Stoffwechsels des alternden Myocards. So verliert das Herz immer mehr die Fähigkeit freie Fettsäuren zu oxydieren, womit aber wiederum der Kohlenhydratbedarf steigt. Der Herzmuskel verarmt außerdem an Kalium und neigt zu Herzrhythmusstörungen (SCHMIDT 1977).

Nicht zuletzt wird die diastolische Füllung und damit die Volumsleistung durch die zunehmende Fibrosierung und Sklerosierung des Myocards (HOMBACH) und damit sekundär die aerobe Kapazität reduziert.

HOMBACH (1982) hat die normalen Altersveränderungen am Herzen (Tabelle 4) übersichtlich zusammengefaßt.

Tabelle 4. *Übersicht über „normale" pathologisch-anatomische Veränderungen am Herzen im Alter* (nach HOMBACH 1982)

1. Herzmuskelfasern:
   a) Vermehrter Lipofuszingehalt (braune Atrophie).
2. Vorhöfe:
   a) Vermehrter Gehalt an elastischen und kollagenen Fasern sowie Fettgewebe im Interstitium.
   b) Abnahme der Muskelmasse.
3. Herzskelett:
   a) Verstärkte Dichte und Sklerose des Kollagens.
   b) Feine Verkalkungsherde.
4. Endokard, Herzklappen:
   a) Progressive Verdickung (vermehrt kollagene und elastische Fasern).
   b) Noduläre Klappenverdickungen (mechanische Beanspruchung).
   c) Auftreten von Lipiden in der Kollagenschicht der Aorten- und Mitralklappe (mechanische Beanspruchung).

Bei den engen Zusammenhängen und Wechselbeziehungen zwischen Struktur und Funktion führen die morphologisch-histologischen Veränderungen am Herzen und Gefäßsystem auch zu funktionellen Veränderungen in der Herzarbeit und Hämodynamik. Daraus ergeben sich aber wieder Einflüsse auf die allgemeine Leistungsfähigkeit, nicht nur im Hinblick auf die Muskelarbeit, sondern auch die Funktion anderer Organe und speziell auch des Gehirns.

Das Verhalten der Herzfrequenz bei Belastung ist der wahrscheinlich wesentlichste Parameter für die Beurteilung der Herzfunktion. Da die Sauerstoffversorgung des Myokards seine Funktion bestimmt, ergibt sich mit der altersbedingten relativen O_2-Unterversorgung auch eine Abnahme der maximalen Herzfrequenz. Sie wird ab dem 20. Lebensjahr meist durch die Formel 200 (oder 210) weniger Alter charakterisiert. Das bedeutet, daß die maximale Herzfrequenz unter physiologischen Bedingungen bei einem 60jährigen im Durchschnitt etwa zwischen 140 und 150 Schlägen liegt. Sie sinkt bei den Männern stärker ab als bei den Frauen (MERRIMAN 1971). Daß sich hier entsprechend den Lebensbedingungen, z. B. dem Trainingszustand, zum Teil enorme Verschiebungen nach oben ergeben, ist mit ein wichtiges Kriterium für die Beurteilung des biologischen Alters.

Tabelle 5. *Physiologische Beeinträchtigung des Herz-Kreislauf-Systems im höheren Lebensalter* (nach HARRIES 1970)

1. Herzminutenvolumen	Abfall um 1%/Jahr (SV und HF)
2. Linksventrikuläre Arbeit in Ruhe	Abfall
3. Koronardurchblutung (maximal)	ca. 35% niedriger mit 65 Jahren
4. Irritabilität Kontraktilität (Erholbarkeit)	verzögert
5. Kardiale Reserve (plötzlicher Streß)	nimmt ab
6. Vasomotorentonus	sinkt
Vagotonus	überwiegt
7. Peripherer Widerstand	1%/Jahr Anstieg
8. Reaktion des Herzens auf Atropin	vermindert
auf Carotissinusstimulation	verstärkt
9. Sauerstoffutilisation des Herzens	vermindert
10. Pulswellengeschwindigkeit	erhöht
11. Cold Pressure Response	verstärkt

Der Blutdruck gilt mit Recht als ein das Alter eines Menschen charakterisierender Parameter. Sein Anstieg in Ruhe und bei Belastung ergibt sich aus dem durch den Elastizitätsverlust gestiegenen peripheren Widerstand und der damit notwendig gewordenen größeren Kraftanstrengung des Herzens. Die systolischen Werte steigen im allgemeinen gegenüber dem Ausgangswert zu Beginn des 3. Lebensjahrzehnts geringfügig an. Sie haben sich allerdings in den letzten Jahrzehnten allgemein etwas angehoben und liegen bei den Frauen in den höheren Altersstufen zwischen 10 und 15 mm Hg über denen der Männer. Die absoluten systolischen Werte differieren je nach dem untersuchten Kollektiv bis zu 10 und 20 mm Hg, wobei aber auch die alte Faustregel, daß ein Wert 100 plus Lebensalter nicht überschritten werden dürfte, grundsätzlich noch bis etwa zum 60. Lebensjahr Gültigkeit hat. Ab dem 65. bis 70. Lebensjahr ändert sich der Blutdruck systolisch wie diastolisch nicht mehr oder zeigt sogar eine geringe Abnahme, wie auch das Blutdruckverhalten der über 100jährigen Personen in der BRD zeigt (FRANKE 1982). Die diastolischen Werte verändern sich normalerweise im Durchschnitt nur wenig.

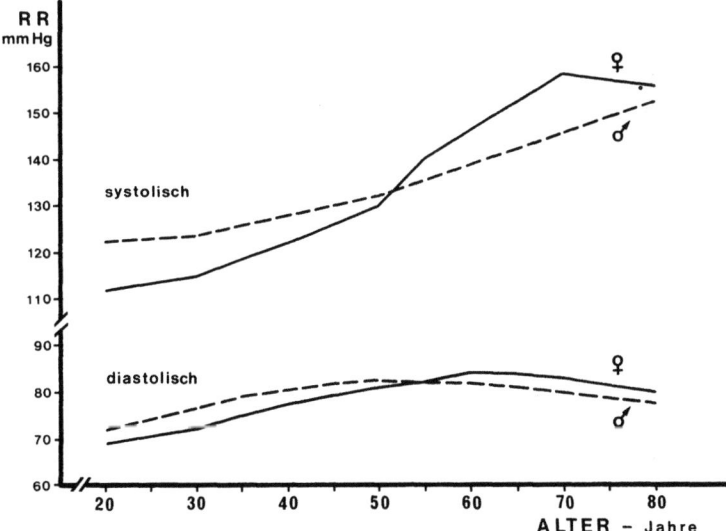

Abb. 4. Verhalten des systolischen und diastolischen Ruheblutdrucks im Altersverlauf (nach JAHNECKE 1974)

Der sich damit ergebende Anstieg der Blutdruckamplitude ist zweifellos auf die Vergrößerung des Gesamtwiderstandes im arteriellen System zurückzuführen, der mit der Sklerosierung der Gefäßwände zusammenhängt. Daß der Blutdruck auch entscheidend von den Lebens- und Ernährungsgewohnheiten abhängig ist, zeigen z. B. die Unterschiede zwischen starken Fleischessern und Vegetariern, Großstadt- und Landbewohnern und mehr und weniger streßbelasteten Personen. Das Resultat aller dieser strukturellen und hämodynamischen Veränderungen ist eine Abnahme des Schlag- und Minutenvolumens und damit des

O$_2$-Pulses. Der O$_2$-Puls, der bis im 4. Lebensjahrzehnt nach HOLLMANN (1980) 16,8 beträgt, sinkt bis zum 8. Lebensjahrzehnt auf 11,0. Zusammen mit den pulmonalen Funktionseinschränkungen und Reduzierung der Erythrozyten und des Hämoglobins ergibt sich eine Verringerung der maximalen O$_2$-Aufnahme. Die Reduktion des Schlagvolumens führt bei submaximaler Belastung zu einer verstärkten Frequenzregulation anstelle der Schlagvolumensvergrößerung. Der maximale O$_2$-Puls wird damit etwa ab dem 40. Lebensjahr kleiner.

Dadurch, daß die Abnahme der kardialen Leistungsfähigkeit bei der Frau im höheren Alter etwas geringer als beim Mann ist, nähert sie sich in ihren Funktionsgrößen immer mehr dem Mann.

Das Verhalten der wichtigsten Kreislaufgrößen im Verlauf des Lebens zeigt Abb. 5 (RAVEN und MITCHELL 1980).

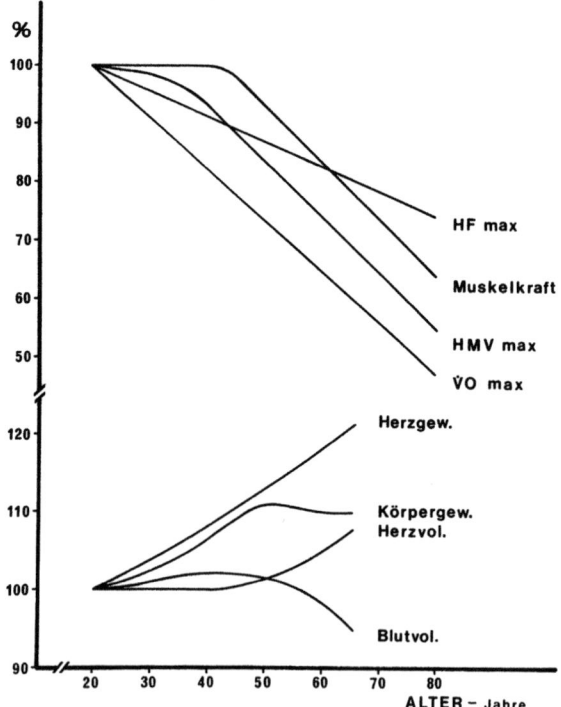

Abb. 5. Verlauf physiologischer und anthropometrischer Meßgrößen im Verlauf des Lebens (nach RAVEN und MITCHELL 1980)

Es ist naheliegend, daß sich die organischen Altersveränderungen des Herzens im EKG widerspiegeln. Die Veränderungen des EKGs sind allerdings nicht sehr stark ausgeprägt, beim Mann aber deutlicher als bei der

Frau (MIHALIK und FISCH 1974). Entsprechend der muskulären Links-
verschiebung kommt es auch im EKG zur Ausbildung eines links-
typischen Kurvenbildes. Allgemein anzutreffen ist auch die Zunahme
sämtlicher Zeitwerte, wie PQ, PR, QRS und OT. Die Ursache dieser
mehrfach beschriebenen Veränderungen (BÜRGER 1957, GERSTENBLITH
1980, SCHLOMKA 1938, SIMONSON 1972, u. v. a.) liegt in einer trägeren
Reizausbreitung, die für die Arbeitsform des alternden Myokards typisch
ist und eine gewisse Anpassung an die ungünstigeren inneren Arbeitsbedingungen des Herzens darstellt. Die Systolendauer zeigt dabei eine
auffallende Übereinstimmung mit dem systolischen Blutdruck bis zum
70. Lebensjahr.

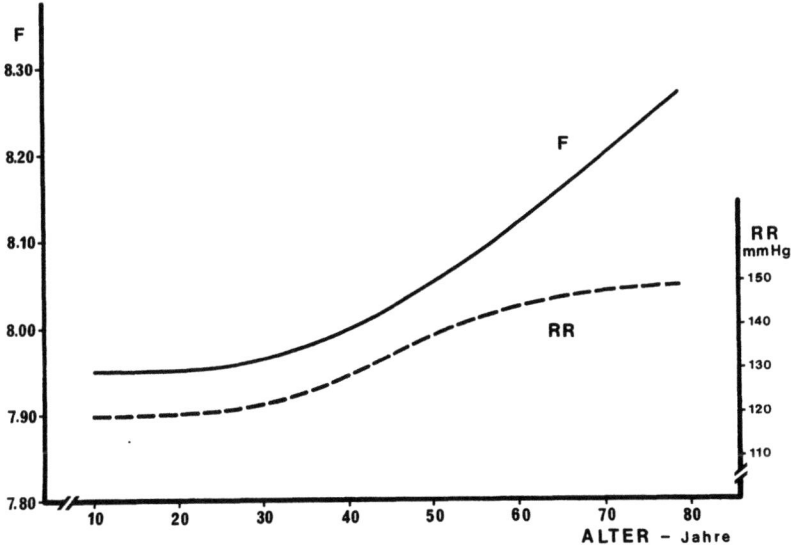

Abb. 6. Systolendauer (F), RR und Alter (nach SCHLOMKA 1938)

Sehr häufig findet sich eine Erniedrigung oder Abflachung der
Vorhofzacke, nicht selten eine Vertiefung von Q_1, während ST-Senkun-
gen beim älteren Menschen ebenso gedeutet werden müssen wie beim
jüngeren. Typisch für das Alters-EKG ist die Abflachung und nicht selten
das Isoelektrischwerden von T_1 und T_2, auf die schon 1911 LINETZKY
hingewiesen hat und das seither vielfach bestätigt wurde. Jenseits des
70. Lebensjahres findet es sich nach WENGER (1952) bereits auch bei 36%
aller klinisch Herzgesunden. Damit ist man wahrscheinlich nicht
berechtigt, hierbei von echten pathologischen Veränderungen zu
sprechen.

2. Blut

Im Blut zeigen sich sehr deutliche Veränderungen im Lauf des Lebens. So nimmt die zirkulierende Blutmenge bis zum 80. Lebensjahr fast um ein Drittel ab (BÖHLAU und KNOBLOCH 1951), die Zahl der Erythrozyten, das Hämoglobin und die Leukozyten reduzieren sich im Lauf des Lebens. Die Ursache liegt zweifellos in der Abnahme der Leistungsfähigkeit des Knochenmarks mit zunehmendem Alter (HUNDT 1935). Die mechanische Resistenz der Erythrozyten nimmt allerdings mit dem Alter zu (CHRISTIANI 1956), was als Verarmung des Bluts an jungen Erythrozyten gedeutet wird. Die Viskosität des Blutes nimmt zu (HESS 1908), ebenso Rest-N, Harnstoff und Harnsäure, die Gesamtstickstoffmenge dagegen ab. Die Fibrinwerte nehmen zu, der Albumin-Globulin-Quotient ab. Der in vielerlei Hinsicht wichtige Gehalt des Blutes an Cholesterin nimmt etwa bis zum 60. Lebensjahr zu, anschließend wieder etwas ab (SCHETTLER 1953). Weiters nehmen zu: der Jod- und Eisengehalt sowie der Blutzucker.

3. Lunge

Die Lungenfunktion ist sowohl von Größe und der Erweiterungsmöglichkeit des Brustkorbes als auch von intrapulmonalen Faktoren abhängig. Beide Faktorengruppen ändern sich mit dem Alter. Die Beweglichkeit des Brustkorbes wird durch die Verknöcherung der Rippenknorpel langsam geringer, die Bronchialknorpel werden unelastischer, die elastischen Fasern der Lunge verlieren an Dehnbarkeit und Reaktionsvermögen. Damit reduziert sich auch die Compliance, die Dehnbarkeit und Anpassungsfähigkeit der Lunge an den Thorax. So nimmt die statische Compliance bis zum 60. Lebensjahr um 10% ab, die dynamische bei höherer Atemfrequenz sogar bis zu 20% (WORTH und MUYSERS 1967). Schließlich kommt es zu einer Erweiterung der Alveolen und Verringerung ihrer Zahl im Sinne eines Emphysems. Damit nimmt die Vitalkapazität mit dem dritten Lebensjahrzehnt fast linear ab und sinkt im 7. Lebensjahrzehnt etwa auf die Hälfte ihres Höchstwertes.

Die Reduzierung der Vitalkapazität ergibt sich durch eine deutliche Abnahme der Reserveluft (exspiratorisches Reservevolumen) und Komplementärluft (inspiratorisches Reservevolumen). Auch die Werte des Tiffeneau-Testes, des exspiratorischen Maximalvolumens in einer Sekunde, nehmen im Alter als Folge der Resistenzzunahme (ULMER u. a. 1970) um etwa 10 bis 15% ab. Die Verringerung der atmenden Oberfläche führt auch dazu, daß das Atemäquivalent, das Verhältnis vom Atemminutenvolumen zur Sauerstoffaufnahme pro Minute, in Ruhe und be-

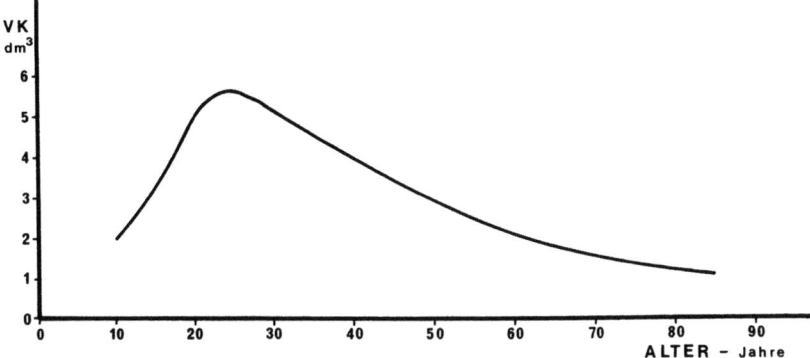

Abb. 7. Vitalkapazität im Alter (nach WORRINGEN und HEINER 1926)

sonders bei Belastung beim älteren Menschen kontinuierlich ansteigt. Obwohl die Respirationsluft, das Atemzugvolumen, nur unwesentlich abnimmt, wächst die Zahl der Atemzüge mit zunehmendem Alter durch die geringere Sauerstoffaufnahme. Die Frequenzzunahme liegt etwa bei fünf pro Minute, wobei die einzelnen Atemzüge oberflächlicher und ungleichmäßiger werden. Trotzdem nimmt die maximale Atemfrequenz mit zunehmendem Alter deutlich ab (ROBINSON 1938). Die Reflexempfindlichkeit auf Hustenreize nimmt ab, ebenso der Blut- und Lymphstrom, wodurch wieder das Entstehen von katarrhalischen Veränderungen und Entzündungen des Lungenparenchyms gefährdet wird. Die Anpassungsfähigkeit auf Belastungen nimmt im Lauf des Lebens ab, die Lungenventilation erreicht im späten Alter kaum mehr als die Hälfte des Höchstwertes und damit ändert sich im gleichen Ausmaß die Sauerstoffaufnahme bei submaximaler und maximaler Arbeit.

Die durch die Veränderung des Alveolarepithels verminderte Permeabilität und die schlechtere Ventilation machen es verständlich, daß das arterielle Blut beim älteren Menschen eine geringere Sauerstoffspannung und verminderte Sauerstoffsättigung hat (ROBINSON 1938). Das bedeutet, daß ältere Menschen in Ruhe sozusagen schon dauernd in einer Höhe von 1.500 bis 2.000 Metern leben (DILL 1940).

4. Bewegungsapparat

Die auffallendste funktionelle Veränderung mit fortschreitendem Alter ist die Abnahme der Muskelkraft. Sie verläuft nicht für alle Muskeln gleich. Sie ist am deutlichsten bei den Beugemuskeln des Unterarms und jenen Muskeln, die den Körper aufrichten (UFLAND 1933). Diese

Schwächung beginnt langsam etwa mit der zweiten Hälfte des 3. Lebensjahrszehnts und wird dann im 5. Lebensjahrzehnt sehr deutlich. Sie hängt primär mit der Reduzierung der Muskelmasse zusammen, die vom 20. bis zum 70. Lebensjahr etwa um ein Drittel abnimmt. Die Reduzierung der Muskelkraft ist bei den Frauen relativ geringer als bei den Männern (RIES 1972).

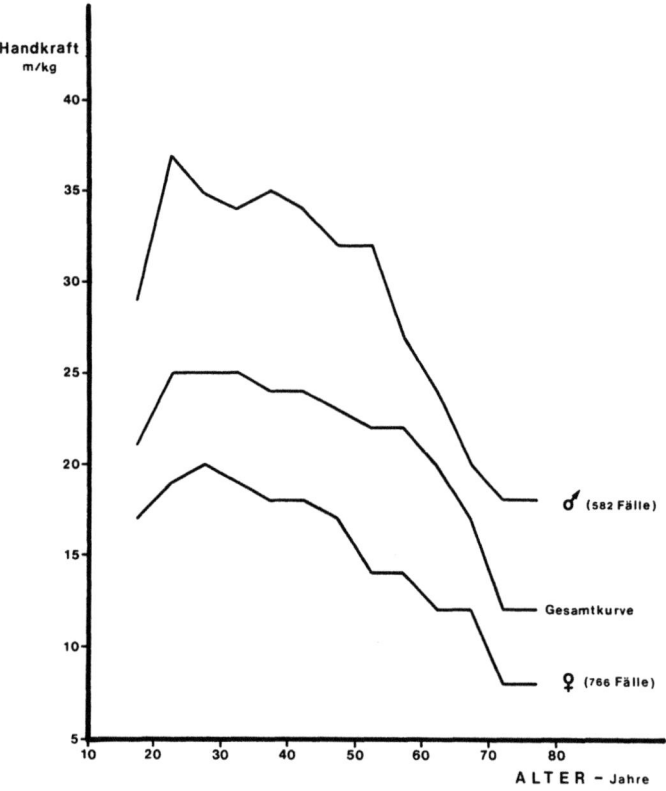

Abb. 8. Abhängigkeit der Handkraft von Alter und Geschlecht (nach RIES 1972)

Zu dieser Reduktion der Muskelkraft kommt zusätzlich eine schlechtere Trainierbarkeit der Muskulatur (HETTINGER 1968).

Die Ursachen dafür sind vielseitig. Die Atrophie der Muskulatur hinkt dabei der Abnahme der Muskelkraft nach. Dies spricht dafür, daß es zu strukturellen Veränderungen der Muskulatur kommt, die aber nicht die Muskelfibrille betreffen, sondern die Muskelfasern. So nimmt nicht nur die Zahl der Muskelzellen ab, sondern auch deren Zusammensetzung durch Reduktion der Fibrillen bei gleichzeitiger Vermehrung der Zellkerne (DRAHOTA und GUTMANN 1962). Die Verringerung der elastischen

Elemente führt zu einer Abnahme der Dehnbarkeit und damit zu einer zunehmenden Disposition zu Zerrungen und Muskelrissen, besonders bei plötzlichen kraftvollen Bewegungen mit Fehlkoordination, z. B. durch Ausrutschen. Diese Verletzungsdisposition wird auch durch die Abnahme des Muskeltonus im höheren Alter gefördert (MITOLO 1964). Die Abnahme der Muskelkraft geht parallel mit einer Reduktion des Kaliumgehaltes (JUDGE und COWAN 1971), des Wassergehalts, der Proteine und RNA (SKRIVASAVA und CHAUDHRRY 1969). Der Stoffwechsel der alternden Muskulatur ist dadurch gekennzeichnet, daß der Bedarf an ATP für die Verkürzung höher liegt und es zu einer Abnahme der Kreatinphosphatreserven kommt. Während ATP im Alter rund um 35% abnimmt (VERZAR und ERMINI 1970), zeigt die Aldolaseaktivität keine altersabhängigen Veränderungen. Die Abnahme von ATP bei gleichzeitiger Vermehrung von ADP bis zum dreifachen kann rund 35% erreichen. Sie hängt mit der im zunehmenden Alter reduzierten Zellatmung (MARGARIA 1966) und der reduzierten Sauerstoffversorgung zusammen. Unter den vielen trophischen Störungen, die die Muskelfunktion im Alter ungünstig beeinflussen, fällt auch eine Störung der cholinergen Transmittermechanismen an den motorischen Endplatten (VERUHRATTSKY 1969, GUTMANN 1966) eine entscheidende Rolle.

Die Folge all dieser anatomischen und funktionellen Veränderungen im alternden Muskel ist neben der Abnahme der Muskelkraft auch eine Reduzierung der Arbeitsökonomie, auf die auch BÜRGER und Mitarbeiter (1943) hinweisen, und die sich vor allem im vermehrten Sauerstoffverbrauch ausdrückt. Obwohl zwischen senilen Muskelfasern und durch Inaktivität atrophisch gewordenen vor allem stoffwechselmäßig grundsätzlich ein Unterschied besteht, ist die Altersatrophie sicher nicht nur eine rein regressive Erscheinung, sondern auch mehr oder weniger deutlich ein Anpassungsvorgang an die Verminderung der körperlichen Arbeit im Alter.

An den passiven Teilen des Bewegungsapparates sind die Altersveränderungen wesentlich deutlicher als an der Muskulatur. Dies gilt vor allem für das Knochen- und Knorpelgewebe. Gleichzeitig findet sich eine für die einzelnen Knochen verschiedene Atrophie mit einem Dünnerwerden der Spongiosabälkchen (EULER 1940) und damit einer Vergrößerung der Spongiosamaschen, die mit einer Atrophie der Cortikalis einhergeht. Die Erweiterung des Spongiosaraums wurde auch von HEINRICH (1941) gefunden. Die osteoporotische Entkalkung, die sich im Röntgenbild deutlich zeigt, hängt mit dem Verlust von Kalk und Phosphorsäure zusammen, deren Ursache ungeklärt ist. Diese wird sicher sehr oft auch durch ein Defizit in der Aufnahme von CaO und P_2O_5 unterstützt. Die Entkalkung als Altersschicksal des Knochens zeigt sich auch in der Abnahme des spezifischen Gewichtes der Knochen, wie von HARTL und

BURKHARDT (1952) an der Schädelkalotte bewiesen werden konnte. Die damit verringerte statische und dynamische Belastungsfähigkeit erklärt die besondere Frakturdisposition des älteren Menschen. Gleichzeitig ergibt sich eine gewisse Verformbarkeit der Knochen mit schwächerer Kortikalis, die dann, wie z. B. bei der Wirbelsäule, zu einer Verstärkung der physiologischen Krümmungen im Sinne einer Altersklyphose führt. Typisch ist auch die Abnahme des Schenkel-Hals-Neigungswinkels um etwa 10 Grad, der bei der Frau etwas deutlicher ist (BLÜTHGEN 1942). Die Zunahme der Frakturhäufigkeit in den verschiedenen Lebensaltern hat BRUNS (1957) nachgewiesen.

Tabelle 6. *Frakturhäufigkeit in verschiedenen Lebensjahren* (nach BRUNS)

	Alter in Jahren							
	0–10	10–20	20–30	30–40	40–50	50–60	60–70	70–90
Kopf	0,1 %	0,5%	1,4%	1,3%	0,7%	0,6%	0,6%	0,3%
Rumpf	0,07%	0,2%	1,5%	1,6%	2,6%	3,1%	2,1%	1,3%
Obere Extr.	3,9 %	4,6%	5,1%	6,1%	5,4%	5,8%	4,6%	4,9%
Untere Extr.	1,8 %	2,8%	3,9%	6,3%	4,7%	5,2%	4,8%	10,5%
Zusammen	5,87%	8,1%	11,9%	15,3%	13,4%	14,7%	12,1%	17,0%

Soweit es sich bei den osteoporotisch bedingten Formveränderungen der Knochen oder bestimmter Skeletteile um eine echte Altersosteoporose handelt, sind die Möglichkeiten einer Prophylaxe durch diätetische oder bewegungstherapeutische Maßnahmen äußerst beschränkt.

Von den bradytrophen Geweben des Bewegungsapparates zeigt der Knorpel wahrscheinlich die deutlichsten Altersveränderungen. Besonders auffallend sind die Veränderungen der Mukopolysaccharide (LOEWI 1953, LEPPELMANN 1959, MATHEWS und GLAGOV 1966, PLATT und DORN 1968, u.v.a.). Auch in den zellulären Strukturen zeigen sich Veränderungen z. B. am Golgi-Apparat, den Zellkernen und in den Fermentaktivitäten (SILBERBERG 1971). Durch die auch für viele andere Gewebe typische Verringerung des Wassergehaltes – die Wasserverarmung des Organismus erreicht im höheren Alter bis zu 10% des Körpergewichtes (EDELMANN u. a. 1952) – reduziert sich auch die Dicke des Gelenksknorpels. Nach COTTA (1979) sind folgende Veränderungen typisch für die Alterungsprozesse der Gelenke:

1. Verlängerung der Diffusionsstrecke
2. Verdichtung der Transitstrecke
3. Kapillarschäden

4. Schrumpfung der stoffwechselaktiven Synovialoberfläche
5. Veränderung der Zusammensetzung des Knorpels durch Reduktion der Chondrozyten.

Besonders deutlich wirken sich diese Störungen auf die Höhe der Zwischenwirbelscheiben aus. Die sich daraus ergebenden Funktionsänderungen und die Verringerung der elastischen Beanspruchbarkeit führen sekundär über die andere Statik zu vielen alterstypischen Knochenveränderungen. Die damit auch im Zusammenhang stehende Abnahme der Körperlänge beträgt bis zum 70. Lebensjahr etwa 3% der Maximalgröße. Im Gegensatz zur Entkalkung des Knochens steigt der Kalkgehalt vor allem vom 4. und 5. Lebensjahrzehnt sehr deutlich an (BÜRGER 1957). Ebenso nimmt der Cholesteringehalt des Knorpels zu. Veränderungen, die besonders deutlich am Rippenknorpel nachgewiesen wurden. Ganz besonders eindrucksvoll und kaum beeinflußbar sind die Altersveränderungen an den Zähnen. Da die Zähne als bradytrophe Gewebe anzusehen sind, ergeben sich Altersveränderungen, wie Kalkeinlagerungen und Verfärbungen, durch Ernährungsstörungen. Durch die Zunahme von Parodontose und Karies haben im 7. Lebensjahrzehnt bestenfalls nur noch ein Drittel der Menschen gesunde Zähne. Die Abnutzung der Kauflächen gilt auch in der Landwirtschaft, z. B. auch beim Pferdekauf, bekanntlich als sehr verläßliches Kriterium für das chronologische Alter.

5. Nervensystem

Die für die psychophysische Entwicklung und Leistungsfähigkeit des älteren Menschen typische Altersinvolution des Gehirns wurde schon 1906 von HANDMANN durch die Abnahme der Hirngewichte eindrucksvoll beschrieben. Das Hirngewicht reduziert sich dabei beim Mann wie bei der Frau bis zum 80. Lebensjahr etwa um 200 g. Dies wird auch besonders deutlich durch die Vergrößerung des Zwischenraums zwischen Gehirnvolumen und Schädelkalotte (REICHARDT 1965). Diese Atrophie des Gehirns ergibt sich vor allem aus einer Verschmälerung von Rinde und Mark durch Reduzierung der Ganglienzellen (ARENDT 1972) und ist auf der linken Hemisphäre deutlicher ausgeprägt als rechts (HEMPEL 1974). Die weißen Marksubstanzen schrumpfen im zunehmenden Alter, nach Untersuchungen von ZILLES (1972), etwa doppelt so stark wie die grauen Anteile des Gehirns. In der Zusammensetzung des Gehirns kommt es im Alter zu einer Abnahme der Neutralfette, der Zerebroside, der Phosphatide (BÜRGER 1957) und der Proteine (HOCH-UGETI 1963, u. a.). Bestimmte Aminosäuren zeigen andererseits einen gewissen Anstieg

(BOULANKIN und BLUMINA 1947). Die Aktivitäten der Enzymsysteme sind unterschiedlich verändert, wobei wahrscheinlich im Zusammenhang mit der Abnahme der Zahl der Ganglienzellen im höheren Alter funktionell der Aktivitätsverlust der Laktatdehydrogenase bedeutsam ist. Viele metabolische und damit sekundäre Veränderungen im Gehirn sind sicher die Folge der verminderten Gehirndurchblutung. Diese beginnt mit dem 50. Lebensjahr abzunehmen, während gleichzeitig der Gefäßwiderstand deutlich ansteigt (BERNSMEIER und GOTTSTEIN 1958). Nikotinkonsum, Überernährung und großer Streß begünstigen zweifellos die arteriosklerotische Demenz, Apoplexien und Erweichungsprozesse. Entscheidend für psychische intellektuelle Funktionsminderungen sind aber die gestörte Glukoseaufnahme und die ungünstige Sauerstoffverwertung als Ausdruck einer allgemeinen zerebralen Stoffwechselstörung. So wie bei vielen anderen Organen ist gerade die Leistungsfähigkeit des Gehirns entscheidend vom geistigen Training abhängig. Vor allem die ALZHEIMERsche Erkrankung (als präsenile Demenz), die etwa ab dem 50. Lebensjahr bei etwa 1% der Bevölkerung einsetzt, kann dadurch deutlich reduziert werden.

Die Veränderungen an den peripheren Nerven zeigen gewisse Ähnlichkeit zu denen des Gehirns. Während der Wassergehalt abnimmt, nimmt der Fettgehalt zu, dagegen der Cholesteringehalt ab. Die Fettzunahme ergibt sich dadurch, daß zwischen die einzelnen Nervenfasern immer mehr Fett eingelagert wird. Wieweit diese Verfettung der peripheren Nerven, wie sie vor allem am Ischiaticus nachgewiesen wurde (SIEDE 1940), funktionell eine Bedeutung hat, ist schwer zu sagen. Entscheidend ist wahrscheinlich die Störung der Entwicklung der Nervenzellen in den Ganglien (HERMANN 1952), die aber sehr individuumspezifisch ist.

6. Haut

Nur wenige Altersveränderungen sind äußerlich so sichtbar wie die Veränderungen der Haut im höheren Alter. Um das 30. Lebensjahr herum stellen sich die ersten Fältchen ein, die Haut verliert an Turgor, wird dünn und runzelig und bekommt als Folge der verringerten Durchblutung ein mehr oder weniger deutliches, graugelbliches Kolorit. Die Faltenbildung im Gesicht, besonders um Mund und Augen sowie am Hals, ist bei Asthenikern und Untergewichtigen besonders deutlich. Die Haut ist damit nicht nur der Spiegel der Gesundheit des Menschen, sondern auch seines Alters. Entscheidend ist dabei die Wasserverarmung der Haut, die besonders deutlich im 6. Lebensjahrzehnt wird. Durch fortschreitende Degeneration der elastischen Fasern (BÜRGER 1957) nimmt die Dehnungsfähigkeit der Haut, gemessen an der Längenzunahme der Hautfalte bei Zug, systematisch zu und erreicht um 70 herum Werte, die bis zu 60% über denen eines jungen Menschen liegen (BÜRGER und KNOBLOCH 1956). Während die Elastizität abnimmt, nimmt die Plastizität zu. Unter den chemischen Veränderungen ist die Abnahme des Cholesteringehaltes, die mit der Atrophie der cholesterinhaltigen Drüsen der Haut zusammenhängt, auffallend. Die Verdünnung der Haut, die sich vor allem im Schmälerwerden des Stratum spinosum ausdrückt und mit einer verminderten Mitoserate zusammenhängt, macht die Haut empfindlicher und verzögert die Wundheilung. Die fleckförmige Zunahme des Pigmentgehaltes in der Basalschicht (COOPER 1952) führt aber nur zu einer vermehrten Pigmentierung an den dem Licht ausgesetzten Hautbezirken (WALSH 1964).

Der Vitalitätsverlust der Haut führt auch zu typischen Altersveränderungen der Haare und Nägel. Die pigmentbildende Kraft nimmt ab, es kommt zum Ergrauen und später zum vollständigen Weißwerden der Haare. Dies soll mit einem Verlust der für die Pigmentbildung wesentlichen Dopaoxydase (BLOCH 1957) einhergehen, wobei dadurch aber auch eine genetische Disposition mitwirkt. Durch das Atrophieren von Haarfollikeln lichtet sich das Kopfhaar beim Mann wesentlich stärker als bei der Frau und kann zur Glatzenbildung führen. Die Wachstumsgeschwindigkeit nimmt im Alter bis zu einem Drittel ab, ebenso die Reißfestigkeit des Haares. Ähnliche Veränderungen machen die Nägel durch, sie verlieren ihre glatte Oberfläche und bekommen Längsrillen, der Feuchtigkeitsgehalt nimmt ab und das tägliche Fingernagelwachstum reduziert sich im Alter, ähnlich wie das der Haare, etwa um ein Drittel.

Wie bei vielen anderen Organen steigt auch bei der Haut die Anfälligkeit für bestimmte Krankheiten, speziell des Xeroderma pigmentosum.

Nicht nur im Zusammenhang mit Alterserscheinungen der Haut und des Unterhautgewebes stehen die Veränderungen der weiblichen Brust. Diese sind zweifellos sehr durch den Konstitutionstyp, den Ernährungszustand und die Anzahl der Geburten bestimmt, lassen aber auch sicher einen gewissen Schluß auf das biologische Alter zu. Nach GRIMM (1966) findet sich bereits am Ende des 5. Lebensjahrzehnts bei fast allen Frauen eine schlaffe Brust und in der Hälfte der Fälle bereits eine ausgesprochene Hängebrust.

7. Parenchymatöse Organe der Bauchhöhle

Die inneren Organe der Bauchhöhle – Pankreas, Leber, Nieren und Milz – zeigen so wie auch das Gehirn als Folge der fortschreitenden Involution eine Gewichtsabnahme im Alter. So sinkt das Pankreasgewicht von etwa 60 g im 3. Lebensjahrzehnt bis zum 9. Lebensjahrzehnt etwa auf die Hälfte. Hinsichtlich der exogenen Funktion zeigt besonders die Lipase eine Aktivitätsabnahme (GARCIA 1955, BECKER 1950), wodurch die Fettverdauung und Resorption gestört wird. Die Befunde sind nicht immer ganz eindeutig. Die Sekretionsmenge nimmt etwa um 30% ab (FIKRY 1968). Innersekretorisch wirkt sich die Abnahme der Langerhansschen Zellen (PUSIK 1951) in einer verminderten Insulinproduktion im Alter aus. Das führt dazu, daß im 7. Lebensjahrzehnt 20% der Männer und 30% der Frauen eine pathologische Glukosetoleranz aufweisen (FITZGERALD u. a. 1961, 1964). Dabei liegt jedoch kein klinisch manifester Diabetes vor. Entwickelt sich aber daraus ein sogenannter Altersdiabetes, dann ist er durchwegs mit insulinfreier Therapie und Diät zu bewältigen.

Die Leber, die ihr Maximalgewicht erst im 4. Lebensjahrzehnt mit etwa 1.600 g erreicht, verliert bis zum 9. Lebensjahrzehnt bis zu 500 g (HOPPE-SEYLER 1921). Der Gewichtsverlust ist bei Männern stärker als bei Frauen. Die Altersatrophie zeigt sich auch daran, daß der Eiweißgehalt der Leber im Alter etwa um ein Drittel abnimmt (HOPPE-SEYLER). Auch histologisch kommt es zu Veränderungen, zum Beispiel der Abnahme der Leberparenchymzellen (SATO) und Veränderungen in den Mitochondrien (TAUCHI und SATO 1968) der Chromosomen (CURTIS und MILLER 1971). Hand in Hand damit tritt eine Abnahme verschiedener Enzymaktivitäten auf. Diese reduzierte Induzierbarkeit von den Enzymen im höheren Alter kann nach PLATT für die Behandlung mit Pharmaka, soweit sie in der Leber metabolisiert werden, bedeutungsvoll sein. Der Gehalt und die Synthese von Proteinen ist reduziert (HRACHOVEC 1969). Die Speicherfähigkeit der Leber ist geringer, was besonders für Glykogen und Askorbinsäure nachgewiesen werden konnte (WEINBREN 1961), dagegen nimmt der Fettgehalt zu. Da das Regenerationsvermögen der Leber im zunehmenden Alter abnimmt, verlaufen Leberschädigungen älterer Menschen weniger günstig als bei Jungen. Dementsprechend sind auch die Befunde bei Leberfunktionstests. Durch die Reduktion funktionstüchtiger Leberzellen wird auch die Toleranz gegen verschiedene Gifte, unter anderem auch Alkohol, verringert.

An der Reduzierung des Milzgewichtes bis zur Hälfte ist vor allem die rote Milzpulpa beteiligt. Diese Involution der Milz läuft parallel der Atrophie des gesamten lymphatischen Apparates. Die Zahl der Malphigischen Körperchen nimmt vom 3. Lebensjahrzehnt an ständig ab (HELLMANN 1926). Die Abnahme der Malphigischen Körperchen der weißen Pulpa hat sicher mit einen Einfluß auf die Immunisierungsprozesse des Organismus, vor allem auch bei Entzündungen.

Auch die Nieren zeigen eine deutliche Abnahme der Gewichte, die beim Mann deutlich stärker ist als bei der Frau, und sie betrifft die Rinde stärker als das Mark. Trotz der Verminderung der Glomeruli ist die Nierenfunktion im Alter nur dann deutlicher reduziert, wenn auch Erkrankungen vorliegen. BÜRGER (1957) ist der Meinung, daß die im Alter oft deutlich eingeschränkte Nahrungszufuhr vor allem im Eiweiß an der Involution der Niere im Sinne einer Inaktivitätsatrophie mitbeteiligt ist. Durch diese organischen Veränderungen der Niere ergeben sich im Alter gewisse Funktionsstörungen, an denen sicher auch die Abnahme der Nierendurchblutung mitbeteiligt ist. So nimmt die Konzentrationsfähigkeit der Niere ab (SHOCK 1958) und ebenso die Ausscheidung von Ammonium und verschiedenen anderen Substanzen.

8. Sinnesorgane

Am Auge ist die typische Altersveränderung die Abnahme der Akkommodationsbreite als Folge des Elastizitätsverlustes der Linse. Dieser Elastizitätsverlust ergibt sich durch den Wasserverlust und im Alter fortschreitende chemische Veränderungen der Linse. Die Linsenfasern nehmen schließlich eine gelblich-braune Farbe an und verlieren ihre Durchsichtigkeit. Damit ist die erste Stufe des senilen Kataraktes gegeben. Die Akkommodationsbreite, die beim 20jährigen noch etwa 10 Dioptrien beträgt, sinkt beim 60jährigen auf Null ab. Das bedeutet, daß man zur Korrektur seiner Prosbyopie im 6. Lebensjahrzehnt etwa zwei, im 7. Lebensjahrzehnt 3 und im 8. Lebensjahrzehnt 4 Dioptrien benötigt. Auch die Dunkeladaptationsfähigkeit reduziert sich im späteren Lebensalter, es kommt zu Altershemeralopie. Das Glaukom als zweite Augenveränderung im Alter, die bei Personen über 65 in 5% der Fälle auftritt, führt dann zu Sekundärveränderungen im Bereich der Macula. Die Gefahr einer Netzhautablösung wächst damit mit zunehmendem Alter. Der Stoffwechsel der Hornhaut wird ungünstiger, es besteht eine Neigung zu Hornhautgeschwüren. Eine auch für die Einschätzung des biologischen Alters wichtige Veränderung ist der Greisenbogen, auch Arcus senilis oder Gerontoxon, eine weißliche Trübung des Hornhautrandes durch Einlagerung von Cholesterin.

So wie beim Sehorgan nimmt auch die Leistung des Gehörsinnes im Alter ab. Es kommt zur Herabsetzung der oberen Tongrenze und zur Erhöhung der Schwellenwerte für hohe, später auch für mittlere und tiefere Töne. Diese Altersschwerhörigkeit führt dazu, daß die obere Hörgrenze von etwa 20.000 Hz noch im 3. Lebensjahrzehnt im 7. Lebensjahrzehnt auf ungefähr 5.000 absinkt. Ursache dafür sind Degenerationserscheinungen des Cortischen Organs, die mit einem Verlust epithelialer Nervenzellen einhergehen und wahrscheinlich gefäßbedingt sind. Auch

Veränderungen der Gelenke zwischen den Gehörknöchelchen werden für den Hörverlust im höheren Alter mitverantwortlich gemacht (NIXON 1962).

Geschmack und Geruch zeigen im Alter mehr oder weniger deutliche quantitative Veränderungen, das heißt die Empfindlichkeit wird geringer und damit die Reizschwelle höher. Dies ist für den Geschmack durch Reduktion der Geschmackszellen im höheren Alter bedingt. Eine Abnahme der taktilen Sensibilität ergibt sich durch eine Reduzierung der Meissnerschen Tastkörperchen.

Die Funktion der Sinnesorgane läßt sich in einem bestimmten Rahmen auch zur Bestimmung des biologischen Alters mit heranziehen.

9. Endokrines System

Die gesamte psychosomatische Entwicklung des Menschen, Wachstum wie Involution, und die sich damit ergebenden Funktionsänderungen werden ganz entscheidend durch das endokrine System beeinflußt. Diese führende Funktion des Hormonsystems zeigt sich, wenn man von den zahlreichen pathologischen Zuständen absieht, ganz besonders deutlich in der Pubertät und im Klimakterium. Das bedeutet, daß Altern letztlich auch ein hormonelles Problem darstellt.

Die Hypophyse als übergeordnetes hormonelles Leitorgan ist aber durchaus kein absolut eigenständiges und unabhängiges Organ, sondern wird ihrerseits wieder von hypothalamischen Zentren angeregt bzw. gehemmt und gleichzeitig über einen Biofeedbackmechanismus vom Hormonblutspiegel reguliert. Den Weg über den Hypothalamus als ein wesentliches vegetatives Zentrum nehmen wahrscheinlich auch viele exogene Reize. Das würde bedeuten, daß das Zwischenhirn einen großen Einfluß auf viele Altersveränderungen hat. Das Schicksal der Hypophyse im Altersgang unterscheidet sich grundsätzlich wenig von dem anderer Organe. So verliert sie an Gewicht (RÖSSLE und ROULET 1932), wobei der in der Hormonproduktion dominierende Vorderlappen eine deutlichere Hypotrophie zeigt als der Hinterlappen (PLATT 1976). Die an den alpha-, beta-, und gamma-Zellen gefundenen Veränderungen werden nicht einheitlich beschrieben. Am Hypophysenhinterlappen dagegen finden sich nach SCHMIDT (1972) keine altersspezifischen Veränderungen. Sekretorische Veränderungen der Hypophyse sind manchmal nur über den Umweg von Funktionsänderungen der von ihr induzierten Hormonorgane als wahrscheinlich anzunehmen. HARTL und BURKHARDT (1952) haben sogar Beziehungen zwischen dem Gewicht der Schädelkalotte und Clavicula und den Altersveränderungen der Hypophyse dargestellt. Es ist

allerdings bisher noch nicht gelungen, durch eine Substitutionstherapie
z.B. mit Hypophysenextrakten, den Alterungsprozeß aufzuhalten oder
nachhaltiger zu beeinflussen.

Die für die gesamte Umweltbewältigung im Sinne des Adaptationssyndroms nach SELYE und damit auch für die Leistungsfähigkeit, speziell
im Sport, wichtige Nebenniere, speziell die Nebennierenrinde, zeigt sehr
typische Altersveränderungen, so daß ROTTER (1949) eine schematische
Lebenskurve der Nebennierenrinde aufstellte. Während die in der Zona
fasciculata produzierten Glukocortikoide keine Veränderungen im Alter
zeigen, nimmt die Menge der gelieferten Mineralocortikoide aus der Zona
glomerulosa und der Adrenocortikoide aus der Zona reticularis bis zum
70. Lebensjahr fast völlig ab. Die Ursache ist eine Atrophie der Zona
glomerulosa und reticularis mit gleichzeitiger Pigmentablagerung
(BOURNE und JAYNE 1961). Der verminderten Hormonproduktion
entsprechend reduziert sich auch die 17-Ketosteroidausscheidung mit
fortschreitendem Alter sehr deutlich (HAMBURGER 1948, BORTH u.a.
1957).

Eine ganz entscheidende Bedeutung für viele Alterungsvorgänge und
speziell den Leistungsabfall ab dem 6. Lebensjahrzehnt kommt zweifellos
den Keimdrüsen zu. Wachstumsentwicklung und Involution sind dabei
weitgehend durch die Gonadotropinausscheidung der Hypophyse
bestimmt. Der Gewichtsverlust von etwa 10% im höheren Alter ist dabei
weniger entscheidend als die zellulären Veränderungen und die auch für
viele andere Organe typische Vermehrung der Bindegewebe auf Kosten
des funktionstüchtigen Parenchyms. Während die Spermienproduktion
auch im höheren Alter weitgehend erhalten bleibt, nimmt die Sekretion
von Testosteron von 6,6 mg pro Tag bei Jugendlichen bis auf etwa 4 mg
pro Tag bei älteren Männern ab (VERMEULEN 1972). Auch eine bei älteren
Männern bis etwa um 20% erhöhte Gonadotropinbildung, gemessen an
der Ausscheidung im Harn, ist nicht in der Lage, den Ausfall aufzuhalten
(NOWAKOVSKI 1957, 1959). Eine direkte Beziehung zwischen Testoste-
ronspiegel im Blut und Harn und der sexuellen Aktivität, z.B. der Potenz,
ist nicht so ohne weiteres herzustellen. Daher läßt sich auch durch die
Zufuhr von Testosteron das altersbedingte Nachlassen der sexuellen
Aktivität auf weite Sicht im Prinzip nicht beeinflussen. Viele sensationelle
Untersuchungsergebnisse sind nicht durch Doppelblindversuche abge-
sichert und ändern nichts daran, daß der Alterungsprozeß der Keimdrüsen einen irreversiblen Vorgang darstellt.

Mit der Abnahme der Hodenfunktion hängen aber auch verschiedene
altersspezifische extragenitale Veränderungen (DIRSCHERL 1960) zusammen. So wirkt Testosteron, dessen Wirkung man auch über den
Umweg der Kastrationserscheinungen objektivieren kann, auch auf die
Wachstumsvorgänge von Muskulatur, Knochen und Knorpel, die

Funktion der Speicheldrüsen, das Wachstum der Haare und sogar die Erythropoese. Die Keimdrüsenfunktion, das gilt für beide Geschlechter, wird aber auch entscheidend durch exogene Faktoren bestimmt. Während zum Beispiel geringe UV-Dosen sich günstig auswirken, stört massiver Streß verschiedenster Art die Funktion besonders im Hinblick auf die sexuelle Aktivität. Dies zeigt sich unter anderem auch im Zustand des Übertrainings als chronische Übermüdung mit Verschiebung der vegetativen Lage nach der Sympathicusseite.

Ähnlich wie bei den Hoden verlieren auch die Ovarien besonders ab dem 5. Lebensjahrzehnt an Gewicht und fallen mit 70 Jahren auf 40% ihres Höchstgewichtes im 3. Lebensjahrzehnt ab. Von den rund 400.000 Follikeln, die der Neugeborene besitzt, existieren im 30. Lebensjahr noch etwa 59.000, welche Zahl sich nach der Menopause auf einige wenige vermindert (BLOCK 1952, 1953). Die Abnahme der Ovarialfunktion, die mit einer deutlichen Verminderung der Östrogenausscheidung (NETTER) verbunden ist, führt nach vorübergehender Hyperproliferation zu einer Atrophie des Endometriums (ZANDER und HOLZMANN 1969). So wie beim Mann sind auch bei der Frau verschiedene sekundäre extragenitale Veränderungen mit dem Verlust der Ovarialfunktion verbunden. Diese sind sowohl durch die Abnahme der Östrogene als auch Gestagene verursacht und reichen von den verschiedensten Stoffwechselstörungen, Veränderungen der Mammae bis zu Haarwuchs und Blutbildung (DIRSCHERL 1960).

Der zeitliche Eintritt des Klimakteriums unterliegt relativ großen Schwankungen. Er beginnt im allgemeinen um das 50. Lebensjahr, zeigt aber eine Tendenz zur Verspätung. So verlängerte sich die generative Periode in den letzten 50 Jahren um 3 Jahre (HAUSER 1961) und damit auch der Eintritt der Menopause. Geburten von Müttern über 50 Jahre sind daher keine Seltenheit mehr. Allerdings liegt die Rate von Mißbildungen bei Geburten im 5. Lebensjahrzehnt bereits dreimal so hoch wie im 3. Lebensjahrzehnt (HENGAUER 1964). Bei Frauen mit pyknischem Konstitutionstyp tritt nach MICHELS (1966) das Klimakterium später ein als bei leptosomen.

Zwischen dem Eintritt der Menarche und dem Menopausenalter besteht kein sicherer Zusammenhang. Die Vorstellung, daß früher Menstruationsbeginn akzelerierter weiblicher Jugendlicher einen früheren Eintritt der Menopause mit sich bringt, konnte nicht bewiesen werden.

Die Veränderungen der Schilddrüse im Alter sind schon lange bekannt. Die Gewichtsabnahme, die in kropffreien wie kropfbelasteten Gegenden etwa gleich ist, macht bis zum 60. Lebensjahr etwa 50% aus. Manchmal findet sich aber im höheren Alter auch eine geringe Steigerung der Schilddrüsenfunktion (ASCHOFF 1937), die im Zusammenhang mit der auch beim Mann bis ins hohe Alter funktionierenden Keimdrüse stehen soll (BÜCHNER 1924). Die Involution der Schilddrüse ist mit der Verkleinerung der Follikel verbunden und mit einer Abnahme des Speicherungsvermögens für radioaktives Jod (PERLMUTTER 1949). Dementsprechend nimmt auch die Thyroxinproduktion um etwa 50% ab (GREGERMANN 1962). Dadurch, daß gewisse Alterssymptome eine Ähnlichkeit mit dem klinischen Bild des Myxödems aufweisen, glauben manche Autoren (z. B. LORAND 1932), daß die Schilddrüse eine besondere Bedeutung für den Altersvorgang hat. Die mit der geringeren Thyroxin-produktion gegebene Einschränkung der Stoffwechselvorgänge läßt sich auch über den Grundumsatz und an die Wärmebildung objektivieren. Nach BOOTHBY (1936) sinkt die Wärmebildung gemessen an Kalorien pro Quadratmeter und Stunde von 53,0 mit 6 Jahren auf 41,43 mit 20 Jahren und 34,80 für die zweite Hälfte des 7. Lebensjahrzehnts. Die Abnahme des Grundumsatzes ist aber nicht nur durch die Einschränkung der Schilddrüsenfunktion gegeben, sondern auch durch die Abnahme der relativ energieaufwendigen Muskulatur, die selbst bei gleichbleibendem Körpergewicht zunehmend durch stoffwechselarmes Fett ersetzt wird. Die Reduktion der Schilddrüsenfunktion kann auch eine Verminderung einer bestehenden Hyperthyreose im späteren Alter bewirken.

Die Epithelkörperchen ändern bis ins hohe Alter ihr Gewicht nicht, vergrößern sich aber etwas. Es bestehen funktionelle Beziehungen der Epithelkörperchen zu den Nebennieren, die auch den Mineralstoff-wechsel beeinflussen, zum Inselapparat und in antagonischer Form zu den Keimdrüsen. Ob die Altersosteoporose auch durch die Nebenschild-drüsen beeinflußt wird, ist nicht bekannt.

III. Altern als psychologischer Prozeß

Wie auf rein biologischer Ebene bringt der Alterungsprozeß auch im geistig-seelischen Bereich mehr oder weniger tiefe Veränderungen mit sich. Die rein psychologischen Veränderungen prägen sehr oft das Bild des älteren Menschen vor allem in seinen letzten Jahren wesentlich deutlicher als die rein somatischen Veränderungen. Die psychisch-intellektuelle Situation des älteren Menschen wird dabei nicht nur durch die somatische Involution speziell des Gehirns geprägt, sondern oft noch mehr als von der körperlichen Entwicklung durch das allgemeine Schicksal, die ökologische Situation und die soziale Entwicklung. Zum Unterschied von den rein somatischen Alterungsvorgängen zeigt der psychische Alterungsprozeß eine wesentlich größere Schwankungsbreite. Damit ist das biologische Alter von der Seite der Psyche her ohne Berücksichtigung der körperlichen Situation ungleich schwerer einzuschätzen. Dazu kommt, daß rein symptomatologisch die Schwierigkeiten einer Objektivierung psychologisch-charakterlicher Parameter große Schwierigkeiten bereitet. Gerade von der psychisch-intellektuellen Seite her ist differentialdiagnostisch oft sehr schwer zu beurteilen, was ursächlich am geistig-seelischen Abbau eines Menschen, vor allem wenn er vorzeitig erfolgt, beteiligt ist. So kann es vorwiegend primär die genetische Substanz sein, ein unbekanntes pathologisches Geschehen, aber auch die sozioökologische Lebenssituation, z. B. eine überdurchschnittliche oder unterdurchschnittliche Streßbelastung.

Beim Stereotyp des Alters gelten als Kriterien der psychischen Leistungsfähigkeit für gewöhnlich die Veränderung der intellektuellen Kapazität und der Lernfähigkeit als noch einigermaßen objektiv zu beurteilende Größen. Dagegen sind die eigentlichen Persönlichkeits- und Charakterveränderungen als sehr subjektive Größen schwer allgemein gültig zu beurteilen. Die Behauptung, daß mit fortschreitendem Alter ein mehr oder weniger rascher Abbau der Intelligenzleistung erfolgt, ist nicht unbestritten. Es ist sicher keine Frage, daß ein sich mit fortschreitendem Alter einstellendes Intelligenzdefizit sehr lange deswegen nicht auffällt, weil speziell im Beruf und Alltag die zunehmende spezifische Erfahrung und gewisse noch perfekt ablaufende Automatis-

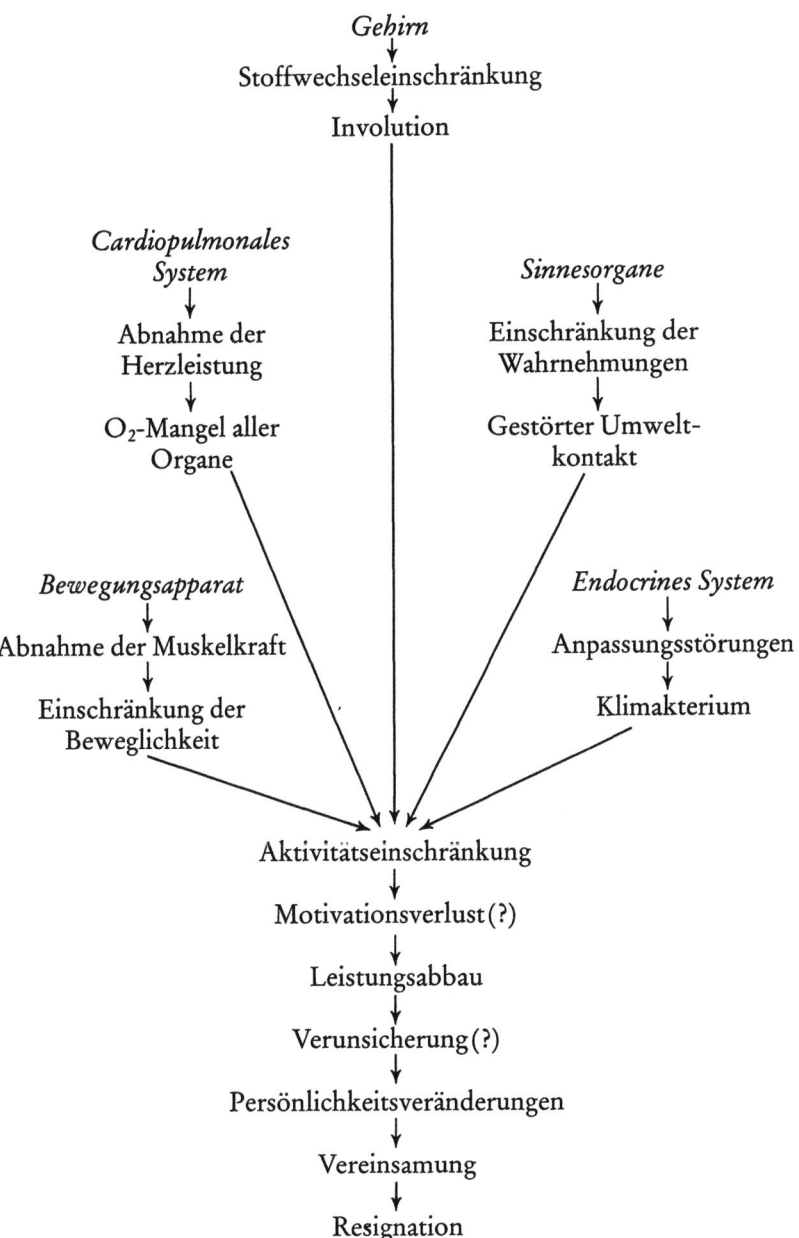

Abb. 9. Möglicher Einfluß normaler somatischer Altersveränderungen auf das psychische Altern

men über die Tatsache langsam einschleichender psychologischer Abbauprozesse hinwegtäuschen. Außerdem – eine entsprechende Begabung
vorausgesetzt – ist es möglich, daß auf einem oft relativ schmalen Sektor
eine selektive Intelligenz nicht nur lange erhalten bleibt, sondern auch bei
entsprechenden Anforderungen im Sinne eines Trainings vielleicht sogar
relativ zunimmt.

Da der Begriff der Intelligenz ein multifaktorieller Komplex ist, findet
man andererseits sehr oft, daß die Entfaltung einer spezifischen
intellektuellen Leistungsfähigkeit nicht selten mit mehr oder weniger
deutlichen Ausfällen auf anderen Sektoren verbunden ist. Damit kann ein
allgemeines, unter Umständen ein positives oder negatives Intelligenzniveau vorgetäuscht werden, das nicht vorhanden ist. Besonders bei
künstlerischen Leistungen ist der Gewinn an Erfahrung, Technik und
allgemeiner menschlicher Reife für das Endprodukt oft ausschlag-
gebender als der absolute IQ-Wert. Damit erhebt sich aber die Frage, wie
weit spezifische Genialität mit Intelligenz korrelierbar ist.

Ähnliches gilt auch für Erfahrungswissenschaften, die ein Allgemein-
wissen, ein integrierendes Denken, logische Assoziationen und verbale
Fähigkeiten voraussetzen (SCHAIE 1975, MOLL und WIMMERS 1971).
Während diese als ,,cristallized intelligence" bezeichnete Kapazität
altersresistent ist, wird die ,,fluid intelligence", bei der es sich um schnelle
Bewältigung neuer Situationen, Anpassungsfähigkeit, Kombinations-
fähigkeit und flüssige Entschlußfähigkeit handelt, im Alter reduziert
(HORN und CATTEL 1966).

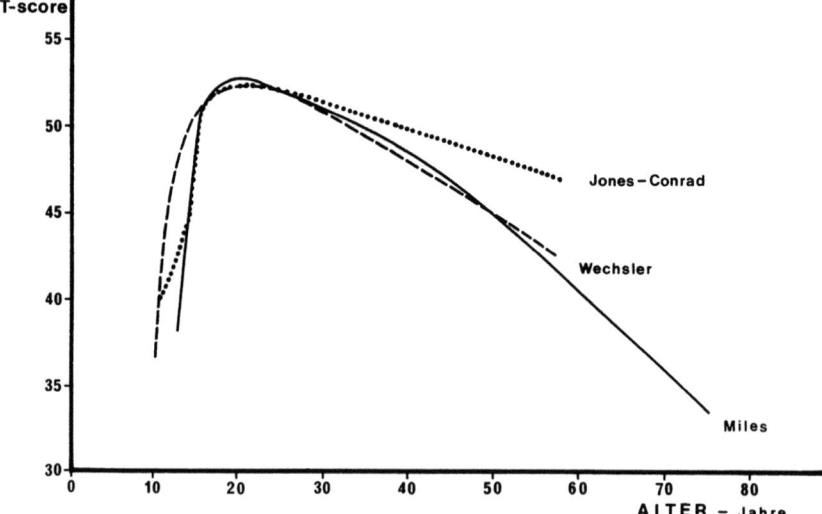

Abb. 10. Durchschnittsleistungen bei den amerikanischen Intelligenztests im
Altersverlauf (nach LEHR 1976)

Querschnittsuntersuchungen haben dabei immer den Nachteil, daß durch die verschiedene genetische, soziale und allgemein gesundheitliche Struktur sowie den Bildungsstand des untersuchten Kollektivs große Streuungen auftreten können. Außerdem zielen manche Intelligenztests nicht auf echt intellektuelle Leistungen, sondern auf erlernbares oder erlerntes Wissen ab. Daher müssen Ergebnisse von Untersuchungen wie LEHR (1976) aufführt, mit einer gewissen Vorsicht beurteilt werden.

Das Problem auf das auch SINGER 1981 hinweist, ist, daß bei Querschnittsuntersuchungen die einzelnen Altersgruppen von Testpersonen verschiedenen Generationen mit unterschiedlichem Schicksal und Ausbildungsgang angehören. Dadurch sind echte Altersveränderungen von Generationsunterschieden sehr schwer zu trennen. Die Längsschnittuntersuchungen zeigen im Gegensatz zu Querschnittsuntersuchungen daher keinen oder nur geringen Unterschied der intellektuellen Leistungsfähigkeit (OWENS 1966, TERMAN und ODEN 1959, LEHR 1976) der einzelnen Altersklassen. Das Problem korrekter Längsschnittuntersuchungen liegt aber nicht zuletzt darin, daß durch den Ausfall von Testpersonen sich das Kollektiv qualitativ verändert und damit das Resultat nicht mehr ganz repräsentativ wird.

Die Problematik von Querschnittsuntersuchungen bei Intelligenztests zeigten SCHAIE und Mitarbeiter 1975, die Längsschnittuntersuchungen gleichaltriger verschiedener Jahrgänge verglichen. Sie kamen zu dem Schluß, daß nachfolgende Generationen auch im gleichen Alter gegenüber den vorhergehenden wahrscheinlich durch die anderen Lebensbedingungen in den Funktionsbereichen der cristallized intelligence einen Vorsprung haben. Das Verhalten der Durchschnittswerte schließt aber nicht aus, daß individuell große Leistungsunterschiede bestehen. Neben auffallenden Abnahmen von Intelligenzleistungen in manchen Bereichen konnten bei bestimmten Personen nicht nur kein Leistungsabfall, sondern sogar Verbesserungen gefunden werden. Das bedeutet, daß mit zunehmendem Alter die interindividuelle Streuung immer größer wird.

Die Objektivierung des Alterseinflusses auf einen möglichen intellektuellen Leistungsabbau wird vor allem dadurch erschwert, daß es immer schwerer wird, gesundheitliche Beeinträchtigungen der Gehirnfunktion mit Sicherheit zu erfassen und auszuschließen je größer das Kollektiv wird. Zweifellos spielt hier auch der Grad der intellektuellen Anforderungen von Beruf und Umwelt eine sehr entscheidende Rolle. Die Bedeutung des Trainings mit und durch Intelligenzleistungen im Sinne eines Gehirnjoggings zeigt sich auch unter anderem darin, daß zum Beispiel Hausfrauen im Gegensatz zu Frauen und Männern im Beruf einen deutlicheren Abbau intellektueller Fähigkeiten zeigen (LEHR 1976). Ein weiteres klassisches Beispiel ist der oft rapide geistige Verfall von Pensionisten, die, aus dem Arbeitsprozeß plötzlich ausgeschaltet und vor

keine weiteren Aufgaben gestellt, innerhalb kurzer Zeit massive negative
Persönlichkeitsveränderungen erleiden. Dieser Pensionistenschock ist
der Ausdruck eines akuten Entlastungssyndroms, durch das eine negative
Anpassung erfolgt. Ein solcher Intelligenzabbau wird in diesem Ausmaß
bei jüngeren Menschen allerdings nicht beobachtet und ist damit ein
besonders dem Alter vorbehaltenes Schicksal.

SINGER (1981) ist daher der Meinung, daß diese These von einem
altersabhängigen generellen Abbau der intellektuellen Leistungsfähigkeit
nicht stimmt. Die Vorstellung eines Defizitmodells wird durch
methodisch problematische Querschnittsuntersuchungen, die sich am
Konzept der allgemeinen Intelligenz orientieren, gestützt. Das bedeutet,
daß gerade der Schulbildung, dem Beruf, den oft sehr unterschiedlichen
Anforderungen und Anregungen der Umwelt und der Gesundheit eine
größere Bedeutung für die Erhaltung oder Verlust des Intelligenzniveaus
zukommt als der Anzahl der hinter sich gebrachten Lebensjahre.

Darin liegt letzten Endes auch der Generationsunterschied, der aber
den geänderten Umweltanforderungen der nachfolgenden Generation
immer einen kleinen Vorteil in der „praktischen" Intelligenz gibt.

Ein nicht unbedeutendes Kriterium ist die Lernfähigkeit, die sich
nicht nur auf Speicherung, Verarbeitung und Wiedergabe von Informationen beschränkt, sondern auch auf das menschliche Verhalten als
Konsequenz von verschiedenen Erfahrungen.

Ähnlich wie die Intelligenz ist auch die Lernfähigkeit, als ein ent-
scheidendes Persönlichkeitsmerkmal, eine sehr komplexe Eigenschaft,
die primär sicher auch weitgehend genetisch vorprogrammiert ist. Das gilt
sowohl für ihr qualitatives wie quantitatives Ausmaß. Damit besteht aber
vor allem bei Verwendung eines einzelnen Lerntests die Gefahr einer
Fehlbeurteilung. So ist die Merkfähigkeit als Folge einer selektiven
Begabung für Zahlen, Namen, bildliche Darstellungen oder Personen
nicht unbedingt ein echtes Kriterium für die Lernfähigkeit schlechthin.
Die Vorstellung einer generellen Abnahme der Lernfähigkeit älterer
Personen ist aus verschiedenen Gründen nicht stichhaltig. Vor allem
besteht hinsichtlich des höheren Assoziationswertes des dargebotenen
Lernmaterials kein wesentlicher Unterschied (ROWE und SCHNORE 1971,
LÖWE 1971, u.a.). Ein mögliches Nachlassen der Lernfähigkeit im Alter
ist daher sehr vom Lernmaterial abhängig. Je sinnhafter, konkreter und je
höher der Assoziationswert des Angebotenen ist, desto geringer ist der
Unterschied zu jüngeren Personen.

Der ältere Mensch verfügt oft nicht mehr über eine gute Lerntechnik
und tut sich vor allem dann schwerer, wenn der Lernstoff zu rasch
angeboten wird (CANESTRARI 1963). Er erreicht aber gute Ergebnisse,
wenn er auf die richtige Lerntechnik geschult wird (HULICKA und
GROSSMANN 1967, ROWE und SCHNORE 1971, LABOUVIE-VIEF und GONDA

1976). Meist beginnt der ältere Mensch mit einem geringen Ausgangsniveau, wodurch der Übungswert bei den einzelnen Aufgabenwiederholungen geringer ist. Dies ist oft dann der Fall, wenn es sich um schwierige komplexe Probleme handelt (WELFORD 1959, WEINERT 1970). Außerdem reagiert der ältere Mensch empfindlicher auf Störungen und Unterbrechungen (ROTH 1961, HULICKA 1967). Ist er gewohnt zu lernen, dann ist das Ergebnis wesentlich besser, vor allem dann, wenn er noch motiviert und positiv zum Lernstoff eingestellt ist. Das bedeutet, daß die Lernfähigkeit im Alter im Prinzip eigentlich nur relativ wenig abnimmt und als solche bis in das ganz hohe Alter erhalten bleibt. Allerdings nimmt die Lerngeschwindigkeit im Alter ab. Sie ist am größten um das 20. Lebensjahr und entspricht z. B. bei einem 60jährigen etwa der eines 15jährigen (RIEBEL 1967).

Es ist verständlich, daß bei gesundheitlichen Problemen, Durchblutungsstörungen des Gehirns, Konzentrationsstörungen durch exogene Einflüsse und durch oft im einzelnen subjektiv schwer objektivierbare, unbewußt unterdrückte Beschwerden oder auch durch irgendwelche psychologische Traumen die Lernfähigkeit deutlich reduziert werden kann.

Am schwierigsten zu beurteilen sind die eigentlichen Persönlichkeitsveränderungen. Hier neigt man dazu, das Negative am Altersstereotyp als allgemein gültig hinzustellen. Dies gilt für den Verlust des Antriebs, der Kontaktfreudigkeit, der Kreativität, die Stimmungslabilität sowie die zunehmende Unsicherheit, Ängstlichkeit, Unzufriedenheit und daraus resultierende verschiedene Fehlleistungen. Dieses negative Altersimage wird aber dem Durchschnitt der Älteren im allgemeinen in dieser Form nicht oder erst relativ spät gerecht. Ungünstige Persönlichkeitsveränderungen des älteren Menschen sind daher grundsätzlich nicht eine typische und zwangsläufige Begleiterscheinung des Alterungsprozesses. Verschiedene Längsschnittuntersuchungen (PALMORE 1968, LEHR, SCHMITZ-SCHERZER 1974, SCHAIE und PARHAM 1976), konnten bei Längsschnittstudien von Personen im 7. und 8. Lebensjahrzehnt, von Ausnahmen abgesehen, keine besonders auffälligen Veränderungen in der Aktivität, der Zufriedenheit, der Anregbarkeit, der Angepaßtheit, Stimmung und Kontaktfreudigkeit feststellen, die das negative Persönlichkeitsimage des älteren Menschen als unausweichliches Schicksal bestätigen.

Als entscheidender Faktorenkomplex erwiesen sich immer die individuellen Lebensbedingungen, speziell das ökologische und soziale Milieu und die damit verbundenen hemmenden oder fördernden Umweltbedingungen. So beeinflussen z. B. die Lage der Wohnung, die Familiensituation, die Möglichkeiten zur Kontaktnahme mit Gleichgesinnten, die Versorgungssituation, die Chancen für kulturelle und sportliche Aktivitäten, die gesicherte medizinische Versorgung und nicht zuletzt die rein materielle Situation, das Verhalten und die Persönlichkeitsentwicklung ganz entscheidend. Viele dieser Umweltfaktoren nehmen über Förderung oder Beeinträchtigung des Gesundheitszustandes wiederum Einfluß auf die psychische Situation. Eine Schlüsselstellung kommt hier dem Funktionszustand des vegetativen Systems zu, das als psychosomatisches Kontaktsystem diagnostisch wie prognostisch beim älteren Menschen oft zu wenig Beachtung findet. Solche ökologisch oder sozial bedingten Auswirkungen auf die Gesamtpersönlichkeit des Menschen sind aber nicht altersgebunden, sie betreffen aber möglicherweise den älteren Menschen schwerer als den jüngeren. Dies nicht zuletzt deswegen, weil seine Möglichkeiten sich dagegen zur Wehr zu setzen sehr oft wesentlich beschränkter sind.

Sehr entscheidend für die psychischen Alterungsvorgänge ist aber auch die subjektive Einstellung zum Altwerden, die Bewältigung bewußtgewordener Alterssymptome und die allgemeine Einstellung zum Leben. Als Vorteil muß hier gewertet werden, daß viele Altersveränderungen sich unbemerkt einschleichen bzw. unbewußt sublimiert werden, so daß das Altern mehr oder weniger schmerzlos vor sich geht. Daher spielen viele Menschen ihr chronologisches Alter herunter, solange sie einigermaßen leistungsfähig und beschwerdefrei sind. Dazu trägt auch der Slogan bei: Man ist so alt wie man sich fühlt. Es ist verständlich, daß viele Menschen nicht alt werden und schon gar nicht alt aussehen wollen. Daher versuchen sie vor sich oder anderen bewußt oder unbewußt durch Kosmetik des Phänotyps dem Odium des Altseins zu entkommen. Der Versuch solcher retuschierender Korrektur entspringt oft der Angst als zu alt zu gelten oder ist die Reaktion auf die ersten Versagenssituationen. Auch Befürchtungen, für einen sexuellen Partner nicht mehr attraktiv genug zu sein, um ihn an sich binden zu können, ist oft eine starke Motivation, seine Lebensbedingungen zu optimieren. Nicht selten wird dabei vor allem auf sportlichem Gebiet weit über das Ziel geschossen, zumal alternde Menschen in vielerlei Hinsicht zu Übertreibungen neigen.

Das Altwerden in Würde, die Lebenszufriedenheit, die richtige persönliche Sinngebung des Lebens, ein gewisser notwendiger positiver Fatalismus sind manchmal, soweit sie nicht vom Schicksal selbst erzwungen wurden, das Ergebnis der persönlichen Weltanschauung. Es ist verständlich, daß der ältere Mensch am Ende seines Lebens sich Gedanken über den Sinn des Lebens macht, um zu einer Philosophie zu kommen, die ihm noch Hoffnung und Lebensmut geben.

IV. Altern als berufliche und soziale Funktion

Es ist eine alte Erfahrungstatsache, daß Beruf, soziale Situation, Lebensqualität, Gesundheit, Krankheitsdisposition und damit erreichbares Alter eng miteinander verbunden sind. Damit beeinflussen Beruf und allgemein soziale Situation nicht nur die objektive und subjektive Bewertung des Menschen in der Gesellschaft, sondern entscheiden auch über sein menschliches Schicksal und damit sehr oft auch über seine Lebenserwartung. Gerade für ältere Menschen wird die soziale Situation in zunehmendem Maße zu seinem Hauptproblem. Die steigende Zahl der älteren Menschen in unserer Gesellschaft wirft deswegen heute große Probleme auf, weil die traditionelle Unterbewertung und allgemeine Fehleinschätzung der älteren Jahrgänge diese in eine soziologische Sackgasse drängen. Die Auswirkungen dieser Rollenverteilung nach dem chronologischen Alter, die weitgehend unabhängig von der tatsächlichen Leistungssituation ist, hat aber oft schwerwiegende negative psychosomatische Folgen, gegen die sich der ältere Mensch kaum wehren kann.

Die Schwierigkeiten ergeben sich primär dadurch, daß die Alterssoziologie wie Alterspsychologie von zwei sehr unterschiedlichen Vorstellungen ausgehen und damit ebenso differente Lösungen anbieten. Auf der einen Seite steht die Rückzugstheorie oder Disengagementtheorie, hart formuliert von CUMMING und HENRY 1961, auf der anderen Seite die Aktivitätstheorie. Die Disengagementtheorie glaubt die Ursachen für die Veränderung der sozialen Situation des Menschen nur in ihm selbst zu sehen. Danach sind der Rückzug aus der gewohnten Umwelt, der Kontaktverlust und die ungünstige soziale Situation in erster Linie durch die altersgemäßen psychosomatischen Veränderungen hervorgerufen. Das bedeutet, daß die Desozialisation (KÖNIG) des älteren Menschen ein mehr oder weniger zwangläufiges Schicksal ist, das akzeptiert werden muß. Zweifellos trifft dies auch für einen Teil älterer Menschen zu, wobei gerade die genetische Basis und das biologische Alter die Grenzen sehr weit verschieben können. Die Folge dieser der Leistungsgesellschaft naheliegenden Vorstellung ist eine Überbewertung der Jugend und eine

Abwertung des älteren Menschen. Dies führt dann, weil der Alte für die Leistungsgesellschaft nicht mehr verwertbar und uninteressant ist oder vielleicht sogar eine Belastung darstellt, in letzter Konsequenz zu seiner sozialen Benachteiligung. Er wird dann mehr oder weniger deutlich, zumindestens von der Öffentlichkeit her, ins Ausgedinge abgeschoben. Die Aktivitätstheorie stimmt zwar hinsichtlich der Vorstellung der physischen Leistungsminderung durch die normalen somatischen Altersprozesse mit der Rückzugstheorie überein, sieht aber in adäquaten Aktivitäten eine Möglichkeit zur Erhaltung der Leistungsfähigkeit und zur Optimierung der menschlichen Situation des Alternden. Die Aktivitäten müssen aber adäquat sein, denn nach ROSENMAYER 1978 schafft nur die freie Wahl der Aktivitäten die für den älteren Menschen so wichtige Zufriedenheit. Hier erwächst aber, eine entsprechende Motivation vorausgesetzt, dem älteren Menschen durch den Sport eine große Chance, der leistungsmäßigen Diskriminierung und der Desozialisation zu entgehen.

Im Zusammenhang mit dieser umfangreichen Problematik wurde auch der Begriff des soziologischen Alters geprägt. Dieses wird nach VOIGT 1981 in erster Linie durch jene sozialen Rollen bestimmt, die den verschiedenen Altersgruppen entsprechend ihrer Schicht und Geschlechtszugehörigkeit zugeordnet werden. Das soziale Alter ist damit ein durch Beruf, Familie, allgemeine Lebenssituation und Freizeit bestimmter Prozeß. Das bedeutet aber auch, daß Altern vor allem aus der Sicht der Umwelt ein echtes soziologisches Problem darstellt. Das Alter ist damit ein gesellschaftsabhängiges Kriterium, das durch Normen bestimmt wird, die historisch, politisch und kommerziell gewachsen sind. Viele dieser Normen, wie zum Beispiel die Feststellung, für eine berufliche Stellung zu alt oder zu jung zu sein, die Festsetzung eines starren Pensionsalters, eine oft unverständliche Differenzierung zwischen Mann und Frau, die Bewertung der Arbeitsfähigkeit und viele andere, entspringen traditionellen Rollenvorstellungen, wie sie heute meist nicht mehr aktuell sind. Die damit im Zusammenhang stehenden subjektiven und objektiven Erwartungen, die an ein bestimmtes Alter geknüpft werden, führen dann zu nicht selten die gesamte psychosomatische Situation tiefgreifend veränderten Lebensbedingungen. Diese haben ihrerseits aber wieder Auswirkungen auf den sozialen Status und damit die Beurteilung des Wertes eines Menschen. So ist ein von allen wegen seiner Machtposition geachteter und auch gesellschaftlich umworbener höherer Beamter mit dem Eintritt in den Ruhestand sofort ohne Marktwert und in einer leistungsorientierten Gesellschaft weitgehend uninteressant und vergessen. Ähnliches gilt für die Großmutter, die, weil inzwischen gehbehindert, zur Erziehung und Beaufsichtigung der Enkel nicht mehr herangezogen werden kann.

Drei Funktionsbereiche beeinflussen entscheidend die soziopsychologische Situation des älteren Menschen: der Beruf und damit auch weitgehend seine finanzielle Situation, die Familie und der Freizeitkomplex. Entscheidend dabei ist für den älteren Menschen, daß in keinem dieser Bereiche ein Kontinuitätsverlust eintritt. Jede tiefere Veränderung führt durch die oft nicht mehr intakte Anpassungsfunktion mehr oder weniger schnell zu einer Statusreduktion und damit letztlich zur Desintegration. Nach außen hin wird dies besonders deutlich bei späten beruflichen Veränderungen und dann insbesondere beim Ausscheiden aus dem Beruf. Sicher ist die Bewältigung des Berufs im Laufe des Lebens ein individuelles Problem und davon abhängig, wie weit der einzelne Mensch und sein Beruf aufeinander abgestimmt sind. Sieht man dabei von groben spezifischen Berufsrisiken durch falsche Berufswahl ab, so ist auch die Vorstellung, daß bestimmte Berufe immer bestimmten Typen mit bestimmten Schicksalen zuzuordnen sind, sicher nur bedingt richtig. Daher ist die Frage, wie weit ein bestimmter Beruf und eine bestimmte soziale Stellung den Menschen entscheidend prägen und seinen Alterungsvorgang beeinflussen oder ein bestimmter Genotyp und sozialer Standard zum Beruf führen, heute immer schwerer zu beantworten. Dies nicht zuletzt deswegen, weil die soziale Situation einen bestimmten Lebensweg, Beruf und auch vielleicht die gesundheitliche Entwicklung nicht mehr in dem Ausmaß vorbestimmt wie noch vor einigen Jahren. Trotzdem haben der durch die soziale Situation vorgeschriebene Lebensweg und die durch die Umwelt schicksalhaft beeinflußten psychosomatischen Veränderungen oft einen sehr entscheidenden Einfluß auf bestimmte Abnützungsvorgänge und damit auch auf das Altwerden an sich. Daß übermäßiger psychischer und körperlicher Berufsstreß und das spezifische Berufsrisiko subjektiv und objektiv zu einem vorzeitigen „Ausbrennen" führen trifft sicher für manche Berufe zu. Es steht aber auch oft im Zusammenhang mit den psychosomatischen Ausgangsbedingungen und der außerberuflichen Lebenssituation. Das bedeutet, daß das Ausscheiden aus einem Beruf, rein menschlich gesehen, auch einmal echte Vorteile mit sich bringen kann.

Die negativen Auswirkungen der Berufsbeendigung, vom Abbau sozialer Beziehungen über die Verminderung des Selbstwertgefühls, den Einflußverlust und materielle Einbußen bis zum verminderten Sozialprestige, führen sekundär wieder durch die geringen Anforderungen zu einem weiteren Leistungsabbau. Dieser ist bei den Selbständigen bei weitem nicht so ausgeprägt wie bei den Unselbständigen, nicht zuletzt deswegen, weil er viel später eintritt. Von den Männern, die nach dem 65. Lebensjahr noch berufstätig sind, ist der überwiegende Teil selbständig. Je höher dabei die berufliche Position ist, desto größer ist auch im allgemeinen die Zufriedenheit mit der Arbeit. Es liegt bei den Selbständi-

gen dann an der Person selbst, den Zeitpunkt der Berufsaufgabe festzu-
legen. Damit werden aber auch die Sozialdifferenzen zwischen Selbständigen und Unselbständigen größer, speziell was die materielle
Situation betrifft. Allgemein bedeutet, wenn man von Extremen absieht,
bessere soziale Situation auch günstigere gesundheitliche Bedingungen
und höhere Lebenserwartung. Die beiden Extreme, der Trend zur Frühpension beim Unselbständigen und der Zwang des Selbständigen, bis ins
hohe Alter arbeiten zu müssen, wirken sich prognostisch recht unterschiedlich aus. Findet der Frühpensionist, soweit er nicht durch gesundheitliche Probleme aus dem Arbeitsprozeß ausscheiden muß, ein adäquates Betätigungsfeld, das ihn ausfüllt und auch körperlich noch
fordert, dann gewinnt er rein menschlich gesehen und hat die Chance
einer besseren Lebenserwartung. Demgegenüber baut der lang berufs-
tätige Selbständige meist mit Beendigung seines Berufes im Sinne
des Entlastungssyndroms oft relativ schnell körperlich und psychisch
ab.

Die Familie ist nicht nur das primäre Sozialisationsfeld des Menschen,
sondern gerade im späteren Alter unter Umständen das letzte und einzige
Refugium, das Bestätigung, Anerkennung, Hilfe und Sicherheit gibt.
Daher ist gerade in der Familie die Kontinuität und die Qualität der
Beziehungen für die Lebenssituation des letzten Lebensabschnittes
entscheidend. So ändert sich auch der soziale Status eines Menschen durch
Verlust seines Ehepartners zu Ungunsten des Hinterbliebenen. Nicht
selten bedeutet dies auch einen gewissen materiellen Abstieg, zum
Beispiel durch Verlust der zweiten Rente oder die zusätzlichen Kosten
einer notwendigen Aushilfe. Die Folge ist sehr häufig eine Ver-
schlechterung der Wohnsituation, wodurch ein weiterer Kontinuitätsverlust und Zwang zur Neuanpassung eintritt. Eine aus solchen
Gründen resultierende Verringerung der Kontakte, wie sie selbst in
einer vollständigen Familie nicht so selten vorkommt, führt dann zu
Isolierung und Einsamkeit. Durch die relative Übersterblichkeit der
Männer sind Frauen von diesem Schicksal häufiger betroffen. So standen
in der Bundesrepublik Deutschland nach Angaben des Statistischen
Bundesamtes bereits 1975 2,9 Millionen verwitweten Frauen nur
0,6 Millionen Witwer gegenüber. Verschlechterte materielle Situation,
ungünstige Wohnsituation beeinträchtigen nicht nur den Gesundheitszustand, sondern darüber hinaus die sozialen Kontakte, den Antrieb für
irgendwelche Aktivitäten, und tragen so zur Immobilisierung mit all ihren
negativen Auswirkungen weiter bei. Auch hier kommt dem Seniorensport im weitesten Sinne wohl eine prophylaktische wie therapeutische
Bedeutung zur Verbesserung der Lebensqualität zu. Die soziale Situation
in einer Gruppe Gleichgesinnter stellt oft eine starke Motivation zu
bestimmten Aktivitäten, zum Beispiel auch Hobbys, dar.

Durch die Veränderung der Lebensbedingungen in Beruf und Familie bekommt die Freizeit besonders beim älteren Menschen einen sehr entscheidenden Stellenwert. Die Freizeit, die nach der Pensionierung dann an Stelle des Berufs tritt, zu bewältigen, ist aber für viele ein großes Problem. Dies nicht zuletzt deswegen, weil die Freizeit schon vorher oft nicht sinngemäß verwendet wurde. Dies gilt vor allem für jene Menschen, die, was bei hoher beruflicher Belastung subjektiv verständlich ist, in der Freizeit in erster Linie Ruhe und Erholung gesucht haben. Für diese Menschen stellt dann die totale Freizeit ein häufig nicht zu bewältigendes Problem dar. Freizeitstil und Freizeitgewohnheiten sind aber wesentlich, entsprechend den unterschiedlichen Interessen und Möglichkeiten sowie den persönlichen Bedürfnissen in den einzelnen Lebensabschnitten, auch ein Generationsproblem. So sind Freizeitaktivitäten der Jugend und der mittleren Lebensjahre nicht so ohne weiteres auf das 7. und 8. Lebensjahrzehnt zu übertragen. Der Slogan ,,Alt werden und jung bleiben'' ist daher, wenn man damit den Älteren auch die Aktivitäten der Jungen suggerieren zu können glaubt, durchaus nicht sinnvoll. Oft wird schon durch das biologische Alter ein aus früherer Sicht vorgenommenes Äquivalent für die weggefallene Berufsbelastung unmöglich gemacht. Eine gewisse Bequemlichkeit, unterstützt durch die altersstereotype Ruhevorstellung, verhindert dann die notwendigen Aktivitäten. Das bedeutet nicht zwangsläufig, daß es zu einer Umstellung für den älteren Menschen kommen muß, denn auch im Freizeitverhalten sollte eine gewisse Kontinuität gewährleistet sein. Die notwendigen Freizeitaktivitäten im höheren Alter reduzieren sich sehr oft dort, wo durch Wohnungswechsel und Änderung des Wohnsitzes Besuche verschiedenster Art, Reisen und sportliche Tätigkeiten erschwert oder unmöglich gemacht sind. Die Aktivitäten verlagern sich dann zwangsläufig mehr auf Heimarbeit, Handarbeiten, Basteln, vielleicht noch gärtnerische Tätigkeit, Lesen, Musik, Rundfunk und Fernsehen. Nach zwei französischen Studien (LEROUX 1967, GIRARO 1974) sind unter anderem nur noch ein Prozent der 60jährigen an Tanzveranstaltungen interessiert, gegenüber zwei Drittel der 20jährigen. Der 60jährige liest nur noch ein Viertel soviel wie der 20jährige. Ebenso reduziert sich das Interesse für Fotografie, kulturelle Veranstaltungen und die Lektüre von politischen und aktuellen Zeitschriften. Dagegen nimmt der Konsum der Massenmedien zu und ist nicht selten der einzige, aber einseitige Kontaktträger zur Umwelt.

Richtige Verwendung der Freizeit ist aber gerade für das Selbstwertgefühl, das im fortgeschrittenen Alter eine höhere Bestätigung durch soziale Anerkennung braucht, wichtig. Damit sind richtige Freizeitaktivitäten als primärer sozialer Erfahrungsrahmen (ATTIAS und DONFUT 1978) in jeder Beziehung wertvoll. Gerade die laufende Bestätigung der

Leistungsfähigkeit durch Sport, besonders wenn dies im Rahmen einer Gemeinschaft erfolgt, ist schwer durch etwas anderes zu ersetzen. Daß allerdings hier die Gefahr einer nicht ungefährlichen Überkompensation besteht, müßte durch Erziehung zur Selbstkritik, pädagogische und medizinische Überwachung und verständnisvolle Führung unbedingt verhindet werden. Ein schwerwiegender Mißerfolg kann dann sogar zu Frustration und Resignation führen.

Ein positiv freizeitorientierter Ruhestand bedarf allerdings einer Vorbereitung, die schon im Berufsleben zu erfolgen hat. Dies ist dann wichtig, wenn die geplanten Aktivitäten ungewohnt sind. Das heißt, das Freizeitkonzept muß vor dem Ruhestand überlegt und vorbereitet werden und soll den persönlichen Möglichkeiten und Notwendigkeiten entsprechen. Die Mitwirkung kongenialer Partner erleichtert diese Umstellung besonders von der psychologischen Seite. Hier kommt den Vereinen und Clubs, ob sie sich mit Hobbys oder Sport beschäftigen, eine ganz große Bedeutung zu. Gerade viele ältere Menschen brauchen einen sanften Zwang, eine gewisse Lenkung und damit eine gewisse vorgegebene Organisation ihrer Freizeit. Allerdings müssen sie diese dann akzeptieren können, was voraussetzt, daß sie als Persönlichkeit richtig erfaßt und angesprochen werden. Altersheime erfüllen diese Aufgabe nur selten.

V. Bewegung und Training als lebenserhaltende Reize

1. Allgemein biologische Wirkung

Das Leben ist charakterisiert durch Bewegung, Stoffwechsel und Wachstum bzw. Fortpflanzung. Das bedeutet, daß Leben und Bewegung untrennbar miteinander verbunden sind. Bewegung ist aber nicht nur Ausdruck alles Lebendigen, sondern gleichzeitig eine Voraussetzung für das Leben selbst. Bewegungseinschränkung ist daher gleichbedeutend mit nicht normalen Lebensvorgängen und stellt damit eine Gefährdung des Lebens von Mensch und Tier dar. Bewegung als Ausdruck des Lebendigen ist beim Tier weitgehend subkortikal programmiert, so daß beim gesunden Tier in der freien Natur Bewegungsmangel und damit zusammenhängende negative Auswirkungen nicht vorkommen. Beim Menschen dagegen sind der Bewegungstrieb und das Bewegungsbedürfnis nur relativ kurze Zeit als eine Art unterbewußter Auftrag vorhanden, werden aber schon nach wenigen Jahren in zunehmendem Maße durch seine Willensäußerungen bestimmt. Das bedeutet, daß der Impuls zur aktiven Bewegung vom Menschen selbst ausgehen muß. Damit liegt es an ihm selbst, wie weit er seinen objektiven Bewegungsbedarf durch sein subjektives Bewegungsbedürfnis deckt und damit seine psychosomatische Entwicklung positiv oder negativ beeinflußt. Liefert das subjektive Bewegungsbedürfnis nicht die notwendige Motivation, so ist es Aufgabe der Familie, der Pädagogen im weitesten Sinne und der Ärzte, das lebens- und leistungserhaltende Bewegungsminimum durchzusetzen.

Drei biologische Gesetze bzw. Regeln bestimmen die Wechselbeziehungen zwischen Bewegung, Entwicklung, Funktion und Anpassungsmöglichkeiten des Organismus: das Gesetz der funktionellen Anpassung von ROUX (1895, 1912) und LANGE (1917), das Adaptationssyndrom nach SELYE (1946, 1950) und die Arndt-Schultzsche Regel.

Das Gesetz von der funktionellen Anpassung besagt, daß der Organismus auf äußere Reize, sofern sie die Reizschwelle überschreiten, so

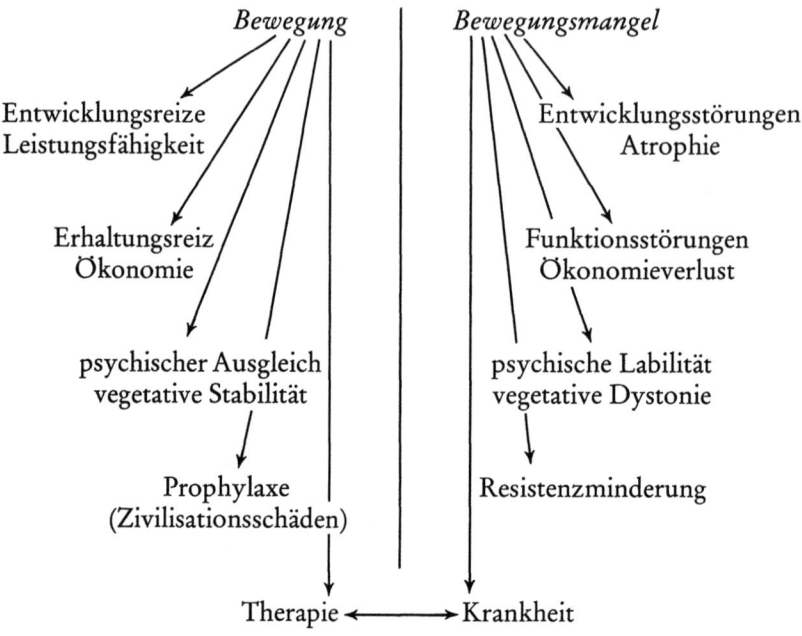

Abb. 11. Auswirkungen von Bewegung und Bewegungsmangel

reagiert, daß er diese Reize besser bewältigen kann. Die Antwort des Organismus kann dabei in einer rein funktionellen Ökonomisierung liegen und so zur Ausbildung von Reflexautomatismen oder neuro-vegetativ-hormonellen Anpassungsvorgängen besonders im Stoffwechselbereich führen. Sehr oft provozieren die gesetzten Reize aber auch anatomische Veränderungen, wie z. B. eine Organhypertrophie, deren quantitatives Ausmaß für die einzelnen Organe allerdings recht unterschiedlich sein kann. So ist sie z. B. für das Herz ungleich größer als für Organe mit bradytrophen Geweben. Diese funktionelle Anpassung ist grundsätzlich das ganze Leben vorhanden, wenn auch im Alter mehr oder weniger deutlich eingeschränkt. Die Anpassung kann aber auch nach der negativen Seite erfolgen. Ein Organ, das geschont wird und nicht gezwungen ist, ein Minimum an Reizen zu bewältigen, reduziert seine Funktion und verliert nach einiger Zeit weitgehend seine Funktionsfähigkeit. So kommt es zum Ökonomieverlust und später zur Atrophie, eine Entwicklung, die gerade beim älteren Menschen im Zusammenhang mit der physiologischen Involution sehr problematisch werden kann. Diese ungünstigen Auswirkungen einer negativen Anpassung sind allerdings, soweit das betroffene Organ nicht geschädigt ist, im allgemeinen

weitgehend reversibel. Darin liegt auch die Chance rehabilitativer Maßnahmen, z. B. der Traumatologie und Kardiologie. Art, Ausmaß und
Schnelligkeit einer funktionellen Anpassung werden entscheidend von
Qualität, Quantität und Häufigkeit des Reizes bestimmt. Die alte Arndt-
Schultzsche Regel gibt dazu einen einfachen und mit wenigen Ausnahmen
auf alle Reize zutreffenden Hinweis. Danach regen schwache Reize,
soweit sie über der Rheobase liegen, die Lebenstätigkeit an, starke Reize
lösen Anpassungsvorgänge aus, überstarke Reize lähmen oder wirken
zerstörend. Die Erfahrung zeigt, daß die richtige adäquate Reizdosierung
zur Vermeidung einer Unter- oder Überbelastung im zunehmenden Alter
immer schwieriger wird und grundsätzlich immer individuell dem einzelnen Menschen angepaßt werden muß. Für die Objektivierung eines
alters- und sexualspezifisch optimalen Reizes gibt es viele zuverlässige
Methoden, die zum Großteil ihren Ursprung in der sportmedizinischen
Erfahrung und Forschung haben. Die subjektive Beurteilung der
Wirkung exogener Reize, z. B. auch der Zweckmäßigkeit körperlicher
Belastungen, täuscht dagegen nicht selten über die objektiven individuellen Möglichkeiten hinweg. Außerdem ist die Tatsache der scheinbar
problemlosen Bewältigung bestimmter Anforderungen und das Fehlen
negativer Symptome, z. B. von Schmerzen, kein Beweis dafür, daß die
Reizdosierung adäquat war und keine Spätschäden zu erwarten sind.
Gerade der Sport liefert hier zahlreiche Beispiele dafür, daß hohe Motivation und Dissimulation zahlreiche gesundheitliche Probleme noch nach
vielen Jahren auslösen können.

Die für die langfristige Reizbewältigung notwendigen anatomischen,
physiologischen, aber auch psychischen Anpassungsmaßnahmen des
Organismus werden mit wenigen Ausnahmen über das Hypophysen-
Nebennierenrindensystem gesteuert. Der als Streßreaktion bzw. als
Adaptationssyndrom nach SELYE bekannte Mechanismus ist durch die
Phasen Alarmreaktion – Adaptationsphase – erreichte Adaptation und
eine mehr oder weniger deutliche Readaptation charakterisiert. Daraus
ergibt sich gleichzeitig, daß eine einmal erworbene Anpassung, z. B. ein
Trainingseffekt, kein Dauerzustand ist, sondern eines gewissen Streß im
Sinne eines Erhaltungsreizes bedarf. Ablauf und Ausmaß der Streßreak-
tion sind durch Intensität und Häufigkeit der Streßwirkung und durch die
Produktionsmöglichkeiten von ACTH und Kortikosteroiden gegeben
und limitiert. Das bedeutet, daß eine gewisse Anpassungskapazität zur
Verfügung steht, die jedoch nicht nur die normalen exogenen Reize im
Alltag und Beruf zu bewältigen hat, sondern auch für bestimmte lebens-
erhaltende Funktionen, einschließlich gewisser Abwehrmechanismen,
zuständig ist. Damit kann eine Streßüberbelastung, die nicht bewältigt
wird, vor allem wenn ein sehr starker willensmäßiger Einsatz gegeben ist,
zu einer Überforderung des Hypophysen-Nebennierenrindensystems

und damit zu einem deutlichen Adaptationsverlust führen. Dadurch werden aber auch Abwehrvorgänge, z. B. im Immunsystem, in Mitleidenschaft gezogen, wie dies auch bei der sogenannten Managerkrankheit der Fall ist. Ein klassisches Beispiel dafür ist der Symptomenkomplex des Übertrainings, wie er durch die psychosomatische Überforderung im Hochleistungssport heute häufig vorkommt.

Einer der wichtigsten Reize für den gesamten Organismus ist in jedem Alter die aktive Bewegung. Im Sinne eines notwendigen biologischen Entwicklungsreizes garantiert uns eine Bewegung im Kindes- und Jugendalter die normale Ausbildung des Bewegungsapparates und kardiopulmonalen Systems und damit Gesundheit und Leistungsfähigkeit des späteren Erwachsenen. Ab dem 5. Lebensjahrzehnt wiederum ist eine ausreichende Bewegung in zunehmendem Maße zur Erhaltung von Gesundheit und Leistungsfähigkeit und zur Verhinderung eines vorzeitigen Abbaus ebenso eine biologische Notwendigkeit. Gerade der ältere Mensch bedarf infolge seiner etwas reduzierten Anpassungsmöglichkeiten relativ mehr gewisser exogener Reize, und damit der Bewegung, zur Funktionserhaltung als der jüngere. Dieser kann durch gewisse vitale Reserven oder besonders günstige genetische Voraussetzungen eine Zeitlang den Bewegungsmangel etwas kompensieren.

Technisierung und Automation nehmen zusätzlich gerade dem älteren Menschen immer mehr den Anlaß zur Bewegung und zu spontaner körperlicher Betätigung. Er wird damit in zunehmendem Maße zur körperlichen Inaktivität verleitet, was seiner Bequemlichkeit und der traditionellen Vorstellung, daß der ältere Mensch Ruhe braucht, sehr entgegenkommt. Damit verkümmern aber entsprechend dem Gesetz der funktionellen Anpassung manchmal sehr rasch viele lebens-, gesundheits- und leistungserhaltende Funktionen und Organe, eine Entwicklung, die leider auch die Errungenschaften der modernen Medizin nicht kompensieren kann. Die zwingende Korrelation des rein körperlichen Zustandes mit der geistig-seelischen Situation des Menschen ergibt aber sofort, daß die Störung einer Sphäre immer die Gesamtpersönlichkeit in Mitleidenschaft ziehen muß. Dafür ist das Entlastungssyndrom mit dem körperlichen und geistigen Abbau des plötzlich inaktiven Pensionisten ebenfalls ein deutlicher Beweis.

Ein eindrucksvolles Beispiel geben aber die Zivilisationsschäden, wie sie heute alle Altersklassen in zunehmendem Maße bedrohen. Bei dieser Entwicklung spielen pathogenetisch aber nicht nur die Bewegungsarmut, sondern auch die einseitige psycho-seelische Streßbelastung des Berufs und die zu große unbiologische Lebensweise und Umwelt entscheidend mit. Hier ist in einer adäquaten Bewegung in Form von Sport eine durch nichts anderes ersetzbare Chance gegeben, Ausgleich, Prophylaxe und Therapie für die Zivilisationsschäden zu sein.

Der Gedanke, die zahlreichen gesundheitsfördernden Wirkungen sportlicher Bewegungsreize für den körperlich unterbelasteten älteren Menschen auszunützen, liegt gerade heute bei der Ganzheitsbetrachtung des Menschen in der modernen Medizin besonders nahe. Bewegung in Form von Sport wird dadurch zu einem prophylaktischen therapeutischen Mittel der Medizin, dessen Wert besonders in der integrierenden Beeinflussung des ganzen Menschen liegt. Dies umso mehr, als zahlreiche Untersuchungen in allen Alters- und Berufsgruppen den hervorragenden Wert des Trainingsfaktors für die Normalisierung gestörter Lebensvorgänge und Erhaltung der psychosomatischen Gesundheit deutlich bewiesen haben. Unter Training ist dabei im engeren Sinne ein planmäßiges adäquates Üben zu verstehen, dessen Wert im Hinblick auf die individuelle Anpassungskapazität durch flankierende konditionsverbessernde Maßnahmen unbedingt unterstützt werden sollte. Die Bedeutung der richtigen bewegungsmäßigen Reizsetzung des Trainings im weitesten Sinne wird durch die zahlreichen funktionellen und anatomischen Veränderungen der einzelnen Organsysteme belegt.

2. Muskulatur

Die unerläßliche Voraussetzung für jede aktive Bewegung ist eine funktionierende Skelettmuskulatur. Sie ist gleichzeitig der primäre Angriffspunkt jedes Bewegungsreizes und damit auch jedes Trainings. Die funktionelle Anpassung des Muskels an den Trainingsreiz hängt entscheidend von Art und Intensität des Trainingsreizes ab. Beanspruchungen auf Kraft und Schnelligkeit führen, sofern die Reizschwelle überschritten wird, zu einer Arbeitshypertrophie, die einen Kraftzuwachs bedeutet. Dauerleistungen bewirken eine Optimierung des Stoffwechsels, eine Verbesserung der Ökonomie und damit der Ausdauer. Die durch aktive Bewegung herbeigeführte anatomische und funktionelle Entwicklung in Richtung eines Kraft- oder Ausdauertyps wird jedoch auch entscheidend durch genetische Voraussetzungen gefördert bzw. limitiert.

Die plasmareiche dunkle Ausdauerfaser und die fibrillenreiche hellere Kraftfaser unterscheiden sich auch in ihrem Stoffwechselverhalten sehr deutlich (Tabelle ASTRAND 1977).

Der oft schmächtig wirkende Dauertyp des Muskels ist in seiner Muskelkraft deutlich verringert, seine Ausdauer und Koordinationsfähigkeit durch einen optimierten Stoffwechsel jedoch wesentlich besser. Langläufer, Geher, Radfahrer, Schwimmer zeigen eher diesen Typ, wie er schon durch häufig wiederholte dynamische Steady-state-Belastungen zustande kommt. Zum Unterschied vom hochtonisierten Krafttyp zeigt der Dauertyp einen geringeren Muskeltonus, der vor allem durch die geringere Menge der Fibrillen und den Plasmareichtum gegeben ist. Dieser Dauertyp zeigt auch ein größeres Entspannungsvermögen und eine geringere Erregbarkeit. Der Sauerstoffbedarf ist verringert und damit der Wirkungsgrad deutlich verbessert. Die primäre Ursache dafür liegt in einer Vermehrung der Mitochondrien und deren Enzymaktivität, einer Verbesserung der Vaskularisation und Dilatationsbereitschaft sowie einer Vermehrung des Myoglobins im dauertrainierten Muskel. Dadurch wird die Ermüdungsgrenze hinausgeschoben und die Erholungszeit verkürzt. Die Glykogenanreicherung kann bis zu 200% erreichen, Kalium, Kalzium, Magnesium, Eisen, ATP, Kreatin, Kreatinphosphat, Alkali sowie verschiedene Biokatalysatoren sind vermehrt. Von besonderer Bedeutung für die Redoxvorgänge ist die gefundene Erhöhung des Gluthation und der Askorbinsäure, wodurch die alte Akkumulationstheorie des Trainings wieder eine Stütze erhält.

Die Verteilung der zwei Fasertypen ist konstitutionsmäßig vorgegeben und prägt dann mehr einen asthenischen oder muskulär pyknischen Typ. Trotzdem sind beide Typen in beiden Richtungen trainierbar, da eine bestimmte Zahl ambivalenter Fasern vorhanden ist, die je nach Trainingsreiz in Richtung Ausdauer oder Hypertrophie entwickelt werden können. Das bedeutet, daß jeder Mensch durch ein adäquates Training zumindest durchschnittliche Leistungen in beiden Funktionsbereichen erwerben kann.

Das Hypertrophievermögen der Muskulatur durch Vermehrung der Fibrillen und damit der Kraftzuwachs ist sexualspezifisch und in den einzelnen Lebensaltern sehr verschieden. Ein Muskelzuwachs ist beim jüngeren Menschen leichter zu erreichen, wodurch beim Jugendlichen ein verstärkter formativer Entwicklungsreiz auf das Skelett mit normalem Wachstum erreicht werden kann. Im Alter nimmt die Hypertrophiebereitschaft entsprechend dem physiologischen Kraftrückgang immer mehr ab.

Die etwa bis zum 30. Lebensjahr noch zunehmende bessere Trainierbarkeit der männlichen Muskulatur, speziell der Extremitätenmuskulatur, reduziert sich mit zunehmendem Alter. Gegen Ende des 7. Lebensjahrzehnts unterscheidet sich die durch Training erreichbare Hypertrophie zwischen Mann und Frau, die zwischen dem 20. und 30. Lebensjahr noch etwa 50% beträgt, praktisch nicht mehr.

Die Ursache liegt vor allem in der Produktion der anabolen Androgene, wie auch der parallele Verlauf der Kurven der Trainierbarkeit und der 17-Ketosteroidausscheidung (PINCUS 1954, HAMBURGER) deutlich zeigt. Demnach entspricht die muskuläre Trainierbarkeit eines 65jährigen etwa nur mehr der eines 10jährigen. Daß damit durch Gabe von Testosteron die Muskelentwicklung durch Training sehr gefördert

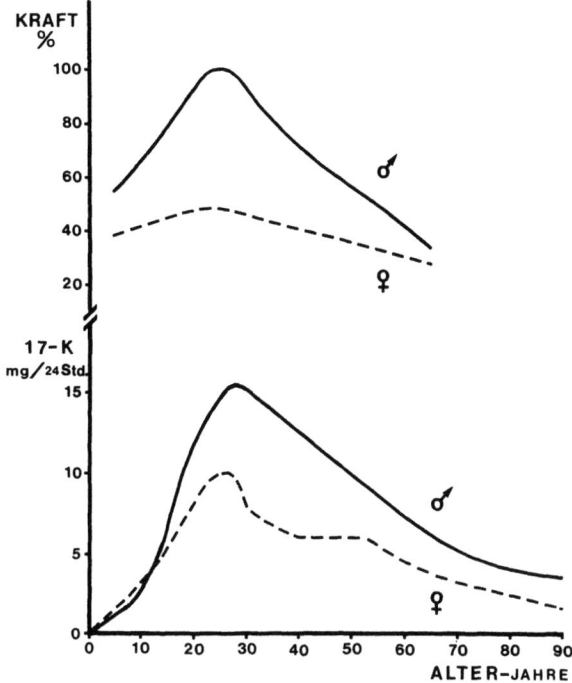

Abb. 12. Trainierbarkeit der Extremitätenmuskulatur nach Alter und Geschlecht (nach HETTINGER 1983) im Vergleich zur 17-Ketosteroidausscheidung (nach HAMBURGER)

werden kann, wurde nicht nur durch zahlreiche Tierversuche (HETTINGER 1983, PEDERSEN-BJERGAARD 1954, KOCHAKIAN 1961, EISENBERG und GRODAN 1956, u. a.), sondern auch durch Untersuchungen am Menschen bestätigt (HETTINGER 1960, VEIL und LIPPROSS 1938). Bei einem Versuch mit 60–75jährigen männlichen Personen, die über einen Zeitraum von 34 Wochen täglich einmalige isometrische maximale Muskelkontraktionen durchzuführen hatten, konnte nach 4 Injektionen mit je 100 mg Testosteron ein wöchentlicher Kraftzuwachs von 2,5±0,5% der Ausgangskraft erreicht werden. Der Kraftzuwachs lag dabei mit Testosteron gegenüber den anfänglichen Trainingsversuchen ohne Testosteron um 3% höher.

Die anabole Wirkung von Testosteron auf die Muskelkraft und die Trainierbarkeit besonders älterer Menschen wird auch durch viele klinische Untersuchungen bei den verschiedensten Krankheiten mit Muskelatrophie bestätigt (BEIGLBÖCK 1960, GAMSTORP 1964, STOECKLI-BAI 1961, u.a.).

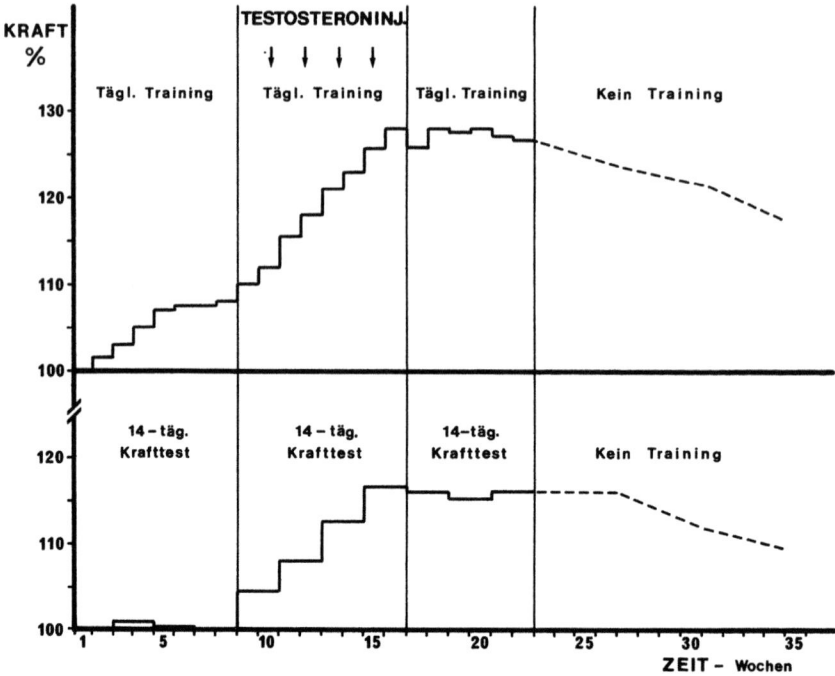

Abb. 13. Veränderungen der Muskelkraft nach Training und Testosterongaben
(nach HETTINGER 1983)

Die Testosteronwirkung, die auch eine positive Auswirkung auf die
Kreislauffunktion haben soll, beginnt allerdings bereits nach 2 Wochen
langsam abzunehmen. Ähnliche Ergebnisse lassen sich auch mit anabolen
Steroiden erreichen, wie sie zum Zweck der Muskelhypertrophie im
Sport als Dopingmittel verwendet werden. Allerdings ist hierbei die
Gefahr gesundheitlicher Schäden, nicht zuletzt von pathologischen
Veränderungen der Leber, relativ groß.

Kraftzuwachs und Hypertrophie können mittels statischen oder
dynamischen Trainings erzielt werden, wenn dabei entsprechende Kraftbelastungen gefordert werden. Bei der Dosierung des rein isometrischen
Trainings wird von der Maximalkraft, objektiviert durch das bewältigte
Maximalgewicht, und der maximalen Haltedauer ausgegangen. Für das
Gewicht liegt die Reizschwelle etwa bei 20% des Maximalgewichtes, der
optimale Reiz meist zwischen 60 und 70% des Maximalgewichtes.
Hinsichtlich der Dauer der erzwungenen Anspannung liegt die Schwelle
bei 20 bis 30% der maximalen Haltezeit. Übersteigt das Gewicht aber
40% des Maximalgewichtes, dann spielt die Haltedauer keine Rolle mehr.
Fünf bis sechs derartige Kontraktionen pro Tag können schon ein

Trainingsreiz sein, zumindestens aber die Kraftleistung des Muskels erhalten. Diese Art des Trainings ist bei erzwungener Ruhigstellung eines Muskelgebietes, zum Beispiel durch einen Fixationsverband oder durch Bettruhe, gerade für den älteren Menschen oft die einzige Möglichkeit, einen starken Muskelschwund zu vermeiden. Voraussetzung dafür ist allerdings das Fehlen interner Kontraindikationen.

Demgegenüber ist das dynamische Krafttraining, bei dem Kontraktionen gegen einen beweglichen Widerstand durchgeführt werden, z. B. mittels Hantel, Schub- oder Zugapparat, im allgemeinen zweckmäßiger. Dies nicht zuletzt aus psychologischer Sicht, weil hier der Erfolg der Anstrengung und damit das Erfolgserlebnis deutlicher wird. Auch hier liegt die Belastungsschwelle bei etwa 20% des Maximalgewichtes und die optimale Belastung zwischen 60 und 70%. Solche kraftvolle Kontraktionen werden je nach Gewicht bis zu zehnmal wiederholt und derartige Serien, vor allem im ausgesprochenen Krafttraining, mehrmals täglich durchgeführt. Bei älteren Menschen ist ein ausgesprochenes Krafttraining nicht nur wegen der höheren Rigidität des Muskelgewebes und der bradytrophen Muskelanhänge, sondern auch wegen der mit der Bewältigung höherer Gewichte, zum Beispiel durch Hantel oder durch Zug- und Schubapparat, zwangsläufig gegebenen kreislaufbelastenden Preßmomente wenig sinnvoll. Letzteres gilt vor allem für asthenische ältere Frauen mit hypotonen Regulationsstörungen.

Die weibliche Muskulatur ist nicht nur durch eine primär verringerte absolute Muskelkraft, sondern auch durch eine geringere Hypertrophiebereitschaft charakterisiert. In ihrer Trainierbarkeit auf Ausdauer ist sie dem Mann zumindestens ebenbürtig. Bei älteren Frauen erscheint ein gewisses Training der Bauchmuskulatur sinnvoll, vor allem dann, wenn durch Schwangerschaften und Übergewicht infolge passiver Überdehnung der Bauchdecke eine Schwäche der Bauchmuskulatur und damit eine Funktionsstörung der Bauchpresse eingetreten ist.

Eine kräftige Bauchmuskulatur ist nicht nur die Voraussetzung für eine normale Darmfunktion, sondern auch für eine richtige Atmung und damit auch für die Körperhaltung. Fehlt der durch Bewegung gegebene Rhythmus von Anspannung und Entspannung und die durch ausreichende Gelenksexkursionen gegebene Dehnung der betätigten Muskeln, dann ist das Ergebnis nicht nur eine Schwäche dieser Muskeln, sondern auch besonders bei gleichzeitiger statischer Überbelastung eine Verspannung. Diese führt daher nicht selten wieder zu schmerzhaftem Hartspann und Myogelosen, durch die die Beweglichkeit weiter eingeschränkt wird. Außerdem kann es zu Verkürzungen der Muskulatur kommen, die sich am schwerwiegendsten an der Brustmuskulatur sowie den Beugern und Adduktoren am Oberschenkel auswirkt. Daher sind auch entspannende Lockerungsübungen für den älteren Menschen

sinnvoll. Unzureichendes Training der Muskulatur durch Bewegungsmangel führt auch nicht selten zu venösen Stauungen, durch die eine
bestehende Varizendisposition weiter gefördert wird. Bestimmten
Muskelgruppen ist dabei eine besondere Aufmerksamkeit zu widmen
(HEISS 1964). Richtig dosierte rhythmische Bewegung durch eine
geeignete Belastung in Form einer erwärmenden Gymnastik, aber auch
durch Gehen und Schwimmen, kann die Alterssteifigkeit und Unbe-
weglichkeit der Extremitäten weit hinausschieben. Vor allem nach
längerer Bettruhe oder Ruhigstellung ist geeignete sportliche Bewegung
notwendig, wie sie gleichzeitig Therapie und Prophylaxe darstellt.
Übungen, die einen großen Kraftaufwand erfordern, zum Beispiel mit
Gewichten, bei ruckartigen schwungvollen Bewegungen einschließlich
Sprint und Sprung, sind gerade für den älteren Menschen nicht angezeigt.

3. Skelett

Die muskuläre Zug- und Druckbelastung am Knochen ist nicht nur
ein notwendiger Entwicklungsreiz beim Jugendlichen, sondern auch
beim älteren Menschen von funktionserhaltender Bedeutung. So kommt
es durch den formativen Reiz des Muskelzuges auf die Ansatzstellen zu
einer Kortikalisverdickung, einer Verstärkung der Spongiosa und einer
größeren Knochendichte. Solche Änderungen im Sinne einer Hypertrophie sind selbst nach langen Immobilisationsphasen noch möglich.
Dagegen führt länger dauernde Inaktivität zu einer deutlich negativen
Veränderung der Festigkeit und Elastizität des Knochens und zur
Entkalkung. Viele dieser Veränderungen des Skeletts durch chronischen
Bewegungsmangel sind irreversibel (HEYMANN 1967, LÜTTICKE 1968,
WAGNER 1967, u.a.). Eine Arthrosis deformans kann daher nicht nur die
Folge einer Überbeanspruchung des Gelenkknorpels sein, sondern auch
einer hochgradigen Unterbelastung. Obwohl der bradytrophe Gelenks-
knorpel nur ein relativ bescheidenes Anpassungsvermögen hat, kann, wie
im Tierversuch nachgewiesen, eine gewisse Dickenzunahme durch
Training erreicht, zumindest aber ein vorzeitiger Abbau verhindert
werden (HOLMDAHL 1948, INGELMARK 1948).
    Eine Sonderstellung hinsichtlich der Belastung nehmen die
Bandscheiben der Wirbelsäule ein, die beim älteren Menschen ein
ausgesprochener locus minoris resistentiae sind. Durch den Wasser- und
damit Elastizitätsverlust nimmt ihre Druck-, Zug- und Torsionsfestigkeit
so ab, daß sie im Alter von 50 Jahren nur noch die Hälfte der Beanspruchbarkeit eines 20jährigen beträgt. Die Werte für die Frau liegen dabei noch
um ein Drittel niedriger als für den Mann (MÜNCHINGER 1961, 1964).

Durch das Fehlen seitlicher stabilisierender Bandsysteme an der menschlichen Wirbelsäule sind die Bandscheiben bei Lateralkrümmung, wie Untersuchungen an Leichenwirbelsäulen gezeigt haben (PANKRATZ 1969), besonders gefährdet und haben nur etwa die Hälfte der Festigkeit bei Bewegungen nach vorne. Daher sind Gewichtsbelastungen mit Seitbeugung oder schwunghaftes Seitbeugen oder Kreisen des Rumpfes, wie letzteres auch in den verschiedenen Aerobic-Programmen angeboten wird, für den älteren Menschen kontraindiziert.

4. Kardiopulmonales System

Für kein anderes Organsystem ist die Bewegung zur Erhaltung seiner Funktion und damit auch quoad vitam so entscheidend wie für das kardiopulmonale System. Das bedeutet, daß ausreichende Bewegung durch eine adäquate körperliche Arbeit, sei sie durch Beruf oder Sport gegeben, eine biologische Notwendigkeit darstellt. Durch die aus Automatisierung und Technisierung resultierende Bewegungsarmut fehlt in zunehmendem Maße der notwendige Funktionsreiz, so daß eine negative Anpassung resultiert. Diese führt durch die kardiale Unterbelastung zu einem Abbau der Herzleistung und erhöht in weiterer Folge das Risiko von degenerativen Herz- und Kreislauferkrankungen. Reflexiv ergibt sich damit wieder eine Verminderung der allgemeinen Ausdauer, dadurch weitere Bewegungseinschränkung mit daraus resultierenden Muskelschwächen und Übergewicht. Diese negative Entwicklung in Folge der muskulären Inaktivität mit allen ihren Risiken wird beim älteren Menschen durch die altersstereotype Vorstellung des Schonenmüssens und Nichtbelastendürfens zusätzlich verstärkt. Der öffentlich immer mehr geförderte Trend zur Frühpension läßt damit eine Alibivorstellung aufkommen, der ein Großteil der Menschen nur zu gerne folgt. Die Schere zwischen dem objektiven Bewegungsbedarf und dem subjektiven Bewegungsbedürfnis wird damit immer größer. Der mit dem Bewegungsdefizit verbundene Trainingsverlust setzt einen Circulus vitiosus in Bewegung, der wiederum nur durch ausreichende Bewegung durchbrochen werden kann. Bietet der Beruf nicht die notwendige körperliche Belastung und ist die Eigenmotivation und Initiative nicht gegeben, dann ist es Aufgabe des Arztes, jene prophylaktischen oder, wenn notwendig, therapeutischen Maßnahmen durchzusetzen, die Gesundheit und Leistungsfähigkeit der Menschen und späteren potentiellen Herzkranken zu bewahren helfen. Daher bedarf die noch immer bei vielen älteren Ärzten, aber auch Eltern und Pädagogen fixierte Vorstellung, daß körperliche Anstrengung das Herz gefährdet und vor

allem beim älteren Menschen kontraindiziert ist, unbedingt einer
Korrektur. Die Assoziation: alter Mensch – verbrauchter Organismus –
geschädigtes Herz – Schonung, ist durch zahlreiche Untersuchungen
widerlegt worden (HOLLMANN 1963, LIESEN 1975, ROST 1981, KEUL 1981,
REINDELL 1960, PROKOP und SLAPAK 1958, u.v.a.). Allerdings sind
gewisse Einschränkungen hinsichtlich extremerer Ausdauerbelastungen
bei Untrainierten angebracht. Ebenso stellen Infektionskrankheiten,
fokale Infekte, allergisch-toxische Zustände und organische kardiopulmonale Krankheiten eine echte Kontraindikation dar.

Tabelle 7. *Risikofaktoren für sportbedingte Schäden an primär gesunden Herzen*

Konstitutionelle Disposition	Infarktfamilien
	Hypertoniefamilien
	Disposition zu jugendlicher Koronarsklerose
Altersdisposition	bis 10–15 Jahren
	ab 30–35 Jahren
Schlechte Kondition	Trainingmangel
	Übergewicht
	Ernährungsstörungen
Negative exogene Einflüsse	Hitze
	Kälte
	Höhe
	Hunger
	Pharmaka: z. B. Amphetamine
Überanstrengung	Erschöpfung
	forcierte Preßatmung
Hormonelle Störungen	Diabetes
	Nebenniereninsuffizienz
	Hyperthyreose
Traumen	stumpfe Thoraxtraumen
	perforierende Thoraxtraumen
	Thoraxkompressionen
Schockzustände	allergisch
	traumatisch
	psychisch
Psychische Belastungen	Sorgen
	Streß
	Angst
	Depressionen

Das gesunde Herz des Erwachsenen ist aber normalerweise durch
körperliche Belastungen allein nicht zu schädigen und steht im Bezug auf
seine Trainierbarkeit nach REINDELL (1960) bei den meisten Menschen erst
im Vorhof seiner Möglichkeiten. Gerade im Hinblick auf die Ausdauer-

leistung, die entscheidend durch die Kreislaufleistung bestimmt wird, ist der ältere Mensch noch hervorragend trainierbar. Versteht man unter Training planmäßiges Üben unter günstigen konditionellen Bedingungen, so schließt das nicht nur eine individuell angepaßte Intensität und Quantität der Belastung, sondern auch entsprechende Lebensbedingungen ein. Das heißt, daß Bewegung, zum Beispiel Sport, nicht im luftleeren Raum stehen darf. Das bedeutet, daß die Prophylaxe von kardiopulmonalen Schäden, durch Bewegung beim Sport, auch mit einer Sanierung der allgemeinen Lebensbedingungen verbunden sein muß. So können einseitige psychisch-nervöse Überbelastungen, Genußgifte und unvernünftige Ernährung zusätzlich pathogen wirken. Über die Hälfte der gefährdeten älteren Menschen ist auch übergewichtig und wird dadurch in eine funktionelle Sackgasse geleitet, die schließlich in einer bewegungsmäßigen Frustration endet. Mäßiges Übergewicht allein ist allerdings kein Risikofaktor, ist aber häufig mit überhöhten Cholesterin- und Triglyzeridwerten verbunden.

Die ersten Zeichen des Bewegungsmangels sind meist Regulationsstörungen, sowohl hyper- wie hypotoner Art, die die Leistungsfähigkeit einschränken. Diese sehr oft subjektiv nicht erfaßten oder unbewußt dissimulierten Veränderungen müssen aber als prämorbide Zustände angesehen werden. Diese geben nicht selten später den Anlaß zu echten organischen Veränderungen ab, die dann zu Koronarinsuffizienz oder Herzinfarkt führen können. Hier setzt primär die Wirkung jeder körperlichen Aktivität ein, wobei die Ausdauerbelastung die spezifische Beanspruchungsform zur Verbesserung der kardiopulmonalen Leistungssituation darstellt. Die Normalisierung und Ökonomisierung der Herzkreislauffunktion geht dabei Hand in Hand mit der vegetativen Normalisierung, die in den meisten Fällen im Abbau streßbedingter sympathikotoner Spannungszustände besteht. Die sich dann nach einiger Zeit einstellende Trainingsvagotonie führt zu einer Senkung der Ruhepulsfrequenz, die beim hochtrainierten älteren Menschen sogar Werte von 40 erreichen kann. Diese Trainingsbradykardie wirkt sich besonders ökonomisierend bei Belastung aus, wodurch eine große Anpassungsbreite gegeben ist. Ihr Wert liegt nicht unbedingt im besseren sportlichen Leistungsvermögen, sondern kommt in kritischen Kreislaufbelastungssituationen durch Krankheit, zum Beispiel einer Pneumonie, unter Umständen als lebensrettend zum Tragen. Die gleichzeitig bei Belastung gegebene Erhöhung des Schlag- und maximalen Minutenvolumens verbessern die maximale Sauerstoffaufnahme und erhöhen den Sauerstoffpuls. Dies setzt bei mäßigen Belastungen, z. B. bei Trainingsprogrammen in der Rehabilitation und Rekreation, nicht unbedingt eine Vergrößerung des Herzens voraus, da schon die bessere diastolische Füllung das Minutenvolumen erhöhen kann.

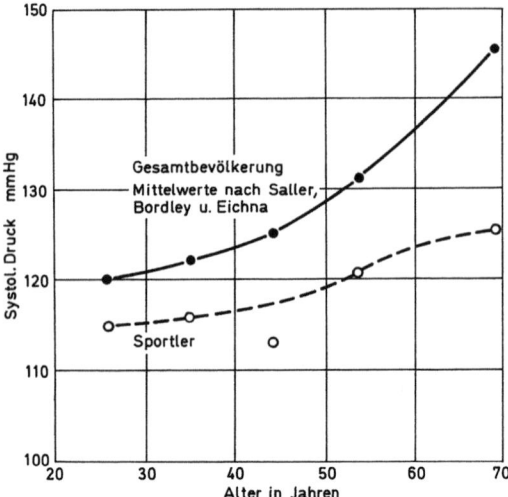

Abb. 14. Systolischer Druck (Arteria cubitalis) in verschiedenen Altersstufen bei der Gesamtbevölkerung (Mittelwerte nach SALLER, BORDLEY und EICHNA) und bei 107 guttrainierten Sportlern

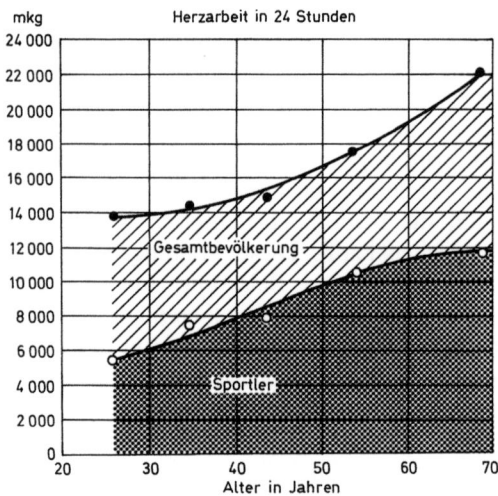

Abb. 15. Herzarbeit in 24 Stunden in Körperruhe bei der Normalbevölkerung und 107 guttrainierten Dauersportlern in verschiedenen Altersstufen (MELLEROWICZ 1956)

Gleichzeitig entwickelt sich für gewöhnlich eine Trainingshypotonie, durch die die systolischen Werte schon nach relativ kurzem Ausdauertraining um 10 bis 20 mmHg gesenkt werden können. Ein Dauereffekt setzt aber regelmäßiges Training voraus. Der altersmäßige Anstieg des systolischen Blutdrucks verläuft dann bedeutend weniger steil, wie die Untersuchungen von SALLER, BORDLEY und EICHNA (1956) zeigen.

Damit ergibt sich dann eine nicht unbedeutende Senkung der Herzarbeit (MELLEROWICZ 1956).

Damit liegt im Verhältnis zur Normalbevölkerung mit der Tendenz zu Hypertonie bei Trainierten mit steigendem Alter der systolische Blutdruck in zunehmendem Maße zum Teil weit unter den Durchschnittswerten. So zeigen zum Beispiel 45jährige, die Sport treiben, im Durchschnitt mindestens einen um 15 mmHg, 55jährige um 20 mmHg, 65jährige einen um 25 mmHg und 70jährige einen um 30 mmHg niedrigeren systolischen Wert, als es der Norm dieser Altersklasse entspricht. Die große prophylaktische Bedeutung wird dadurch noch deutlich unterstrichen, daß bei den nicht körperlich tätigen Personen zwischen 56 und 60 Jahren Blutdruckwerte über 200 mm mehr, also siebenmal so häufig auftreten (WEISS 1949) als bei körperlich Tätigen. Die Ursachen einer solchen Entwicklung liegen nicht nur in einer Ökonomisierung der Herzfunktion, sondern auch in einer besseren Funktion der Gefäße, die nachgewiesenermaßen bei den Personen mit einen Minimaltraining deutlich geringere arteriosklerotische Veränderungen zeigen. Diese Behauptung ist allerdings nicht unwidersprochen, da die genetisch konstitutionelle Disposition der Arteriosklerose nicht unterschätzt werden darf. Außerdem hat eine Expertenkommission der WHO in Luxemburg 1977, bei der über die Möglichkeiten einer primären Prävention der Arteriosklerose durch Sport lange diskutiert wurde, eher große Bedenken angemeldet. Dagegen bestand kein Zweifel an einer sekundären prophylaktischen Wirkung auf degenerative Gefäßerkrankungen, zum Beispiel über eine durch die Trainingsvagotonie bedingte Beeinflußung hypertoner Regulationsstörungen.

Die entscheidende Größe für die Funktion der Muskulatur im Hinblick auf Ausdauer und Ermüdbarkeit und nicht zuletzt auch für die Gehirnfunktion ist die aerobe Kapazität, die maximale Sauerstoffaufnahme. Diese Größe, die ein objektives Leistungskriterium darstellt und bei trainierten jüngeren Männern und Frauen bis zu 50% über jener der Normalperson liegen kann, ist auch bei älteren trainierten Menschen deutlich über dem von Untrainierten. Nach Untersuchungen von HOLLMANN (1963) zeigen gleichaltrige Sporttreibende gegen Ende des 6. Lebensjahrzehnts mit 2.600 ml aerobe Kapazität gegenüber Nichtsporttreibenden mit 2.110 ml einen sehr signifikanten Unterschied. Während die Sporttreibenden im Lauf von 1½ Jahrzehnten jenseits des

40. Lebensjahres nur 9,6% ihres maximalen Sauerstoffaufnahmever-
mögens verlieren, beträgt die Abnahme bei den körperlich Inaktiven
bereits 30,8%. Daß auch noch der ältere untrainierte Mensch durch
entsprechende adäquate Ausdauerbelastung seine Sauerstoffaufnahme
wesentlich verbessern kann, wurde wiederholt nachgewiesen. So konnte
LIESEN (1975) bei klinisch gesunden Männern im Alter von 55 bis 70, die
seit mindestens 20 Jahren weder Sport noch entsprechende körperliche
Arbeit durchgeführt hatten, nach 10wöchigem Training, bei dem drei- bis
fünfmal in der Woche eine Stunde, davon 40 Minuten Ausdauerbelastung
verlangt wurde, eine Verbesserung der maximalen Sauerstoffaufnahme
zwischen 9 und 17% erreichen. Das bedeutet, daß Werte erreicht wurden,
die den Durchschnittswerten von jeweils 20 Jahre jüngeren Personen
entsprachen. Zu ähnlichen Ergebnissen kam auch SUOMINEN (1977), der
nach einem 8wöchigen Training mit fünfmal wöchentlich eine Stunde
Wandern, Jogging, Schwimmen, Gymnastik und Ballspielen bei 26 gesunden männlichen und weiblichen 69 Jahre alten Rentnern eine Verbesserung der mittleren Sauerstoffaufnahme von 27,9 auf 31,2 Liter pro
Kilogramm Körpergewicht erreichen konnte. Das bedeutet, daß praktisch in jeder Altersstufe eine gewisse Trainierbarkeit vorhanden ist, die
im Sinne einer Verbesserung der Leistungsfähigkeit und Lebensqualität
genützt werden sollte. Allerdings ist im 8. Lebensjahrzehnt für gewöhnlich ein Leistungsknick vorhanden, der auch durch Training nur minimal
beeinflußbar ist.

Da die Sauerstoffaufnahme, wenn man vom Hämoglobingehalt und
der arteriovenösen O_2-Differenz des Blutes absieht, direkt von der
Transportleistung des Herzens abhängt, muß bei gleichbleibender
maximaler Schlagfrequenz eine Vergrößerung des Schlagvolumens
vorliegen. Diese Vergrößerung des Schlagvolumens als Ausdruck einer
besseren diastolischen Füllung ist mit möglicher Größenzunahme des
Herzens im Sinne einer regulativen Dilatation bzw. eines Sportherzens
beim älteren Menschen allerdings deutlich geringer als beim jüngeren.
Die Ursache dafür ist in der geringeren Koronardurchblutung zu suchen,
an die sich besonders das Herz des älteren Menschen, sowohl funktionell
wie anatomisch, anpassen muß. Das bedeutet, daß das sogenannte kri-
tische Herzgewicht, das beim jüngeren Menschen nach LINZBACH (1948)
bei etwa 500 Gramm liegt, beim älteren Menschen deutlich reduziert sein
muß, um eine mögliche Arbeitsinsuffizienz zu verhindern.

Das sogenannte Sportherz stellt jedoch in allen Altersstufen eine
positive Entwicklung dar, durch die das cardiopulmonale System
leistungsangepaßt ist. Das Ausmaß seiner Ausbildung ist aber nicht nur
trainingsabhängig, sondern auch entscheidend, ähnlich der Skelettmuskulatur, von der genetischen Disposition abhängig (BOUCHARD u.a.
1980). Voraussetzung für eine durch Hypertrophie „regulierte" Dilata-

tion (REINDELL 1960), die alle Abschnitte des Herzens gleichmäßig betrifft, ist ein über längere Zeit hochgehaltenes Schlagvolumen. Dieses macht einen vermehrten Krafteinsatz des Herzmuskels erforderlich und führt damit wie bei der Skelettmuskulatur über eine Vermehrung der Fibrillen zu einem Dickenwachstum der Herzmuskelfasern. Durch die damit gegebene vermehrte metabolische Beanspruchung kommt es zu einer Vermehrung extramitochondrialer Enzyme und einer Zunahme des Myoglobingehaltes in der trainierten Herzmuskelfaser (MEERSON 1969).

Da unter normalen Bedingungen das größte Schlagvolumen zwischen den Frequenzen von etwa 120 bis 140 liegt, ist damit ein Richtmaß für die trainierende Belastung durch die Pulsfrequenz gegeben. Diese Frequenzen mit dem höchsten Schlagvolumen stellen jedoch nicht unbedingt den höchsten Trainingsreiz dar – das gilt besonders für den jüngeren Menschen –, da die Herzleistung mit steigender Frequenz weiter zunimmt und damit auch eine weitere Anpassung erfordert.

Durch die Limitierung der maximalen Herzfrequenz im zunehmenden Alter sind auch die trainierenden Pulsfrequenzen, wie sie durch eine Ausdauerbelastung erreicht werden sollen, entsprechend reduziert. Im 5. Lebensjahrzehnt sind für den weniger Trainierten Frequenzen bis zu 130, im 6. Lebensjahrzehnt bis zu 120, im 7. Lebensjahrzehnt bis 115 und im 8. Lebensjahrzehnt bis 105 bzw. 110 notwendig bzw. ausreichend. Das bedeutet, daß als Faustregel ab dem 50. Lebensjahr als kreislauftrainierende Frequenz und damit zur Verbesserung der aeroben Ausdauer und gleichzeitig auch als Prävention gegen degenerative Herzkreislauferkrankungen, die heute allgemein vertretene Faustregel 180 minus Lebensalter in Jahren als Pulsfrequenz gilt. Bei gut trainierten älteren Menschen, die ihre Leistungsfähigkeit erhalten wollen, kann die so bestimmte Pulsfrequenz auch ohne Schwierigkeiten um 10 bis 30 Schläge überschritten werden (Tabelle 8).

Tabelle 8. *Notwendige Pulsfrequenzen für aerobes Ausdauertraining zur Erhaltung der kardialen Leistungsfähigkeit*

Alter in Jahren	Normalpersonen	Gut Trainierte
40–50	130	bis 160
50–60	120	bis 150
60–70	115	bis 140
ab 70	110	120 und mehr

Das bedeutet im allgemeinen, daß für den weniger gut Trainierten oder Anfänger nach längerer Bewegungspause die Belastungsintensität beim Ausdauertraining etwa mit 40 bis 50% der maximalen Belastbarkeit beginnen sollte und dann allmählich auf 65 bis 70% gesteigert werden kann.

Es sollte aber auch bei gut trainierten älteren Menschen der Bereich von 75% der maximalen Anstrengung normalerweise nicht überschritten werden. Das bedeutet, daß sich die Belastung auf jeden Fall unterhalb der anaeroben Schwelle, wie sie etwa durch 4 mmol Laktat gekennzeichnet ist, bewegen müßte. Dies wäre am besten durch eine Leistungsdiagnostik, z. B. am Laufband, möglich, bei der gleichzeitig durch das mitlaufende Belastungs-EKG Kontraindikationen oder Einschränkungen festgestellt werden können. Entscheidend ist neben der richtigen Intensität letzten Endes auch die Belastungsdauer und die Belastungshäufigkeit. Die Empfehlungen über die notwendige Belastung gehen vor allem deswegen auseinander, weil vielfach nicht zwischen völlig Untrainierten, Wiederbeginnenden, regelmäßig Gesundheitssporttreibenden und Hochtrainierten differenziert wird. Dauer und Häufigkeit des Trainings hängen dabei entscheidend von der beanspruchten Muskelmasse ab. Das bedeutet, daß die Beanspruchung großer Muskelgruppen zum Beispiel beim Laufen, Skilanglauf, Radfahren und Schwimmen mit einer höheren Intensität besser trainierend wirkt.

Besonders wertvoll wäre ein tägliches Training von mindestens 10 Minuten mit den angeführten Mindestfrequenzen. Für eine optimale Belastung wären täglich 30 bis 40 Minuten sinnvoll. Eine Steigerung von 10 Minuten täglich auf 30 bis 40 Minuten bei mittlerer Belastung, z. B. eines Laufs mit etwa 8 km/h für einen 60jährigen würde aber schon völlig genügen, um eine überdurchschnittliche Leistungsfähigkeit zu erreichen. Als unterste Grenze für den Menschen ab 50 wird zwei- bis dreimal wöchentlich ein 10 bis 15 Minuten langes Laufen mit den Mindestfrequenzen angesehen. Dieses Training kann aber auch im Spiel oder einer dynamischen Gymnastik absolviert werden. Ist aus organisatorischen Gründen ein mehrmaliges Üben nicht möglich, dann kann auch ein einmaliges wöchentliches Training von mindestens 30 bis 40 Minuten, z. B. ein 5.000-m-Lauf, durchaus jene prophylaktisch wirksamen Funktionsreize ersetzen, die einen weiteren Leistungsabbau verhindern. Beim Ausdauertraining, sei es Jogging, Skilanglauf, Radfahren, Schwimmen oder Bergsteigen, sollte jedoch die Belastung nur so gewählt werden, daß der ältere Mensch dabei noch ohne größere Atemnot sprechen kann.

Bezüglich Trainingsumfang und Intensität wurden zahlreiche Modelle und Programme entwickelt. Als Vorprogramm für Anfänger scheint der Vorschlag von SKINNER (1971) (Tabelle 9) brauchbar; dieses wird in ähnlicher Form auch von STOEDEFALKE empfohlen.

Aufgrund seiner Untersuchungen empfiehlt STRAUZENBERG (1977) ein 4-Stufen-Programm, das mit einer täglichen Intensivgymnastik von 6 Minuten beginnt und schließlich bis zu einem zusätzlichen, zweimal wöchentlichen, sportlichen Dauertraining mit bis zu 70prozentiger Maximalbelastung führt (Tabelle 10).

Tabelle 9. *Belastungsdosierung in einem Aufbauprogramm für ungeübte* (nach SINGER 1971)

Häufigkeit (pro Woche)	Dauer	Intensität des Hauptteils (in Prozent der maximalen Belastbarkeit)
1. Monat: 2–3mal 2. und 3. Monat: auf 3–5mal (gleichmäßig über die Woche verteilt) steigern	Aufwärmen 5–10 min (mit geringer Intensität) Hauptteil 20–40 min Abschluß 5–10 min (mit geringer Intensität)	erste 3–4 Wochen: 50% dann einige Wochen: 60% später: 60%, 1–3 min 75–85%

Tabelle 10. *Trainingsaufbau im Gesundheitssport* (nach STRAUZENBERG 1977)

Minimalprogramm	Wünschenswertes Kombinations- programm	Erweitertes Kombinations- programm	Optimalprogramm
Tägliche Intensivgymnastik 12 Übungen 6 min (in drei Steigerungsstufen)	*Tägliche* Intensivgymnastik 12 Übungen 6 min (in drei Steigerungsstufen)	*Tägliche* Intensivgymnastik 12 Übungen 6 min (in drei Steigerungsstufen)	*Tägliche* Intensivgymnastik 12 Übungen 6 min (in drei Steigerungsstufen)
	2mal wöchentlich Sportliches Training mit Dauercharakter 1. Woche 50% der Maximalbelastung 2 oder 3 weitere Wochen 60% nach etwa 4 Wochen 70%	*2mal wöchentlich* Sportliches Training mit Dauercharakter 1. Woche 50% der Maximalbelastung 2 oder 3 weitere Wochen 60% nach etwa 4 Wochen 70%	*2mal wöchentlich* Sportliches Training mit Dauercharakter 1. Woche etwa 50% der Maximal- belastung 2. Woche etwa 60% ab 3. Woche 70%
		Am Wochenende Sportliches Wandern, Radfahren oder Skiwandern	*Am Wochenende* Sportliches Wandern, Radfahren oder Skiwandern
			1mal wöchentlich Sportstunde „im Kollektiv"

Tabelle 11. *Symptomatologie verschiedener Belastungsintensitäten* (nach MEUSEL 1982)

	Geringe Belastung (geringe Ermüdung)	Mittlere Belastung (mittlere Ermüdung)	Starke Belastung (starke Ermüdung)	Zeichen von Überlastung im Training und danach
Hautfärbung	leichte Rötung	stärkere Rötung	sehr starke Rötung oder auffallende Blässe	anhaltende Blässe oder bläuliche Verfärbung des Gesichts
Schweißabsonderung	je nach Temperatur leicht bis mittel	mittlerer bis stärkerer Schweißausbruch, vor allem oberhalb der Taille	sehr stark am ganzen Körper, Salzabsonderung	übermäßiger Schweißausbruch am ganzen Körper, Nachtschweiß
Atmung	leicht beschleunigt, gleichmäßig	beschleunigte Atmung, zeitweise durch d. Mund	stark beschleunigt, Atmen durch den Mund	oberflächliche Atmung durch den Mund, Atemnot
Bewegungsverhalten	sicherer Gang, sichere Ausführung der Technik	gelegentlich unsicherer Gang, unbedeutende Störung der Ausführung bei Bewegungen mittlerer Schwierigkeit	Schwanken, beginnende Häufung von Fehlern, nachlassende Genauigkeit, auftretende Unsicherheit, Verschlechterung der Reaktion	bedeutende Störung in der Bewegungsausführung, deutlich verminderte Präzision, Kraftlosigkeit auch nach 1–2 Tagen
Konzentration	volle Aufmerksamkeit bei Demonstration, gutes Aufnehmen von Anweisungen	ungenaue Ausführung von Anweisungen	unaufmerksam bei Erklärungen, verringerte Aufnahmefähigkeit bei Lernprozessen, verzögerte Ausführung von Anweisungen	Unfähigkeit zur Aufnahme von Bewegungskorrekturen, Unfähigkeit, sich auf geistige Arbeit zu konzentrieren, noch nach 1–2 Tagen
Befinden/ Stimmung	keine Beschwerden, gehobene Stimmung	mäßige Müdigkeit, sonst gutes Befinden, Ermüdung hält etwa 2–3 Stunden an	Klagen über Müdigkeit, Auftreten von Beschwerden (Schmerzen in Muskeln und Gelenken, Seitenstechen), Ermüdung hält 24 Stunden und länger an	Gefühl der Kraftlosigkeit, anhaltende Muskel- und Gelenkschmerzen, Herzschmerzen, Leberschmerzen, sich „zerschlagen" fühlen, Störungen beim Nachtschlaf, erhöhte Pulsfrequenz noch nach 24 Stunden, erhöhte Reizbarkeit, Appetitlosigkeit
Leistungsbereitschaft	Wunsch, das Training fortzusetzen	Wunsch nach Pause, jedoch Bereitschaft zur Fortsetzung d. Trainings	Wunsch nach Einstellen des Trainings	Abneigung gegen Fortsetzung des Trainings

Viele der Trainingsprogramme stellen eine Kombination von Ausdauertraining und Krafttraining dar und sind zum Teil vom Trainingsaufbau her aus dem Leistungssport entwickelt. Damit sind diese sehr oft für den älteren Menschen rein organisatorisch schwer durchzuführen oder zu wenig motivierend, weil die notwendigen kleinen Erfolgserlebnisse fehlen. Andererseits ist ein „altersabstraktes" Training wie Laufen auf der Stelle oder auf einem einfachen Standfahrrad bzw. Heimrudergerät, zwar sehr trainingswirksam, aber für viele ältere Menschen meist nur kurze Zeit interessant und anregend. Unter den kombinierten Programmen sind der 5-BX-Plan der Royal Canadian Air Force (1965), das Gymnastikprogramm nach MAEGERLEIN-HOLLMANN (1975) und das Drei-Stufen-Fitness-Programm für Senioren des U.S. Departments of Health, Education and Welfare (DHEW 1968) hervorzuheben.

Für die Beurteilung der Belastungsintensität gibt der nach SOTOW-HARRE sowie STIEHLER modifizierte Symptomenkatalog von MEUSEL (1982) sehr brauchbare Hinweise (Tabelle 11).

Sehr populär geworden ist das Bewegungstraining von COOPER (1977). Nach seinem Punktesystem sollte ein untrainierter Mensch über 35 Jahren in den ersten 3 Wochen 10 Punkte erreichen, die z. B. durch dreimal 1,6 km Laufen in 13:30 Minuten erfüllt werden. Durch langsame Steigerung der Belastung müßten dann nach 15 Wochen Leistungen

Tabelle 12. *Aufbauprogramm für Frauen* (nach COOPER-COOPER 1977)

Woche	Entfernung (km)	Zeitziel (Minuten)	Übungstage pro Woche	Punkte pro Woche
1.	0,8	13:00	5	–
2.	1,2	20:00	5	–
3.	1,6	26:00	5	–
4.	1,6	25:00	5	–
5.	1,6	24:00	5	–
6.	1,6	22:00	5	–
7.	1,6	20:00	5	5
8.	2,4	32:00	5	–
9.	2,4	30:00	5	–
10.	2,4	28:00	5	$7^{1}/_{2}$
11.	3,2	38:00	5	–
12.	3,2	36:00	5	–
13.	3,2	34:00	5	10
14.	4,0	45:00	5	$12^{1}/_{2}$
15.	4,0	44:00	5	$12^{1}/_{2}$
16.	4,0	43:00	5	$12^{1}/_{2}$
17.	4,8	52:00	5	15
18.	4,8	50:00	5	15

von zweimal 1,6 km Laufen in 7,45, zweimal 2,4 km Laufen in 12,30 und einmal 3,2 km Laufen in 18 Minuten erreicht werden können, was bereits 30 Punkten entspricht. Als Bewegungstraining für die Frau, in der Altersstufe über 60 Jahren, wird von COOPER-COOPER (1977) neben systematisch aufgebautem Radfahren und Schwimmen ein einfaches Aufbauprogramm für Gehen empfohlen (Tabelle 12), das durchaus zu bewältigen ist.

Unwirksam in Richtung eines kardiopulmonalen Trainigseffektes sind Kraftleistungen und spezielle Übungen, z. B. mit Gewichten, bei denen ein stärkeres Preßmoment auftritt. Dabei ist nicht nur kein kardiopulmonaler Trainingseffekt vorhanden, sondern nicht selten sind sogar negative Auswirkungen zu erwarten, die sich gerade beim älteren Menschen problematisch auswirken können. Bei der Preßatmung im Sinne des Vasalva-Versuches kommt es nach Einatmung, Schließung der Glottis und Aktivierung der Bauchpresse zu einer intrathorakalen Drucksteigerung. Diese kann bei starkem Pressen einen intrapulmonalen Druck von 100 mm Hg überschreiten. Die daraus resultierende passive Verkleinerung des Herzens läßt das Schlagvolumen unter Umständen auf wenige Milliliter absinken. Trotz der reflektorisch ausgelösten kompensatorischen Steigerung der Herzfrequenz wird das Herzminutenvolumen so reduziert, daß es infolge der damit gegebenen mangelhaften Gehirndurchblutung zum Preßkollaps kommen kann. Die Reduzierung des Schlagvolumens während des Pressens ist umso größer, je muskelschwächer das Herz ist. Trainierte Herzen sind durch ihre stärkere Muskulatur gegen das Pressen weit weniger empfindlich. Das bedeutet, daß durch das geringe Schlagvolumen während des Pressens der systolische Blutdruck stark abfällt und sogar auf 60 bis 70 mm Hg absinken kann. Der hohe interpulmonale Druck bewirkt aber gleichzeitig durch die Erschwerung des Nachfließens eine venöse Stauung in der Peripherie und eine Erhöhung des Venendrucks. Die Verringerung des venösen Nachstroms macht auch die Abnahme des Herzzeitvolumens über die Hälfte und des Schlagvolumens zu zwei Drittel verständlich.

Bei Beendigung des Pressens kommt es nach einem ganz kurzen weiteren Blutdruckabfall dann zu einem oft sehr deutlich überschießenden Blutdruckanstieg, der wiederum reflektorisch mit einem Rückgang der Pulsfrequenz einhergeht. Bei dieser bradycarden Phase treten nicht selten auch Rhythmusstörungen bis zum AV-Block auf, was für Herzpatienten nicht ungefährlich werden kann. Der pressorische Blutdruckanstieg kann, wie z. B. bei schnellen Liegestützen, die heute immer noch als Routinegymnastik auch für ältere Leute empfohlen werden, systolisch bis über 250 mm Hg und diastolisch bis 150 mm Hg erreichen. Damit sind aber Hypertoniker akut gefährdet. Ebenso nimmt vor allem bei koronargefährdeten Patienten bei der Preßatmung, wie sie mit allen stärkeren

Kraftanstrengungen verbunden ist, die Koronardurchblutung, die weitgehend mit dem Herzzeitvolumen parallel geht, zusätzlich ab. Diese Abnahme, die bis 45% ausmachen kann (BENCHIMOL 1972), kann aber die verschiedensten Zwischenfälle auslösen. Bei älteren Menschen, die koronargefährdet sind, kann daher eine ausgesprochene Kraftbelastung, z. B. ein Training mit Gewichten oder Expandern, wie es zwangsläufig mit einer Preßatmung verbunden ist, eine akute Gefährdung darstellen. Außerdem fördert starkes Pressen durch den damit erzeugten intrapulmonalen Druck, der unter Umständen 100 mm Hg überschreiten kann, zusätzlich die Entwicklung eines Emphysems, zu dem der ältere Mensch ohnehin disponiert ist.

Einer systematischen Bewegung, im besonderen einem vernünftigen Ausdauertraining, kommt für den gesamten Stoffwechsel des älteren Menschen eine besondere Bedeutung zu. Dies ist durch zahlreiche Untersuchungen eindrucksvoll dokumentiert. So führt Ausdauertraining, wie für 60- bis 70jährige von LIESEN (1977) nachgewiesen werden konnte, zu metabolischen Adaptationen, auch beim Untrainierten, wie Erhöhung der Muskelzellenzyme im Blut, Aktivierung des Immunsystems und der Vermehrung von Proteinasen, Inhibitoren im Plasma. Dadurch soll auch ein relativer Schutz vor unphysiologischem Streß gegeben sein. Der für den Stoffwechsel entscheidenden Steigerung der Enzymaktivität, speziell einer bis 80% gesteigerten Aktivität der Zytochromoxydase, wie sie von KIESSLING (1974) gefunden wurde, steht eine nur geringere Steigerung der Laktatdehydrogenaseaktivität gegenüber, was als negative Auswirkung des Alters gedeutet wird. Die Erhöhung der Prolylhydroxylaseaktivität beim Trainierten (SUOMINEN 1977) läßt auf einen erhöhten Kollagenstoffwechsel schließen. Ähnliche Ergebnisse, die auf eine Vergrößerung der metabolischen aeroben Kapazität durch Ausdauertraining hinweisen, ließen sich durch Erhöhung der Muskelmalatdehydrogenaseaktivität und der vor allem bei Frauen gefundenen Prolylhydroxylaseaktivität nach Training (SUOMINEN, HEIKINEN und PARKATTI 1977) nachweisen.

Von großer Bedeutung sind die Einflüsse von Bewegungstraining auf den Cholesterinstoffwechsel und damit auch auf die Arteriosklerose. So führt körperliche Betätigung mit zweimal wöchentlich je $1^{1}/_{2}$ Stunden dem Alter angepaßten, langsam intensivierten Übungen zu einer Intensivierung der Oxydationsprozesse und des N-Stoffwechsels, wodurch nach BABARIN (1967) auch ein verstärkter Eigenaufbau von Eiweiß erfolgt. Die durch Ausdauertraining verringerte Abnutzung und verspätete Sklerosierung der Arterienwände konnten auch MELLEROWICZ und PETERMANN (1956) durch den Nachweis eines geringeren Altersanstieges der Pulswellengeschwindigkeit beim Trainierten objektivieren. In diese Richtung weisen auch Untersuchungen von HUBMANN (1977), der bei älteren trainierten Männern eine deutlich niedrigere Resonanz-

frequenz der Arteria radialis finden konnte, was auch auf die Verringerung der altersbedingten Gefäßveränderungen hinweist. Die Abnahme
der Triglyceride, wie sie nach Ausdauertraining signifikant auftritt
(HOLLMANN), läßt auf eine bessere Fettverbrennung bei submaximaler
Belastung schließen.

5. Vegetatives Nervensystem

Unter den verschiedenen Trainingsveränderungen ist die im Ausdauertraining erreichbare Trainingsvagotonie gerade für den älteren
Menschen eine ganz wesentliche physische wie psychische Hilfe. Wie
beim jüngeren führt auch beim älteren Menschen speziell Ausdauertraining zu einer mehr oder weniger stark ausgeprägten Verschiebung des
vegetativen Gleichgewichts nach der Vagusseite, durch die dann das
gesamte funktionelle Geschehen im Körper entscheidend beeinflußt
wird. Diese Trainingsvagotomie bringt eine oft sehr deutliche Steigerung
der vegetativen Anpassungsbreite (PROKOP 1983) (Abb. 16), durch die
die Organarbeit wesentlich ökonomischer wird. Dies gilt vor allem für
das kardiopulmonale System, bei dem es zur Trainingsbradykardie, Trainingshypotonie und Trainingsbradypnoe kommt. Damit ist eine
wesentlich größere Steigerungsmöglichkeit des ergotropen Systems gegeben, die vor allem bei zusätzlichen Kreislaufbelastungen, z. B. fieberhaften Erkrankungen, das Risiko von Kreislaufkrisen deutlich reduziert.
Erfahrungsgemäß wird durch die vagotone Einstellung eine hypotone
Regulationsstörung nicht nur nicht verstärkt, sondern sogar durch das
Training der Peripherie weitgehend normalisiert.

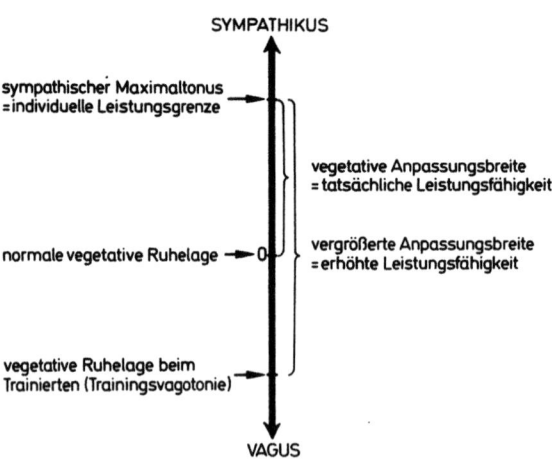

Abb. 16. Schematische Darstellung der vegetativen Anpassungsbreite

Durch die enge Verbindung des vegetativen Systems mit psychisch-hormonellen Vorgängen wird mit der körperlichen Erholungsfähigkeit auch die psychisch-intellektuelle Situation deutlich verbessert. Die für den älteren Menschen charakteristische leichte Ermüdbarkeit wird reduziert und erfahrungsgemäß gleichzeitig die für den älteren Menschen typischen Schlafstörungen verbessert. So können durch ein adäquates Ausdauertraining über die vegetative Ausgeglichenheit die für ältere Menschen typische Unzufriedenheit, der Hang zum Nörgeln und manche arteriosklerotisch bedingten neurotischen Züge abgeschwächt werden. Der sporttreibende alte Mensch ist dadurch angepaßter, subjektiv sicherer und für die Umwelt, besonders seine Familie, weniger problematisch als der inaktive.

6. Bewegungsbedürfnis und Motivation

Die vielleicht wesentlichste Voraussetzung für die Nutzung der aktiven Bewegung zur Erhaltung, Verbesserung oder die teilweise Wiedererlangung organischer Funktionen und damit der Leistungsfähigkeit und besserer Lebensqualität ist bei den älteren Menschen die Motivation, der Wille sich zu bewegen. Dieses persönlich sehr unterschiedliche Engagement für den Sport ergibt sich:

a) aus dem natürlichen Bewegungsbedürfnis des gesunden Menschen,
b) als Produkt der Bewegungserziehung in Familie und Schule,
c) aus der Einsicht und dem Wissen um die Notwendigkeit einer Bewegungsprophylaxe und damit letztlich aus der persönlichen Eigenverantwortung,
d) in Befolgung ärztlicher Anweisungen, wie sie sich aus der Notwendigkeit eines prophylaktischen bzw. therapeutischen Mindesttrainings ergeben.

Im allgemeinen nimmt mit steigendem Alter das Bewegungsbedürfnis ab und dies meist stärker als die geistige Aktivität. Zum Teil ist dies die Folge der altersstereotypen Einstellung des Schonenmüssens, wie sie in Analogie zum ,,wohlverdienten Ruhestand" subjektiv irgendwie verständlich ist. Diese Einstellung wird häufig unterstützt durch einen gewissen Hang zur Bequemlichkeit, durch Übergewicht, allgemeinen Leistungsrückgang und nicht selten durch die Angst vor Verletzungen und die sich mehr oder weniger deutlich einschleichende allgemeine Verunsicherung im Alltag.

Dazu kommen gewisse gesundheitliche Probleme, Gelenksbeschwerden, falsche Beratung nicht zuletzt durch den überängstlichen Arzt oder sehr häufig auch der Mangel an kongenialen Partnern oder

Gruppen bzw. geeigneten äußeren Bedingungen, wie geeigneten Sportstätten.

Die Propagierung des Fitneßgedankens hat heute gerade in der älteren
Generation dazu geführt, daß der gesundheitliche Aspekt die Haupt-
motivation zur Sportausübung darstellt.

Tabelle 13. *Gründe für die Sportausübung in % der Befragten*
(nach Holzweber 1975)

	Männer			Frauen		
	16–30	30–50	50–70	16–30	30–50	50–70
Um fit und gesund zu bleiben	36	40	56	44	48	57
Weil es Spaß macht	38	41	25	37	33	24
Wegen der Freude an der eigenen Leistung	17	7	6	7	6	4
Wegen Familie, Be-kannten, Freunden, usw.	–	2	2	3	4	3
Sonstige	9	10	11	9	9	12

Nach Holzweber (1979) sind noch 38% der über 68jährigen und nach
Emnid (1972) sogar noch 46% am Sport interessiert. Die Beantwortung
der Frage, warum kein Sport betrieben wird, zeigt die Ansatzpunkte für
eine motivierende Aufklärung sehr deutlich.

Nach Holzweber (1979) bestehen hier gewisse Sexualdifferenzen,
wobei vor allem auffällt, daß bei Frauen in der Altersklasse 50–70 Jahre
58mal gegenüber 43mal bei den Männern das Alter als Hindernis angegeben wird, während bei den gesundheitlichen Gründen die Männer
mit 46 zu 40 führen. Mit zunehmendem Alter nimmt auch das Interesse
ab, einem Sportverein beizutreten. 64% der Männer und 63% der Frauen
über 50 können sich nicht vorstellen, ihren gelegentlichen Sport in einem
Verein zu absolvieren.

Besonders motivierend ist vor allem für die älteren Spätbeginner und
Wiederbeginner, daß sich schon nach relativ kurzer Zeit z. T. völlig
unbekannte Erfolgserlebnisse einstellen. Das gewonnene Selbstvertrauen,
die Leistungsverbesserung und die damit sekundär sich ergebenden
kleineren und größeren Normalisierungsvorgänge reduzierter oder
krankhaft gestörter Organfunktionen werden eigentlich immer überaus
positiv gewertet. Nicht selten resultiert daraus ein echtes Bewegungsbedürfnis, manchmal sogar ein echter Zwang zum Laufen, um zu
einem echten Lustgewinn zu gelangen. Allerdings besteht dann nicht

Tabell 14. *Hinderungsgründe gegen Freizeitsport in Abhängigkeit vom Alter*
(nach Emnid 1972)

Hinderungsgründe	Altersgruppe					
	16/19	20/29	30/39	40/49	50/59	≧ 65
Aus gesundheitlichen Gründen	3	2	3	11	21	27
Alter	1	0	1	5	33	73
Mangel an Freizeit	27	34	45	42	25	3
Habe in meiner Freizeit anderes zu tun	22	26	23	25	16	4
Sport und Freizeitsport kommen sowieso nicht in Frage	8	7	8	7	11	8
Finde nicht die richtigen Anlagen, Sportplätze, Hallen	9	7	6	5	3	1
Wege zu weit, dauert zu lange	7	6	4	5	4	1
Verkehrsverbindungen schlecht	6	3	1	3	3	1

selten die Gefahr der Überkompensation, vor allem dann, wenn es darum geht, familiäre oder berufliche Probleme bzw. persönliche Komplexe verdrängen zu wollen. Diese Gefahr besteht nicht selten auch bei Rekonvaleszenten nach kardiopulmonalen Erkrankungen, die mit ihren sportlichen Leistungen sich selbst und anderen zu beweisen versuchen, daß sie noch bzw. wieder vollwertig sind. Andererseits ist aber wiederum oft der Appell an die persönliche Eitelkeit ein sehr wirksames Stimulans, das richtig genützt werden sollte.

Einer Beratung durch den verständnisvollen Arzt, die sich je nach der psychischen Situation des älteren Menschen sowohl motivierend wie einnivellierend auswirken muß, kommt eine große prophylaktische und therapeutische Bedeutung zu. Vor allem sollte es gelingen, Verständnis für die richtige körperliche Belastung zu wecken, und ihn damit zu einer kritischen Selbstkontrolle zu erziehen. Erfolgreiche Motivierung oder Demotivierung setzt aber eine Persönlichkeitsdiagnose voraus, wobei das gekonnte ärztliche Gespräch die Denk- und Verhaltensmuster des Patienten aufdecken müßte.

VI. Sportmedizinische Probleme der einzelnen Sportarten

1. Grundsätzliches

Im Hinblick auf die Bedeutung der verschiedenen Sportarten für den älteren Menschen sind folgende Aspekte zu berücksichtigen:

1. Trainingswert für kardiopulmonales System, Bewegungsapparat, Stoffwechsel und vegetatives Nervensystem.
2. Ausgleichsfunktion in körperlicher und psychischer Hinsicht entsprechend der individuellen Ausgangssituation, wobei die mögliche Eigenmotivation durch entsprechende Erfolgserlebnisse einen wesentlichen Faktor darstellt.
3. Prophylaktischer, eventuell therapeutischer Wert unter besonderer Berücksichtigung der ärztlichen Empfehlungen.
4. Dosierung bezüglich Umfang, Intensität und Häufigkeit entsprechend dem Trainingszustand und dem biologischen Alter.
5. Risikofaktoren für die einzelnen Organsysteme, die zu Unfällen und Schäden führen können.
6. Kontraindikationen, die sich in erster Linie aus der persönlichen Situation des älteren Menschen ergeben.
7. Ausrüstung, Sportstätten und spezielle Organisation, die vor allem altersgemäß und auch finanziell zu bewältigen sein sollen.

Bei Berücksichtigung dieser Gesichtspunkte ergibt sich damit wertmäßig die allgemeine Reihung Ausdauersportarten, Sportarten, die zur Verbesserung der Beweglichkeit und Koordination beitragen, Spiele, Sportarten, die auf gewissen Kraftzuwachs abzielen, und Hobbysportarten, die je nach individueller sportlicher Vorgeschichte und Neigung in ihrem Wert sehr unterschiedlich sein können.

2. Ausdauersportarten

Ausdauersportarten sind quoad vitam durch das Training des kardiopulmonalen Systems für den älteren Menschen mit Abstand am wert-
vollsten. Die Dauerbelastung, eine entsprechende Intensität und Häufigkeit vorausgesetzt, verbessert nicht nur die aerobe Ausdauer, sondern
bedeutet auch besonders im Vergleich zu anderen Sportarten mit
besonderen dynamischen und kraftvollen Beanspruchungen eine weitgehende Schonung der bradytrophen Gewebe, der Gelenke, Sehnen und
des Periosts.

Gehen – Wandern – Bergsteigen

Gehen ist die einfachste körperliche Aktivität, von jedermann zu
bewältigen, leicht dosierbar und sollte zumindest als Wochenend-
aktivität ausreichend betrieben werden. Der Trainingsreiz des reinen
Spazierengehens ist allerdings gering. Erst gegen Ende des 7. Lebensjahrzehnts bekommt das Gehen eine gewisse Bedeutung für die Erhaltung der
allgemeinen Leistungsfähigkeit. Wie eigene Untersuchungen gezeigt
haben, sollte jeder Mensch am Tag etwa 10.000 Schritte machen, was einer
Gehstrecke zwischen 3,5 und 5 Kilometer entspricht. Gehen erhält dann
einen Trainingseffekt, wenn Gehgeschwindigkeiten von 5 bis 6 Stundenkilometer überschritten werden und die regelmäßige Gehdauer
mindestens eine halbe Stunde beträgt. Für den Ungeübten ist flottes
Gehen ein guter Einstieg in den Kreislauf belastendere Aktivitäten, wie
z. B. Bergwandern mit leichten Steigungen und Laufen. Dabei lassen sich
ohne Schwierigkeiten zum Beispiel bei einem 60jährigen schon Pulsfrequenzen um 120 erreichen, die bereits einen guten Trainingsreiz
darstellen. Nicht umsonst wird auch Gehen als das „tägliche Brot" des
Alterssports (BECKER 1977) bezeichnet. Als besonderer Vorteil des
Gehens und Wanderns in der freien Natur muß der psychisch erholsame
und streßabbauende Einfluß erwähnt werden. Gerade der längere Aufenthalt in der Natur wirkt sich sehr vorteilhaft auf die vegetative Situation
aus und hilft, störende sympathicotone Zustände abzubauen. Nicht
zuletzt muß der kommunikations- und kontaktfördernde Wert gemein-
samer Spaziergänge hervorgehoben werden. Das zwanglose Gespräch mit
einem kongenialen Partner während des Gehens kann viel zur Lösung
persönlicher Probleme beitragen.
So wie der Trainingseffekt des Wanderns vor allem von jüngeren
Senioren überschätzt wird, wird auch der Kalorienverbrauch und damit
die erhoffte Abnahme des Körpergewichtes sehr überbewertet. Beim

Gehen mit einer Geschwindigkeit von 3 Kilometern pro Stunde werden
pro Kilogramm Körpergewicht in der Stunde 2,5, bei 4,5 km/h 2,8 und
bei 6 km/h 3,7 kcal umgesetzt. Das bedeutet für einen 70 Kilogramm
schweren Menschen, daß er abzüglich des Grundumsatzes bei 4,5 km/h
einen motorischen Kalorienaufwand von 126 hat, der im Hinblick auf das
Gewicht bedeutungslos ist. Die Kreislaufbelastung nimmt sofort zu,
wenn beim Gehen eine Last getragen wird. So steigt der Energieverbrauch
bei Gehen mit 50 kp Last schon auf 8,10 Kalorien pro Kilogramm Körpergewicht, was bereits einem Lauftempo von etwa 8 km/h entspricht. Die
Kreislaufbelastung läßt sich beim Spazierengehen nicht nur nach der
Gehgeschwindigkeit, sondern auch durch die Geländeform bzw. die
Steigung dosieren. So kann z. B. bei einem Gehtempo von 2,5 km/h bei
10% Steigung bereits eine Leistung von 50 Watt/min erbracht werden,
während bei einem Anstieg von 16% sich bereits ein Leistungsanstieg auf
100 Watt/min (SCHMIDT 1974) ergibt. Gehen kann daher durch
Veränderung der Geschwindigkeit und der Wegstrecke belastungsmäßig
sehr gut dem individuellen Trainingszustand angepaßt und auch in Form
eines Intervalltrainings durchgeführt werden. Damit können auch die
tägliche Wegstrecke zum Beruf und die empfohlenen 10.000 Schritte
durch Tempoerhöhung zu einem echten Gehtraining umfunktioniert
werden.

Wandern, besonders sportliches Wandern, das 2 Stunden überschreitet und mit einer Belastungsintensität von mindestens 50% erfolgt,
wird daher immer wieder (STRAUZENBERG 1979) als echter und tauglicher
Alterssport angesehen. Einen besonderen Erholungswert hat dabei das
Bergwandern in Höhen zwischen 1.000 und 2.000 Metern. Bevor hier
allerdings größere Steigungen bewältigt werden sollen, ist eine
entsprechende Akklimatisationszeit zu berücksichtigen. Dies gilt vor
allem für ältere Menschen mit schlechtem Trainingszustand und
unzureichender Kondition, z. B. Übergewichtige. Daher sollten die ersten
beiden Tage zu einer individuellen Leistungsanpassung verwendet
werden, damit die für den dritten Tag im Gebirge typischen Zwischenfälle
von Erschöpfungszuständen und Blutdruckkrisen bis zum Infarkt
verhindert werden können.

Im Hinblick auf die Gelenksbelastung, vor allem wenn schon
arthrotische Veränderungen vorhanden sind, sollte das Bergabgehen
zumindestens langsam und mit entsprechender Vorsicht durchgeführt
werden. Auftretende Schmerzen sollten dann nicht bagatellisiert werden.
Im Rahmen einer gewissen „alpinen" Ausrüstung kommt damit auch
einem knöchelhohen gutsitzenden Schuh mit einer rutschsicheren Sohle
eine besondere Bedeutung zu. Das eigentliche Bergsteigen in schwieri-
gerem Gelände und längere Touren über 4.000 Meter Seehöhe setzen
nicht nur bergsteigerische Erfahrung und Können, sondern auch einen

gewissen Trainingszustand voraus. Massentouristische Veranstaltungen von Senioren ohne entsprechende trainingsmäßige Vorbereitung und gesundheitliche Eignung, wie sie zum Beispiel auf den Kilimandscharo von Touristenunternehmungen durchgeführt werden, haben schon zu zahlreichen fatalen Zwischenfällen geführt. Andererseits sind viele hervorragende bergsteigerische Leistungen älterer Menschen bekannt geworden, wie zum Beispiel die Ersteigung des 8.146 Meter hohen Manaslu im Himalaya durch den 62jährigen ANDERL LOFERER, 1981 (DAV), oder die Ersteigung des Matterhorns durch den Schweizer RÖSCH an seinem 75. Geburtstag (DIEM 1958).

Laufen – Traben – Jogging

Mit wenigen Ausnahmen ist adäquates Laufen für jeden älteren Menschen die optimal trainierende körperliche Aktivität. Vom Dauerlauf in Form des Joggings oder Trimmtrabs ist nur dann abzuraten, wenn orthopädische Kontraindikationen bestehen, zum Beispiel schwere arthrotische Veränderungen vor allem im Sprung-, Knie- und Hüftgelenk oder Fehlbildungen bzw. pathologische Achsenstellungen der Beine. Geringere Abnützungserscheinungen, wie sie etwa bei 50% aller über 60jährigen vorkommen, stellen, vor allem wenn sie schmerzfrei sind, kein Hindernis für ein adäquates Lauftraining dar, es sei denn es besteht ein erhebliches Übergewicht. In diesem Fall entscheidet die ärztliche Diagnose über ein angemessenes Lauftempo und die Laufdauer. Den Bodenverhältnissen muß dabei aber auch ein besonderes Augenmerk gewidmet werden.

So wie beim Gehen ist letzten Endes nicht der Trainingsumfang, sondern die Trainingsintensität dafür entscheidend, wie weit echte Trainingseffekte im Sinne eines Sportherzens und einer Trainings-vagotonie zustande kommen. Das Lauftempo läßt sich über die erreichte Pulsfrequenz relativ gut bestimmen, wenn man von der Faustregel ausgeht, daß für eine länger dauernde Leistung Frequenzen von 180 weniger Lebensalter durchaus ausreichend sind. Im allgemeinen ist das Tempo auch dann richtig gewählt, wenn sich der Betreffende während des Laufens noch unterhalten kann, was durch das Schlagwort ,,Laufen ohne Schnaufen" treffend charakterisiert wird. Erfahrungsgemäß sind bei diesem Lauftempo die systolischen Blutdruckanstiege durch die Dilatation der peripheren Gefäße der Muskulatur und der Haut relativ gering. Damit kann eine kardiopulmonale Gefährdung bei einem adäquaten Lauftempo weitgehend ausgeschlossen werden.

Für den älteren Anfänger genügt ein Lauftempo, bei dem die Laktatbildung im Bereich der aeroben Schwelle liegt, das sind etwa

2 Millimol/l. Das bedeutet, daß die Laufgeschwindigkeit für einen nicht übergewichtigen 60jährigen etwa zwischen 6 und 8 km/h liegen wird.

Wird der Trainingszustand etwas besser, so läßt sich die echte Dauerleistungsgrenze über Bestimmung der anaeroben Schwelle, wie sie meist mit 4 mmol Laktat angegeben wird, experimentell leicht feststellen. Eine ideale diagnostische Möglichkeit, bei der gleichzeitig die günstige Herzfrequenz ermittelt werden kann, bietet die Ergospirometrie am Laufband. Steht kein Laufband zur Verfügung, kann auch von der auf einem Fahrradergometer ermittelten geeigneten Belastung ein Wert auf das Lauftempo umgerechnet werden. Dazu eignet sich besonders die Tabelle von LAGERSTRØM (1978), bei der als Vergleichsbasis der O_2-Verbrauch herangezogen wurde.

Tabelle 15. *Tabelle zur Umrechnung der erbrachten Wattleistung am Fahrradergometer in m/min Laufleistung nach* LAGERSTRØM *entsprechend dem jeweiligen Körpergewicht*

Kg / Watt	50	55	60	65	70	75	80	85	90	95	100	105	110	115
50	95	90	85	80	75	70	70							
60	105	100	90	85	80	75	75	70						
70	115	110	100	95	90	85	80	75	75	70				
80	125	115	110	100	100	90	85	80	75	75	70	70		
90	135	125	115	110	105	95	90	90	85	80	75	75	70	70
100	145	135	125	120	110	105	100	95	90	85	80	80	75	75
110	155	145	135	125	115	110	105	100	95	90	85	85	80	75
120	165	155	140	135	125	120	110	105	100	95	90	90	85	80
130	175	165	150	140	130	125	120	110	105	100	95	95	90	85
140	190	175	160	150	140	135	125	120	115	110	105	100	95	95
150	200	185	170	160	150	140	130	125	120	115	110	105	100	95

Ein wesentlicher Faktor ist zweifellos auch die richtige Lauftechnik. Dazu gibt WÖLLZENMÜLLER (1979) sechs wesentliche Punkte an, wie aufrechte Körperhaltung, gerade Haltung des Kopfes, nicht zu große Schrittlänge, Abrollen beim Aufsetzen des Fußes von der Ferse über die

Außenkante, wobei der Fuß parallel zur Laufrichtung aufsetzen soll,
lockeres Mitschwingen der nicht zu stark angewinkelten Arme und eine
für den Anfänger oft nicht leicht zu erlernende rhythmische, auf den
Schritt abgestimmte Atmung.

Bezüglich der Laufdauer werden für einen älteren Anfänger zuerst
etwa 10 Minuten angegeben, wobei sich ein Wechsel von Traben und
Gehen zum Beispiel im Verhältnis 3 : 1 (MAEGERLEIN und HOLLMANN
1975) als Einstiegsdosierung bewährt hat. Nach Möglichkeit sollte zumindest am Anfang nicht auf harten Landstraßen gelaufen werden,
sondern auf Naturwegen. Laufen im freien Gelände, besonders auf Feld-,
Wald- und Parkwegen, ist auch von der psychologischen Seite her
wesentlich leichter und entspannender. Außerdem vermeidet man die
nicht zu unterschätzende Gefährdung durch Kraftfahrzeuge und die nicht
so geringe CO-Aufnahme, unter der vor allem die Läufer in den größeren
Städten zu leiden haben. Ebenso sollte vor allem ein älterer Anfänger zur
Vermeidung von Beschwerden und möglichen Schäden infolge des
Kunststoffsyndroms – das sind Schmerzen der Achillessehne, der Wade,
des Knie- und Hüftgelenks – nicht auf Kunststoffbahnen, besonders
nicht auf vollsynthetischen Böden laufen. Ein kongenialer Partner oder
eine leistungsangepaßte Gruppe können sehr gut motivieren, machen das
Laufen zusehens leichter und verringern die später bei längeren Laufstrecken oft auftretende demotivierende Monotonie.

Untersuchungen haben gezeigt, daß die Häufigkeit des Lauftrainings
für den Trainingseffekt sehr entscheidend ist. Das bedeutet, daß etwas
kürzeres und öfteres Laufen im Hinblick auf den Trainingseffekt
günstiger ist als einmaliges Bewältigen einer größeren Strecke. Tägliches
Training wäre am besten, zwei bis dreimal wöchentlich aber auch noch
sehr günstig. Auch bei kürzeren Laufstrecken sollte der ältere
Untrainierte immer zum Aufwärmen ganz spielerisch und mit kleinen
Schritten beginnen und sich erst dann langsam an seine Dauerleistungsgrenze herantasten.

Tabelle 16. *Umrechnungstabelle Lauftempo*
Meter pro Minute in Stundenkilometer

km/h	4,0	4,5	5,0	5,5	6,0	6,5	7,0	7,5	8,0
m/min	66	75	83	92	100	108	117	125	133

km/h	8,0	8,5	9,0	9,5	10,0	10,5	11,0	11,5	12,0
m/min	133	142	150	158	167	175	183	192	200

Die hervorragende kardiopulmonale Trainierbarkeit älterer Menschen – auch von Spätbeginnern – durch Laufen ist durch zahlreiche Untersuchungen eindrucksvoll belegt worden. Sie beweisen auch gleichzeitig die besondere Fähigkeit und Eignung älterer Menschen für ein richtig dosiertes Lauftraining, wenn es sinnvoll aufgebaut wird und auch die sonstigen äußeren und inneren Lebensbedingungen einigermaßen vernünftig sind.

Besonders deutlich kommt dies bei Langzeituntersuchungen zum Ausdruck, die das Schlagwort „20 Jahre lang 40 bleiben" bestätigen. So konnten KASCH/WALLACE (1976) bei einer Gruppe von 16 Männern im Alter zwischen 32 und 56 Jahren, die dreimal wöchentlich etwa eine Stunde liefen und dabei zwischen 60% und 95% ihrer maximalen Leistungskapazität ausschöpften, über 10 Jahre ihre Leistungsfähigkeit gemessen an Herzfrequenz, Blutdruck, O_2-Aufnahmen und Körpergewicht unverändert finden, während Untrainierte in der gleichen Zeit zwischen 9% und 15% ihrer Leistungsfähigkeit verloren. Aber auch schon relativ kurzfristiges Training kann, wie BUCCOLA (1975) an 65jährigen Joggern nachwies, signifikante positive Veränderungen der Sauerstoffaufnahme, des Blutdrucks und des Körpergewichtes sowie der Beweglichkeit erreichen lassen. Zahlreiche weitere Untersuchungen, die Vergleiche zwischen Laufen und Schwimmen (JOSEPH 1974) und Radfahren (BUCCOLA 1975) anstellten, bestätigen den besonderen Wert des Laufens. Überraschend gut ist die Trainierbarkeit älterer Frauen. ADAMS (1973) fand bei 17 Frauen im Alter von 52 bis 79 Jahren nach einem dreimonatigen Übungsprogramm mit dreimal wöchentlich Gymnastik und 15 bis 20 Minuten Jogging bei etwa 60% der maximalen Leistungsfähigkeit signifikante Differenzen hinsichtlich PWC, Ruhefrequenz und Leistungsfähigkeit gegenüber einer Kontrollgruppe. Eine Vergleichsgruppe von Männern mit dem gleichen Übungsprogramm zeigte jedoch auch noch eine Verbesserung bezüglich der Ventilationsgrößen. GOLDMANN und DILL (1977) fanden bei 10 trainierten Frauen zwischen 63 und 88 Jahren nach einem 10-Wochentraining mit viermal wöchentlich 30 Minuten Jogging eine deutliche Zunahme der maximalen Sauerstoffaufnahme. Das selbe gilt für Spätbeginner (VAN AAKEN 1974), die im 7. Lebensjahrzehnt mit dem Laufen begannen und dabei noch ausgezeichnete Wettkampfleistungen erreichten. Selbst nach schweren Krankheiten konnten durch Laufen nicht nur eine beschleunigte Wiederherstellung, sondern auch noch besondere Leistungen sogar im Wettkampf erzielt werden (SCHARSCHMIDT 1974, MAISCH 1977). So konnte ein 60jähriger 3 Jahre nach einem Herzinfarkt einen 100-km-Lauf in Unna als Sieger seiner Altersklasse in 10,26 Stunden beenden (JUNG 1975).

Die hervorragenden Wettkampfleistungen älterer Läufer über längere Strecken zeigen deutlich, wie Lauftraining die körperliche Leistungsfähigkeit erhalten kann. Die Zahl der 60jährigen Männer, aber auch Frauen, die heute die Marathonstrecke ohne Probleme unter 3 Stunden laufen, ist, wie die Siegerlisten dieser Bewerbe zeigen, groß und ständig im Zunehmen. Es sind beachtliche Leistungen, wenn eine 79jährige die Marathonstrecke in 3:52, ein 95jähriger in 6:42 (SCHNEIDER 1975), ein 66jähriger den 100-km-Lauf von Biel in 18:40 (JUNG 1975), die 70jährige IDA VÖGELE diesen Lauf sogar in 15 1/2 Stunden (VAN AAKEN 1974) beenden kann. Sehr eindrucksvoll sind die Laufergebnisse und Untersuchungsbefunde der Teilnehmer am Altherrenlauf in Bad Brückenau (HAAS 1970, SCHMIDT 1970). So lag die Siegerzeit im 5000-m-Lauf für die Klasse der 61–65jährigen bei 19:09, der 68–70jährigen bei 21:32, der 71–75jährigen bei 24:21 und der über 76jährigen bei 31:21.

Wenn der Weltrekordmann im 24-Stunden-Lauf, der Südafrikaner HAYWARD, mit 45 Jahren in 24 Stunden 260,9 km zurücklegen kann (DIEM 1958) und der zweite im Marathonlauf der Olympischen Spiele von Helsinki, RICHARD, 48 Jahre alt war, so bestätigt das einmal mehr das Leistungspotential des älteren Menschen.

Für ältere Läufer wurden zahlreiche Trainingsprogramme entwickelt. Im Prinzip wird dabei immer von einer zwei- bis dreimal wöchentlichen Laufleistung von 10 bis 15 Minuten ausgegangen und diese systematisch bis fünfmal wöchentlich gesteigert. Bei fast allen Programmen ist der 30-Minuten-Dauerlauf das Ziel (ROTH/WOLF 1974, COOPER 1977, WÖLLZENMÜLLER/GRÜNEWALD 1974, u. a.). Einige dieser Trainingsprogramme sind durch die relativ hohen zeitlichen Anforderungen, zum Beispiel fünfmal Training pro Woche, zwar sehr effektiv, aber oft etwas wirklichkeitsfremd. Sie führen zu Laufleistungen, die sicher weit über den notwendigen prophylaktischen Anforderungen liegen, und sind aber andererseits, wie sehr oft festgestellt werden muß, ein echter Risikofaktor für die bradytrophen Gewebe des Bewegungsapparates, speziell der Beine.

Von großer prophylaktischer, aber auch psychologischer Bedeutung ist die Ausrüstung. Die Bekleidung sollte leicht sein, warm halten, die Thermoregulation unterstützen, schweißsaugend wirken und wenn notwendig einen Windschutz darstellen. Am Körper sollte nach Möglichkeit Baumwolle getragen werden, wobei auch Kunstfasern, wenn sie richtig verarbeitet sind, gewisse Vorteile haben können (GREITER/ PROKOP 1983). Auch Handschuhe und Kopfbedeckung sind in der naßkalten Jahreszeit notwendig. Die Anforderungen hinsichtlich der Ausrüstung für das Laufen von älteren Menschen unterscheiden sich in nichts von denen eines Hochleistungssportlers. Von großer Bedeutung sind die Laufschuhe, die neben einem guten Sitz zur Verhinderung von Reizzuständen der bradytrophen Gewebe, vor allem der Sehnen und Beinhaut, und einer Überbelastung der Gelenkknorpel und Bandscheiben sehr sorgfältig ausgewählt werden müssen. Sie sollten gut dämpfend wirken, damit der Stoßimpuls, der bei höherem Körpergewicht und harten Böden eine starke mechanische Beanspruchung darstellt, abgefangen werden kann. Dazu ist ein relativ weiches Fußbett und eine entsprechend dicke Sohle notwendig. Zur Entlastung der Achillessehne und der Wadenmuskulatur sollte ein Fersenkeil eine Höherstellung der Ferse um mindestens 1 cm herbeiführen. Als zweite wesentliche Eigenschaft hat sich die Reibung zwischen Schuhsohle und Boden erwiesen, wobei die Haftreibung relativ gering und die Gleitreibung relativ groß sein sollte. Bei zu hoher Haftreibung kommt es zu einem ruckartigen Abbremsen des Schritts, wobei auf Kunststoffbahnen und harten Straßenbelägen Verzögerungsmomente auftreten, die ein mehrfaches jener bei Naturwegen oder Tennenböden erreichen (PROKOP 1977). Es sollte einerseits eine Trittsicherheit zur Verhinderung des Wegrutschens vor allem auch beim Bergablaufen gegeben sein, andererseits muß eine Korrekturmöglichkeit bei kleinen Schrittanomalien, die zum Beispiel zum Stolpern führen können, möglich sein, vor allem dann, wenn die Füße nicht in der Laufrichtung aufgesetzt werden. Das bedeutet, daß auf unterschiedlichen Bodenverhältnissen, zum Beispiel auch bei Nässe, Schneeglätte und rutschigen Wegen, dem Schuhmaterial, vor allem den Sohlen, eine besondere prophylaktische Bedeutung zukommt. Somit wird ein Läufer nur ganz selten mit einem Paar Laufschuhen auskommen.

Skiwandern – Skilanglauf

Skilanglauf und in seiner einfachsten Form das Skiwandern sind somit die günstigsten Ausdauerbelastungen und zweifellos die optimalsten Wintersportarten. Dies nicht zuletzt deswegen, weil die mechanische Belastung der Beingelenke und der Wirbelsäule durch das gleichmäßige, individuell leicht dosierbare und ökonomische Gleiten – wenn man von schwierigen Pisten mit technisch anspruchsvollen Abfahrten absieht – ganz minimal ist. Eine große Hilfe stellt dabei ein Minimum an Erfahrung im alpinen Skilauf dar. Das gilt vor allem hinsichtlich des Gleichgewichthaltens auf den ungewohnten schmalen Skiern und der Bewältigung kleinerer Abfahrten und Richtungsänderungen im kupierten Gelände.

Der kardiopulmonale Trainingseffekt ergibt sich vor allem durch die Beteiligung praktisch aller Muskelgruppen und den dadurch gegebenen hohen Sauerstoffbedarf. Neben den Beinmuskeln wird aber auch die Arm- und Schultermuskulatur, die beim Laufen und Joggen sonst nur wenig belastet wird, durch den notwendigen kraftvollen Abstoß beim Stockeinsatz gekräftigt und zu einer gewissen Hypertrophie angeregt. Dies ist für den älteren Menschen, der seine oberen Extremitäten erfahrungsgemäß meist unterbelastet, besonders wertvoll. Durch die individuell leicht dosierbare und ökonomische Beanspruchung des Bewegungsapparates ist der Skilanglauf auch für den Beinbehinderten neben dem Schwimmen die wertvollste Ausdauerbelastung. Daher wird Skilanglauf auch von orthopädischer Seite her selbst bei Arthrosen der Beingelenke immer wieder empfohlen (COTTA 1979). Ein weiterer Vorteil ist, daß die Unfallgefahr sehr gering ist, wobei die Tatsache auch eine Rolle spielt, daß der Pistenstreß, zum Beispiel durch rücksichtslose Fahrer, völlig wegfällt.

Durch die Mitbeteiligung aller großen Muskelgruppen und den positiven Klimareiz ist ein beachtlicher Stoffwechselimpuls gegeben, der einen relativ hohen Kalorienverbrauch mit sich bringt. Nach HALHUBER (1971) beträgt der Energieaufwand für einen weniger geübten Läufer bei einer Geschwindigkeit von 6 Stundenkilometer, was einer Leistung von etwa 130 Watt pro Minute entspricht, rund 600 kcal, bei $7\frac{1}{2}$ Stundenkilometer bereits 650 kcal. Diese Werte reduzieren sich bei entsprechendem Trainingszustand und guter Langlauftechnik allerdings erheblich. Als Faustregel kann bei einer Laufgeschwindigkeit von 9 km/h ein Umsatz von 9 Kalorien pro Kilogramm Körpergewicht und Stunde angenommen werden. Bei Skilanglauf im flachen Gelände steigt für einen weniger Trainierten der Bedarf bei 14 km/h bereits auf 23 Kalorien pro kg Körpergewicht und pro Stunde (PROKOP 1983). Damit besteht auch bei regelmäßigem Training durchaus die Möglichkeit einer gewissen Gewichtsreduktion, die nicht selten beim älteren Menschen eine zusätzliche Motivation zur Ausübung eines Ausdauersports darstellt.

Die Trainierbarkeit und die erzielten Leistungen älterer Menschen im Skilanglauf sind beachtlich. Außerdem ist der Leistungsabfall wie beim Dauerlauf mit zunehmendem Alter relativ gering. SCHNEITER (1973), der die Leistungen von Teilnehmern bei Langstreckenbewerben analysierte, konnte sogar im Lauf der Jahre bei ein und denselben Läufern beachtliche Leistungsverbesserungen feststellen. Die Ergebnisse von 147 Skilangläufern, die zehn Jahre hindurch beim Engadiner-Skimarathon teilnahmen, zeigten bei allen Altersgruppen trotz des Älterwerdens eine deutliche Verbesserung der Laufzeiten. Diese betrug im Durchschnitt bei den über 50jährigen 70 Minuten, bei den über 60jährigen 59 Minuten und bei den über 70jährigen noch immer 21 Minuten. Auch die erzielten Leistungen beim Engadiner-Skimarathon über 42 Kilometer und dem berühmten Wasa-Lauf über 86 Kilometer zeigen die besondere Leistungsfähigkeit älterer Menschen.

Allerdings ist es wenig sinnvoll, wenn Untrainierte ohne eine ausreichende sportärztliche Untersuchung an Volksläufen teilnehmen, die ihren Namen deswegen oft nicht verdienen, weil zahlreiche Spitzenathleten und Halbprofis daran teilnehmen. Allerdings ist im Einzelfall die

Tabelle 17. *Laufzeiten der einzelnen Altersklassen beim Wasa-Lauf und Engadiner-Skimarathon* (nach SCHNEITER 1973)

Alter	Wasa-Lauf		Engadiner-Skimarathon	
	Bestzeit	Durch-schnittszeit	Bestzeit	Durch-schnittszeit
21	6:39,18	9:16,37	2:16,25	3:43,58
30	5:55,56	8:49,33	2:16,39	3:42,42
40	5:55,99	8:52,07	2:26,03	4:00,13
50	6:37,44	9:29,57	2:25,52	4:17,88
60	8:02,10	10:11,24	2:49,18	4:32,39

Ursache für einen fatalen Zwischenfall mit Sicherheit nicht immer in der Laufbelastung nachzuweisen.

Die relativ geringen technischen Voraussetzungen ermöglichen auch untrainierten Spätbeginnern, diesen Sport auszuüben, wobei jedoch dann am Anfang mehr ein Skiwandern zu empfehlen ist. Die meist optimalen äußeren Bedingungen, wie der Aufenthalt in frischer Luft, die Stille der freien Winterlandschaft und die meist noch nicht zu starke Sonne geben ideale Voraussetzungen für den Abbau von Berufsstreß und vermitteln vor allem den älteren Menschen ein besonderes Erfolgserlebnis. Ein Winterurlaub mit dem individuell dosierten Skilanglaufprogramm ist erfahrungsgemäß die günstigste Form einer aktiven Erholung.

Die Kosten für eine Langlaufausrüstung sind gering. Für den Anfänger und mäßig guten Läufer sind Nowax-Ski, zum Beispiel Schuppenski, besser geeignet als Wachsski, weil sie sich damit vor Verwachsen und dem damit vor allem bei Neuschnee anstrengenderen Laufen schützen. Beim Umsteigen auf Wachsski, was mit Verbesserung der Kondition und Langlauftechnik später sehr oft erfolgt, sind gewisse Kenntnisse in der Wachstechnik unbedingt notwendig. Die Beratung durch einen Fachmann hilft im Zweifelsfall, nötige Anstrengungen und Enttäuschungen zu vermeiden. Die übrigen Forderungen betreffend Kleidung unterscheiden sich nicht von denen beim Laufen und Jogging. Auch für den Skilanglauf wurden mehrere Trainingsprogramme für Senioren ausgearbeitet (SARKIZOR-SERAZINI 1956, DANCENKO 1965, BRÜGMANN 1974, WÖLLZENMÜLLER-GRÜNWALD 1974, SIEBER 1978). Beginnend mit Laufen in der Ebene von 3 bis 4 km pro Stunde erscheint es sinnvoll, erst etwas den Umfang und dann langsam auch die Geschwindigkeit zu erhöhen. Als Leistungsziel für wenig Trainierte und Anfänger wäre eine Strecke von etwa 10 km anzusehen, die der 50jährige in 1:30 Stunden, der 60jährige in 1:45 Stunden und der 70jährige in 2 Stunden bewältigen sollte. Für Frauen würden sich diese Zeiten jeweils um etwa 15 Minuten verlängern.

Interessant sind Untersuchungen von KARVONEN (1976), der die Lebensläufe von 396 finnischen Skilangläufern der Meisterklasse untersuchte und eine um 4,3 Jahre längere Lebenserwartung gegenüber der finnischen Durchschnittsbevölkerung fand. Außerdem war der Blutdruck deutlich niedriger, die Läufer rauchten nur selten und waren körperlich wesentlich aktiver. Ob die Längerlebigkeit wirklich als Folge des Skilanglaufens angesehen werden kann, ist eher unwahrscheinlich, da es sich bei diesem Meisterkollektiv sicher um eine genetische Auslese gehandelt hat. Außerdem darf der allgemein prophylaktische Einfluß eines ,,sportgerechten" Lebens nicht unterschätzt werden.

Das zur Vorbereitung auf die winterliche Langlaufsaison von den Spitzensportlern geübte Rollerskilaufen auf Straßen ist wegen der relativ großen Verletzungsgefahr durch Stürze für ältere Menschen nicht zu empfehlen.

Schwimmen

Schwimmen bietet sicher die optimalste allgemeine Trainingsmöglichkeit für das kardiopulmonale System bei gleichzeitig weitgehender Entlastung des Bewegungsapparates. Es gilt darum nicht zu Unrecht als die gesündeste Sportart und ist daher auch die beliebteste sportliche Freizeitaktivität aller Altersklassen. Außerdem ist Schwimmen jene Lifetime-Sportart, die heute fast von allen beherrscht wird und die, wenn notwendig, noch in jedem Alter erlernt werden kann. Es gibt nur ganz wenige Kontraindikationen für das Schwimmen, die sehr oft aber nicht das Schwimmen selbst betreffen, sondern bestimmte Umstände, von der Wassertemperatur bis zu den Wasseraufbereitungsmitteln. So kann zum Beispiel Chlor zu allergischen Zuständen, zu schwerer Conjunctivitis und Akne bis zu asthmatischen Zuständen führen. Der Auftrieb im Wasser macht die Körperteile, speziell die Extremitäten, weitgehend schwerelos, weil das Gewicht im Wasser auf etwa ein Fünftel reduziert wird. Dies ermöglicht auch älteren Menschen mit schweren Schäden des Bewegungsapparates, vom Gliederverlust, Rheumatismus und Arthrosen bis zu Querschnittslähmungen, sich beschwerdelos und ungefährdet zu bewegen. Schwimmen ist damit oft die einzig mögliche körperliche Aktivität, die ein minimales Kreislauftraining ermöglicht.

Ein besonderer Wert des Schwimmens liegt im Stoffwechselimpuls, der sich durch den Temperaturreiz des Wassers ergibt. Da das Wärmeleitvermögen des Wassers mehr als 23mal größer ist als das der Luft, kommt es schon bei den Wassertemperaturen zwischen 18° und 24° C, wie sie im Freiwasser häufig gegeben sind, relativ schnell zu einer hohen Wärmeabgabe. So werden in 18° C kaltem Wasser infolge des hohen Temperaturgefälles von fast 20° dem Körper zirka 20 bis 30 Kalorien pro Minute entzogen. Die Wärmeabgabe ist besonders groß bei einer intensiveren Schwimmbewegung vor allem an den bewegten Extremitäten, deren Oberfläche immer unterschätzt wird. Das bedeutet, daß aber beim Schwimmen im kalten Wasser die Gefahr einer Auskühlung größer ist als ohne Bewegung. Die Wärmeabgabe hängt allerding sehr von der Fettschicht des Betreffenden ab. Damit hängen Leistungsfähigkeit und Ausdauer eines Schwimmers sehr von seinen Wärmeregulationsmöglichkeiten ab. Diese sind aber beim älteren Menschen nicht selten deutlich eingeschränkt. Das bedeutet, daß Schwimmen im Wasser unter 20° C im allgemeinen nicht sehr günstig ist oder zumindest schon wegen der Gefahr eines Wadenkrampfes mit allen seinen möglichen Folgen nicht zu lange durchgeführt werden sollte. Vielfach wird für Senioren eine Wassertemperatur von 26° bis 28° C empfohlen. TRUMPA (1966) empfiehlt sogar Wassertemperaturen für die Winterzeit von 30° C, was im Hinblick auf einen möglichen peripheren Kollaps eher bedenklich erscheint.

Das rasche Eintauchen in kaltes Wasser, zum Beispiel mit einem Startsprung, ist kreislaufmäßig nicht unbedenklich. Selbst bei Normotonen werden systolische Blutdruckwerte von 300 mmHg und diastolische bis 150 mmHg erreicht. Dies stellt aber für ältere kreislauflabile Menschen zweifellos eine Gefährdung dar. Wärmeregulatorische Maßnahmen stellen daher für Herz und Kreislauf auch deswegen eine nicht zu unterschätzende Belastung dar, weil auch jene Kreislaufarbeit, die durch Druck und Widerstand des Wassers notwendig wird, dazukommt. Das bedeutet, daß schon ohne Schwimmbewegungen eine gewisse Kreislaufbelastung gegeben ist.

Eine nicht unbedeutende Entlastung des Kreislaufs stellt die horizontale Lage dar, aber nur wenn sich die Wassertemperatur nicht unter 24° bis 26° C bewegt. Der hydrostatische Druck, der sich durch das Schwimmen dauernd ändert, fördert in der Druckphase den venösen Rückstrom zum Herzen und im Druckminimum das arterielle Nachströmen in die Peripherie. Dieser „Massageeffekt" wirkt sich bei jenen älteren Menschen günstig aus, die periphere Durchblutungsstörungen haben.

Für das kardiovaskuläre System stellt allerdings erst ein Schwimmen ab etwa 10 Minuten, das außerdem mit einer gewissen Belastung durchgeführt wird, einen Trainingsreiz dar. Wenn zum Beispiel nur zweimal wöchentlich geschwommen wird, sollte die einzelne Schwimmzeit nicht unter 20 Minuten liegen. Ähnlich wie für alle anderen

Ausdauerbelastungen müssen dabei mindestens Pulsfrequenzen zwischen 110 und 130 erreicht werden. Das bedeutet, daß Baden oder gemütliches Umherschwimmen eine unterschwellige Belastung darstellt. Daß man dann Schwimmen als Joggen im Wasser bezeichnen kann, zeigt unter anderem auch die Untersuchung von KASCH (1982), der bezüglich der Zunahme der maximalen aeroben Kapazität keine signifikanten Unterschiede zwischen Schwimmern und Läufern feststellen konnte. Andererseits werden beim Schwimmen aber nicht so hohe Laktatkonzentrationen erreicht wie beim Laufen mit vergleichbarer Dauer (KINDERMANN 1973), was wiederum eine besonders rasche Erholung nach einem Schwimmtraining mit sich bringt. Beim Eintauchen ins Wasser wurde öfter auch eine Pulsreduktion im Sinne einer Tauchbradykardie beobachtet, die bei Kreislauflabilen und Herzkranken sogar zu Rhythmusstörungen führen soll (SAMEK 1977). Trotzdem ist die Zahl der Badeunfälle und Zwischenfälle nach einem Bericht von BIENER in den Altersklassen über 50 die niedrigste. Wie beim Laufen und Skilanglaufen ist Leistungsabfall mit zunehmenden Alter sehr gering. Er beträgt entsprechend der Abnahme der maximalen O_2-Aufnahme bei trainierten Männern beim Kraul und Rückenkraul etwa 1% pro Jahr. Beim Delphinschwimmen liegt er mit durchschnittlich etwa 1,47% etwas höher (RAHE 1975). Die Leistungsminderung bei den Frauen soll etwa um 20 bis 50% größer sein als bei den Männern (RAHE-ARTHUR 1974), was nach eigenen Erfahrungen eher als zu hoch anzusehen ist.

Für Schwimmen wurden zahlreiche Trainingsprogramme für ältere Anfänger, Fortgeschrittene und Leistungsschwimmer ausgearbeitet. Für Anfänger und schlechte Schwimmer wird immer wieder für den Beginn Rückenschwimmen empfohlen, weil Mund und damit Atmung freier sind und Angstzustände im Zusammenhang mit Wasserschlucken seltener auftreten. Kraulschwimmen wäre trotz gewisser technischer Schwierigkeiten die günstigste Schwimmart, die im Prinzip auch der ältere Mensch erlernen kann. Brustschwimmen ist bei Coxarthrosen wegen der Beschwerden beim Grätschen unter Umständen sogar kontraindiziert. Auch bei vorgeschädigten Menisken ist der Brustbeinschlag eine problematische Belastung, weil die Vorderhörner mechanisch sehr belastet werden. Delphinschwimmen ist für den älteren Menschen wegen der starken Belastung des lumbosakralen Übergangs nicht zu empfehlen (PROKOP, JELINEK, SUCKERT 1980). Das gleiche gilt auch für Spondylolysen und Spondylolysthosen, obwohl H. SCHMIDT (1972) der Meinung ist, daß auch bei diesen Diagnosen Leistungsschwimmen möglich ist.

Eine entsprechende Vorbereitung durch erwärmende Übungen außerhalb des Wassers hilft, muskuläre Verspannungen besonders bei niedrigeren Temperaturen zu verhindern. Die üblichen Baderegeln, wie nicht mit vollem Magen ins Wasser, keine Sprünge in Wasser unbekannter Tiefe und Temperatur, entsprechende Vorsicht bei perforiertem Trommelfell, Schwimmbrillen bei Chlorallergie, Vermeidung von unbekannten Freigewässern, besonders mit starker Strömung, von weniger Geübten, gelten für den älteren Menschen mindestens ebenso wie für den jüngeren.

Die Trainingsprogramme für ältere Menschen entsprechen in bezug auf Kreislaufbelastung, Intensität und Umfang ziemlich genau jenen vom Laufen und Skilanglauf. Das Nahziel für einen 50- bis 60jährigen liegt in einer 500-Meter-Zeit von etwa 20 Minuten, wobei gerade beim Schwimmen die sexualspezifischen Differenzen eher sehr klein sind, da die Muskelkraft für die Ausdauerleistung keine nennenswerte Rolle spielt. Daß allerdings die Schwimmgeschwindigkeit von der Muskelkraft vor allem der Arme abhängt, hat HETTINGER (1983) eindrucksvoll nachgewiesen. Daher stellt ein minimales Training speziell der Schultermuskulatur eine große Hilfe für sicheres Schwimmen dar. Andererseits trägt lockeres Schwimmen in warmem Wasser sehr zur Lösung muskulärer Verspannungen bei, wie sie nicht selten beim Zervikalsyndrom auftreten und anderen Therapien oft schwer zugänglich sind. Soll Schwimmen ein gewisses Kreislauftraining bedeuten, dann sind zwei bis drei Übungstage in der Woche notwendig. COOPER (1977) beginnt sein Aufbauprogramm sogar mit 5 Übungstagen pro Woche. Fernziel in den meisten Trainingsprogrammen ist die 5.000-Meter-Strecke, die je nach Alter in 30 bis 40 Minuten bewältigt werden soll. Ein spezielles Trainingsprogramm für Senioren, die an den amerikanischen Schwimmmeisterschaften teilnehmen wollen, hat ARTHUR entwickelt, der pro Trainingseinheit bis 2.000 m empfiehlt. Die Trainingseinheiten sollten etwa eine Stunde dauern und dreimal pro Woche durchgeführt werden. Erfahrungsgemäß sind die in den einzelnen Trainingsprogrammen empfohlenen Leistungen auch für Untrainierte und Spätbeginner bei entsprechendem Trainingsumfang ohne Schwierigkeiten zu erreichen. Überraschend gut sind aber nicht nur die im Training erreichten Schwimmstrecken (HUTINGER 1972, DIEM 1958) und die bei Wettkämpfen erzielten Zeiten über lange Strecken, sondern auch die Sprintleistungen älterer Menschen. Wenn der Schwede ARNE BORG und JOHNNY WEISS-MUELLER mit 50 Jahren die 100-m-Kraulstrecke in nur 60 Sekunden schwimmen konnten, so ist das deswegen sehr beachtlich, als sie in ihren Glanzzeiten nur gering schneller waren und ein nach den heutigen Maßstäben sehr bescheidenes Training durchführten.

Radfahren

Radfahren ist, wenn man von der Unfallgefährdung im Straßenverkehr absieht, eine sehr günstige Life-time-Sportart mit hervorragendem kardiopulmonalem Trainingseffekt. Dadurch, daß das eigene Körpergewicht nicht getragen werden muß, kommt es zu einer weitgehenden Entlastung der Beingelenke. Daher ist Radfahren auch bei Übergewicht, Arthrosen des Knie- und Hüftgelenks sowie degenerativen und rheumatischen Veränderungen der Wirbelsäule problemlos möglich. So können ältere Menschen, die kaum noch zu gehen vermögen, neben Schwimmen häufig beschwerdefrei Radfahren. Auch die Tatsache, daß zur Leistungsdiagnostik im Sport und in der Rehabilitation Radfahren in Form der Fahrradergometrie eine äußerst günstige Belastungsart darstellt, unterstreicht die besondere Modellhaftigkeit des Radfahrens für die menschliche Leistung. Echte Kontraindikationen stellen wie bei allen anderen Sportarten nur entzündliche Erkrankungen des Bewegungsapparates und innerer Organe dar sowie dekompensierte Vitien, höhergradige Hypertonien, Coronarinsuffizienz und die frische Infarktphase. Andererseits ist Radfahren mit entsprechender Dosierung im Rahmen einer Bewegungstherapie bei den verschiedensten Diagnosen im Rahmen der Rehabilitation von Infarktpatienten bis zu unfallbedingten Bewegungseinschränkungen der Gelenke des Beins und Muskelatrophien, nicht zuletzt wegen des ökonomischen zyklischen Bewegungsablaufs, eine durch nichts anderes ersetzbare Trainingsmethode. Allerdings sollten ältere Personen mit Haltungsschäden und Bandscheibenproblemen, so sie Radfahren beschwerdefrei ausüben können, zumindest auf die Benützung eines Rennrades wegen der nicht zu umgehenden Kyphosierung verzichten.

In Hinblick auf die Entwicklung eines Sportherzens im Sinne einer regulativen Dilatation nimmt Radfahren neben dem Rudern eine Sonderstellung ein (HOLLMANN 1980, PROKOP-SLAPAK 1958, REINDELL 1960, ISRAEL-WEBER 1972, u.v.a.). Obwohl der Radfahrer eine geringere Muskelmasse bewegt als zum Beispiel der Läufer, ist die Kreislaufbelastung durch die stärkere Kontraktion höher. Daher ist auch die Hypertrophie der Oberschenkelstrecker beachtlich. Es gibt zahlreiche Beispiele dafür, daß selbst Hochleistungstraining im 6. und 7. Lebensjahrzehnt kardiopulmonal noch problemlos bewältigt wird (BACHL 1983). Sogar bei Herzen in der Nähe des kritischen Herzgewichtes von 500 Gramm (LINZBACH 1948) waren, wie die Sektionsprotokolle von über 70jährigen zeigen (ABRAHAMS 1963), keinerlei degenerative Veränderungen im Myokard zu finden, wie sie bei so hohem Herzgewicht und der altersgemäßen Minderdurchblutung des Myokards zu erwarten gewesen wären. Entsprechend den beim Radfahren überdurchschnittlichen anatomischen Trainingsveränderungen des Herzens sind auch die funktionellen Veränderungen im Sinne einer Trainingsvagotonie bei älteren Menschen. So sind Trainingsbradykardien unter 50, systolische Blutdruckwerte, die 20 bis 30 Jahre Jüngeren entsprechen, und die damit zusammenhängenden ökonomischen Belastungsveränderungen bei älteren Radfahrern keine Seltenheit. Daher liegt auch die maximale Sauerstoffaufnahme weit über dem Durchschnitt. Werte für VO_2 max. von 40 ml/kg/min und mehr sind im 7. Lebensjahrzehnt durchaus nicht selten zu finden. Auch die noch erreichbaren maximalen Herzfrequenzen liegen um 20 und 30 über denen von Normalpersonen.

Wie für viele andere Sportarten sind auch beim Radfahren die äußeren Bedingungen entscheidend, unter denen gefahren wird. So können Steigungen, Gegenwind und Hitze sehr große zusätzliche Belastungen bringen. Bei der Notwendigkeit eines hohen Krafteinsatzes, zum Beispiel beim Bergfahren, sind Preßmomente nicht zu vermeiden. Ähnlich wie bei anderen Kraftleistungen fördert stärkeres Pressen nicht nur die Entstehung einer für den älteren Menschen ohnehin schicksalhaften Emphysembildung, sondern kann auch Blutdruckanstiege über das tolerierbare Maß auslösen. Das bedeutet, daß auch der Atemtechnik eine besondere Bedeutung zukommt.

Für eine entsprechende Fahrtechnik spielt die individuell richtig einzustellende Höhe des Sattels und des Lenkers eine große Rolle. Um eine ökonomische Tretarbeit zu erreichen, soll bei der tiefsten Pedalstellung das Knie mit etwa 160° (NODER 1977) leicht gestreckt sein. Nicht richtig eingestellte Sattelhöhe fördert die Entstehung von Periostosen an der vorderen Schienbeinkante, am distalen Tibiadrittel und Achillodynien. Der Auswahl und der Stellung des Sattels kommt zusätzlich deswegen noch eine Bedeutung zu, weil es durch Wundreiben der Haut im Bereich des Damms, des Gesäßes und der Oberschenkelinnenflächen zu Hautschädigungen und Infektionen wie Furunkelbildung kommen kann. Durch einen zu schmalen Sattel kann es außerdem zu chronischen Schädigungen der Perinealnerven mit Hyperästhesie des Skrotums sowie zu Druckstrikturen der Urethra, Urethritis, chronischer Prostatitis, Epidydimitis und Spermatozystitis kommen.

Zur Verbesserung der Ökonomie des Krafteinsatzes ist eine Gangschaltung nicht zuletzt deswegen sinnvoll, weil bei gleicher Arbeitsleistung höhere Umdrehungszahlen etwa im Bereich von 60 bis 80 subjektiv und objektiv eine geringere Anstrengung bedeuten als Umdrehungen um 40 pro Minute (PANDOLF 1981). Bei größerem Tretwiderstand wie bei Steigungen wird unterhalb einer Frequenz von 30 dann ein Wiegetritt notwendig, bei dem man sich vom Sattel abhebt, um mit dem Körpergewicht die Tretarbeit überhaupt möglich zu machen.

Der Energieverbrauch der Radfahrer ist überraschend hoch, daher findet man unter den regelmäßig radfahrenden Senioren auch selten Übergewichtige. Radfahren mit 9 km/h bedeutet pro Kilogramm Körpergewicht und Stunde einen Aufwand von 3,64 Kalorien, bei 15 km/h von 5,38 Kalorien, bei 21 km/h von 8,72 kcal und bei 30 km/h von 12,0 kcal, der sich bei Steigungen verdreifachen kann. Die mit dem hohen Arbeitsumsatz verbundene Wärmeentwicklung führt zu Steigerungen der Körpertemperatur, so daß im Extremfall rektal bis 40° C erreicht werden können (BIENER 1982). Obwohl 37,6° C bei funktionierender Temperaturregulation axillar nur selten erreicht und fast nie überschritten werden, sind gerade für den älteren Menschen mehrstündige Fahrten bei Schwüle und Hitze wegen der Gefahr von Schwächezuständen, Krämpfen bis zum Kollaps und damit Unfällen relativ gefährlich.

In bezug auf Aufbau, Umfang und Intensität entsprechen die von den verschiedensten Autoren vorgeschlagenen Trainingsprogramme für das Radfahren (WÖLLZENMÜLLER-GRÜNWALD 1974, BUCCOLA 1975, SCHUSTER-STANLEY 1970, COOPER 1977, NODER 1977, MARCHLOWITZ 1968, NOVIKOV-MATWEEV 1968) denen der anderen Ausdauersportarten. Beginnend mit 10 bis 15 Minuten und Strecken von 2 bis 3 Kilometer, zwei- bis dreimal wöchentlich, werden die Trainingsanforderungen systematisch auf fünfmal wöchentlich bis zu einer Dauer von 1 bis 1½ Stunden und einer Stundenleistung von 15 bis 25 Kilometer je nach Trainingszustand, Strecke und verwendetem Rad gesteigert. Sehr oft wird für manche Senioren, vor allem Frauen, ein sogenanntes Training mehr zu einem Radwandern werden, wobei der Erholungs- und Ausgleichswert durch richtig gewählte Strecken in verkehrsarmen und abgasfreien Gebieten oder auf eigenen Radwanderwegen sehr verbessert werden kann. Die Teilnahme an Volksradfahrveranstaltungen, wie sie seit etwa 20 Jahren mit großem Erfolg durchgeführt werden, sollte für Senioren nicht in ein Rennen ausarten. Die Strecken, vor allem für die Altersklassen der 60- und 70jährigen, sollten 40 bis 50 Kilometer normalerweise nicht überschreiten.

So wie in den anderen Ausdauerdisziplinen sind auch hier die Wettkampfleistungen alter Radsportler sehr eindrucksvoll. Jährliche Trainingsleistungen von 10.000 km sind keine Seltenheit. Die Weltrekorde in den einzelnen Altersgruppen sind imponierend. Wenn ein 69jähriger zum Beispiel in 6 Stunden 171,4 Kilometer zurücklegt und in 34 Tagen eine Strecke von 5.470,6 Kilometern bewältigt (FARIA 1977), so ist das ein Beispiel mehr für die hervorragende Ausdauerleistungsfähigkeit gesunder älterer Menschen.

Rudern

Rudern zählt zu den Sportarten mit den ausgeprägtesten Trainingseffekten des kardiopulmonalen Systems. Das beweisen eindrucksvoll die bei Ruderern festgestellten Herzgrößen und Werte der aeroben Kapazität (HOLLMANN 1980, REINDELL 1960, NOWACKI 1977, u.v.a.). Es ist allerdings eher eine Seltenheit, daß ältere Menschen mit dem Rudern beginnen. Der größte Teil der Seniorenruderer hat bereits in der Jugend gerudert und Rudern dabei sogar meist als Leistungssport betrieben. Es kann daher als Ausnahme angesehen werden, wenn PORUCIKOV (1965) über 54 untrainierte Frauen im Alter von 42 bis 60 Jahren berichtet, die noch mit gutem Erfolg Rudern gelernt hätten. Durch die Entlastung der Beingelenke sind auch, wenn man von größeren Bewegungseinschränkungen im Knie und Hüftgelenk absieht, bewegungsbehinderte und übergewichtige Personen fähig zu rudern. Kontraindikationen bestehen lediglich bei Wirbelsäulendeformitäten, vor allem Skoliosen bzw. Kyphoskoliosen und Bandscheibenschäden, die bei den Ruderern nicht so selten zu beobachten sind (PROKOP, JELINEK, SUCKERT 1980).

Rudern setzt neben der Ausdauer auch einen gewissen Krafteinsatz und eine gewisse Kraftausdauer voraus. Durch die nicht leicht zu vereinbarenden Fähigkeiten ergeben sich etwas andere Trainingsmethoden als bei den reinen Ausdauerleistungen (MADER und HOLLMANN 1977). Durch die Notwendigkeit der Verbindung von Kraftausdauer und entsprechender Technik ist es daher notwendig, die Winterpause durch geeignete Trainingsmethoden zu überbrücken. Im Zusammenhang mit der hohen Kraftbelastung der Arm-, Schulter- und Bauchmuskulatur ergeben sich sehr starke Preßmomente, die wiederum Blutdrucksteigerungen und Kollapsneigungen mit sich bringen können.

Daher ist für den älteren Menschen, der rudern will, eine sportärztliche Untersuchung mit einer minimalen Leistungsdiagnostik zu fordern. Eine Umrechnungsmöglichkeit von Wattleistung am Fahrradergometer in Rudergeschwindigkeit, die eine Abschätzung der Belastung ermöglicht, gibt SCHMIDT (1974) an. Demnach entsprechen 3 Stundenkilometer (50 m/min) etwa 30 bis 45 Watt, 4,2 Stundenkilometer (70 m/min) 80 Watt und 5,4 Stundenkilometer (90 m/min) 150 Watt pro Minute.

Im allgemeinen ist Wanderrudern, das keinen sehr großen Krafteinsatz verlangt, die optimalste Form. Dabei ist nach der allgemeinen Meinung dem Skullen gegenüber dem Riemenrudern der Vorzug zu geben (SCHNEIDER 1966, u.a.). Beim Wanderrudern werden von Senioren nicht nur große Tagesleistungen, sondern auch beachtliche Jahresleistungen erzielt. FUCHS (1971) berichtet über Ruderinnen im 5. Lebensjahrzehnt, die durchschnittlich 1.370 Kilometer, und Ruderer, die im 8. Lebensjahrzehnt noch 1.609 Kilometer pro Jahr absolvierten. Als besondere Leistung müssen die 1.000 Jahreskilometer des 87jährigen Alexander Block aus Bremen und die 3.800 Kilometer des 75jährigen Paul aus Berlin angesehen werden. Eine Motivation stellt auch das Fahrtenabzeichen der Ruderer dar. Die damit Ausgezeichneten leisteten nach FUCHS (1971) in der Gruppe der 50- bis 59jährigen 1.416 Kilometer, der 60- bis 69jährigen 1.341 Kilometer, der 70- bis 79jährigen 1.609 und der über 80jährigen sogar 1.820 Kilometer im Jahresdurchschnitt. Beachtlich ist auch die Leistung der über 60jährigen Frauen, die eine Jahresleistung von 1.462 Kilometern bewältigten.

Wettkampfrudern ist jedoch älteren Menschen nicht mehr zu empfehlen. Vor allem nach dem 60. Lebensjahr wird dieses von fast allen als kontraindiziert betrachtet (ALETTER 1966).

Über den Gesundheitszustand ehemaliger Wettkampfruderer und deren Lebenserwartung existieren zahlreiche Untersuchungen. So fand PROUT (1972) bei Untersuchung der Lebensdauer von 172 ehemaligen Ruderern, die zwischen 1882 und 1902 an Rennen teilgenommen hatten, ein um 6,24 Jahre in Harvard und 6,35 Jahre in Yale längeres Leben als bei anderen Collegebesuchern, wobei die Schlagmänner sogar 69,5 Jahre alt wurden.

Zu ähnlichen Ergebnissen kam auch HARTLEY (1939) bei der Resümierung der Daten mehrerer Autoren, die diese von 767 englischen Ruderern von ihrem ersten Rennen bis zum Tode erhoben. Den Gesundheitszustand von 27 ehemaligen Wettkampfruderern untersuchten LUKAWSKA und WEINBERG-ONICHIMOWKA (1966) und fanden neben der zu erwartenden mäßigen Vergrößerung des Herzens, abgesehen von einigen geringen Gelenksbeschwerden, keine nachteiligen Folgen des wettkampfmäßig betriebenen Ruderns.

Allerdings muß bei dieser sehr positiven Feststellung auch in Betracht gezogen werden, daß Wettkampfruderer zweifellos eine gewisse genetische Auslese darstellen und auch eine wesentlich günstigere Lebensführung aufzuweisen haben.

Trockenrudern, wie es auch in Form des Ruderergometers zur spezifischen Leistungsdiagnostik verwendet wird, ist durchaus zum Rudertraining und zur allgemeinen Konditionsverbesserung geeignet, motiviert aber wie viele andere Heimtrainingsgeräte meist nur sehr gering.

3. Sportarten mit Schwerpunkt Beweglichkeit, Gelenkigkeit, Koordination

Gymnastik

Gymnastik, früher ein Begriff, der alle Arten sportlicher Aktivität einschloß, später dann mehr auf Turnen eingeschränkt, hat heute wieder einen gewissen Ganzheitscharakter bekommen. Das bedeutet, daß man unter Gymnastik, wenn man Heilgymnastik im engeren Sinn ausklammert, im Prinzip alle Aktivitäten versteht, die die verschiedenen Grundformen der Bewegung einschließt. Dazu gehören Gehen, Laufen, Springen, Werfen, Fangen, Stoßen, Schieben, Schwingen, Tragen (WÖLLZENMÜLLER-GRÜNWALD 1974) und einfache tänzerisch-rhythmische Übungen. Bei richtiger Auswahl der Übungen können rein theoretisch sowohl Kraft, Schnelligkeit, Koordination wie auch Ausdauer — jedoch unterschiedlich intensiv — geschult werden.

Erfahrungsgemäß ist jedoch der kardiopulmonale Trainingseffekt, der die maximale Sauerstoffaufnahme verbessern soll, sehr gering. Eine tägliche Gymnastik, wie sie auch im Rundfunk oft sehr einseitig unterschwellig propagiert wird, kann damit das notwendige minimale Ausdauertraining nicht ersetzen. Auch Übungen, die Schnelligkeit und Schnellkraft erfordern oder beinhalten, sind in dieser Form nur sehr beschränkt wirksam oder in der dann angebotenen Form für den älteren Menschen eher recht problematisch. Die negativen Erfahrungen mit der Aerobic-Welle bei älteren Menschen haben dies deutlich gezeigt.

Der Sinn einer Gymnastik für den älteren Menschen liegt schwerpunktmäßig in der Schulung der Beweglichkeit und Gelenkigkeit und der Vorbeugung eines altersbedingten Abbaus der Muskelkraft. Darüber hinaus soll sie der körperlichen Vorbereitung für bestimmte Sportarten als Zweckgymnastik bzw. spezifisches Konditionstraining dienen. Sehr oft wird sie eine echte Bewegungstherapie darstellen müssen, vor allem dort, wo einseitige Belastung oder Bewegungsmangel die Funktion des Bewegungsapparates beeinträchtigen.

Die Verbesserung der lokalen Durchblutung ist dabei ein sehr wichtiger Effekt, um so mehr als die Neigung zu peripheren Durchblutungs- und Regulationsstörungen mit steigendem Alter immer zunimmt. Diese lokale hyperämisierende Wirkung sollte daher besonders vom älteren Menschen zum Aufwärmen vor jeder anderen sportlichen Belastung genützt werden.

Der besondere Wert der Gymnastik liegt in der Vielseitigkeit ihrer Bewegungsformen, durch die für jeden Menschen die für ihn speziell notwendigen Übungen durchgeführt werden können. Als besonderer

Vorteil muß weiter angesehen werden, daß Gymnastik im Hinblick auf Raumverhältnisse, Geräte, Ausrüstung und besondere Sportkleidung keinen größeren finanziellen und organisatorischen Aufwand benötigt. Außerdem kann sie, wenn die notwendige Motivation vorhanden ist, von jedem Menschen auch ohne Hilfe und Aufsicht durchgeführt werden. Allerdings gibt es gewisse Einschränkungen und Kontraindikationen für bestimmte Übungen, selbst wenn keine besonderen Probleme von orthopädischer Seite vorliegen. Das gilt vor allem für betont schwunghafte Bewegungen der Hals- und Lendenwirbelsäule, z. B. weitausholendes Kreisen von Rumpf und Kopf und schwungvolles Seitbeugen, um so mehr, wenn noch mit Handgewichten gearbeitet wird. Die Fähigkeit und damit Belastbarkeit der Bandscheiben ist besonders in Lateralkrümmung beim 60jährigen wegen der durch die Altersinvolution gegebenen Verschmälerung und der durch den Wasserverlust gegebenen Elastizitätsminderung mindestens auf die Hälfte reduziert (PANKRATZ 1969). Ähnliches gilt für ruckhafte Rotationsbewegungen in der Längsachse, zumal eine Verdrehung der Lendenwirbel gegeneinander ab dem 50. Lebensjahr überhaupt nicht mehr möglich ist.

Ruckartige Kopfdrehungen sollten nicht nur wegen der Schädigungsmöglichkeiten der Halswirbelbandscheiben, besonders wenn schon Symptome eines Zervikalsyndroms aufgetreten sind, vermieden werden, sondern auch wegen der damit sehr oft ausgelösten Schwindelzustände. Solche sind als Folge von Durchblutungsstörungen des Vestibularapparats selbst bei guttrainierten älteren Menschen häufig festzustellen. Kopfbewegungen sollten daher nur langsam und nicht unter voller Ausschöpfung des Bewegungsumfanges durchgeführt werden. Rumpfbeugen maßvoll dosiert, zum Beispiel gegen die Schwerkraft, ist zur Kräftigung der Bauchmuskulatur auch für ältere Personen durchaus zu empfehlen (MIRONOVA 1966). Bei stärkerem Fettbauch kann es jedoch, zum Beispiel bei den beliebten Klappmessern, zur Behinderung der Atemtätigkeit und zu durch Zwerchfellhochstand ausgelösten Beschwerden kommen.

Der Schwerpunkt der Gymnastik muß in Übungen liegen, durch die eine gewisse Entspannung und Lockerung der Muskulatur und eine Verbesserung der Gelenkigkeit erreicht werden kann, wie sie letzten Endes auch zur Sicherheit in den Alltagsbewegungen und Gewandtheit beiträgt. Die Gymnastik soll daher möglichst ohne größeren Kraftaufwand vor sich gehen und zu Beginn eher spielerisch durchgeführt werden. Eine Seniorengymnastik sollte aber nicht nur eine intensitätsverminderte Gymnastik Jüngerer darstellen.

Besonders wichtig ist die Schulung der Koordination und des Gleichgewichtes, das bei älteren Menschen oft gestört ist. Diesen Übungen, für die CHARABUCA (1967) ein spezifisches Programm entwickelt hat, kommt eine besondere prophylaktische Bedeutung zu für jene Situationen, wo, wie zum Beispiel bei rutschigen Böden und beim winterlichen Glatteis, ein sicherer Stand und das rasche Erlangen eines gestörten Gleichgewichtes schwere Stürze vermeiden hilft. BELORUSOVA (1965) konnte mit geeigneten Übungen bei 50–59jährigen die Koordination und Reaktionsschnelligkeit um durchschnittlich 30% verbessern.

Die Gymnastik soll zwar zur Kräftigung der Muskulatur beitragen, aber keineswegs eine echte Kraftbelastung darstellen, wie sie im Konditionstraining von Spitzensportlern üblich ist. Drücken und Ziehen gegen hohen Widerstand, Heben größerer Gewichte, Belastungen, bei denen eine stärkere Preßatmung nicht zu umgehen ist, wie Kniebeugen, Liegestütze, Klimmzüge, aber auch Schnellkraftübungen und Sprünge bedeuten sowohl für den Bewegungsapparat wie für das kardiopulmonale System ein gewisses Risiko (HOLLMANN 1971, LANG 1974, PROKOP 1980, SCHEELE 1971, BIENER 1972, IL'IN 1976, u. a.). Das heißt, daß auch gewisse rein isometrische Übungen, wie sie in Fehlinterpretation der Forschungsergebnisse von HETTINGER (1983) immer wieder propagiert werden, nicht sinnvoll sind. Die Kräftigung der Muskulatur soll vor allem zur Verstärkung des Muskelkorsetts der Wirbelsäule führen, zur Stärkung der Becken- und Bauchmuskulatur sowie aller jener Muskeln, die einen notwendigen aktiven Halteapparat speziell des Sprung- und Kniegelenks darstellen.

Die Dosierung sollte langsam ansteigend erfolgen und nicht unbedingt stärkeren Muskelkater auslösen. Über ein Drittel der Maximalkraft sollte nicht hinausgegangen werden. Mit zunehmendem Alter sollte der Atemgymnastik immer mehr Aufmerksamkeit geschenkt werden (PRÄDER 1976, SCHARLL 1976).

Es liegt in der Entwicklung des Frauensports begründet, daß neben Schwimmen und Skilaufen die Gymnastik immer noch eine zentrale Stellung einnimmt. Zahlreiche Publikationen beschäftigen sich mit der Methodik, dem Übungssport und den Auswirkungen der Gymnastik für die ältere Frau (ADAMS 1973, BATTLEHNER 1969, BUDDEUSOVA 1970, ERBGUTH 1955, FANAGORSKAJA 1968, JÄGER 1967, KOMAUER 1969, 1973, SCHMIDT-SCHERZER 1971, u. a.). Im allgemeinen werden 3 Übungseinheiten zwischen 20 und 60 Minuten pro Woche empfohlen. Sinnvoll erscheint es auch zur Entlastung der meist einseitig belasteten Beine, Übungen im Sitzen und Liegen zu machen. Eine starke Motivation stellt das Arbeiten in kongenialen Altersgruppen dar. Hier ergeben sich vor allem in Altersheimen dankenswerte Aufgabengebiete für entsprechend ausgebildete Übungsleiter (BAR-SINAI 1963, KOMAUER 1973). Sehr beliebt und psychisch entspannend gerade bei älteren Frauen ist rhythmische Gymnastik mit Musik, die jedoch nicht in die, vor allem den Bewegungsapparat stark beanspruchende, Jazzgymnastik oder Aerobic-Gymnastik ausarten dürfte. Kleine Handgeräte, wie Bälle, Stäbe und Bänder, haben sich bei der Schulung der Gelenkigkeit und Koordination sowie zur Mitbewegung bereits eingeschränkter Gelenke sehr bewährt. Auch kleine Spiele, bei denen Geschicklichkeit, Aufmerksamkeit und Orientierungsvermögen gefordert werden, sind für den älteren Menschen wertvoll. Sie können durchaus auch einen gewissen Wettkampfcharakter haben und regen nicht zuletzt durch Förderung der sozialen Kontakte die emotionale Seite an (NOVIKOV und MATVEEV 1968).

Sportliche Spiele

Zum Unterschied von den kleinen Spielen, wie sie im Rahmen der Gymnastik mehr den Charakter von Bewegungsspielen haben, ist bei sportlichen Spielen, vor allem wenn Zweikampfsituationen auftreten können, die Gefahr der Verletzung und Überforderung gerade beim älteren Menschen relativ groß. Sie müssen daher bezüglich Art, Intensität und der Regeln altersgemäß sein. Das bedeutet zum Beispiel eine Verwendung kleinerer Spielfelder, leichterer Bälle, vereinfachter Spielregeln und eine gewisse Nachsicht bei der Beurteilung technischer Fehler. Soweit ältere Menschen nicht schon früher Volleyball, Faustball, Basketball und eventuell Hand- und Fußball betrieben haben, wird zu überlegen sein, wie weit Spiele, die eine große Laufbelastung, plötzliche Sprints und ruckartige kraftvolle Bewegungen verlangen, überhaupt für ältere Anfänger sinnvoll sind. Hier kommt dem Übungsleiter eine sehr verantwortungsvolle Aufgabe bei der richtigen Einschätzung der Leistungsfähigkeit und Belastbarkeit sowie der Eingrenzung emotioneller Reaktionen zu, denen ältere Menschen oft nachhaltiger unterliegen als junge.

Faustball ist ein Spiel, das bis ins hohe Alter betrieben werden kann. Gerade Altherrenmannschaften nehmen sogar an Meisterschaften teil und spielen technisch meist noch hervorragend. Aber auch Anfänger können noch ein beachtliches Leistungsniveau erreichen. Allerdings sollte zur Verletzungsprophylaxe gut aufgewärmt und der Krafteinsatz nicht übertrieben werden. Ähnliches gilt für Volleyball, das mit einigen kleinen technischen Erleichterungen, wie ein niedrigeres Netz, größere Anzahl von Spielern auf dem Feld bzw. Verkleinerung der Spielfläche, ohne große Schwierigkeiten bis ins 7. Lebensjahrzehnt betrieben werden kann (SARZIKOV-SERAZINI 1956).

Wesentlich anspruchsvoller bezüglich Technik und körperlicher Belastung ist Basketball. Auch von seiten des Verletzungsrisikos, besonders der Achillessehne und Wadenmuskulatur, bedarf es einer gewissen Auslese der Teilnehmer. Bei einem echten Spielbetrieb ist sehr darauf zu achten, daß nicht zu große Altersunterschiede in einer Mannschaft sein sollen und auch die Auswahl der Gegner dem Leistungsniveau entspricht. OSIPOV (1978) empfiehlt für ältere Menschen gewisse Elemente des Basketballspiels, zum Beispiel den Korbwurf, in den allgemeinen gymnastischen Übungsbetrieb miteinzubeziehen. Große Bedeutung kommt bei allen Spielen, besonders auf Kunststoffböden, der Ausrüstung, speziell den Schuhen zu. Die Gefahr bei Schuhen mit zu großer Haftreibung, am Boden hängen zu bleiben und zu stolpern und bei den folgenden Stürzen Schürf- und Verbrennungswunden zu bekommen, ist sehr groß. Die Schuhe sollten unbedingt eine gewisse Beweglichkeit des Fußes gegen den Boden zulassen, vor allem auch Drehbewegungen zur Korrektur der Fußstellung ermöglichen. Um Verletzungen des Sprunggelenkes vorzubeugen, sind höhere Schuhe, die üblichen Basketballschuhe, dringend zu empfehlen.

Handball und Fußball sind keine günstigen Spiele für ältere Menschen. Abgesehen von dem nicht unerheblichen Verletzungsrisiko können sie entscheidend dazu beitragen, daß noch latente Schäden an den Beingelenken und der Wirbelsäule von früheren Jahren Beschwerden machen. Die Häufung von Verletzungen und Reizzuständen von Muskeln, Sehnen und Periost bis zu Rissen der Achillessehne und der Wadenmuskulatur lassen diese Spiele generell nicht als empfehlenswert erscheinen. Dies gilt auch für Seniorenmannschaften, besonders dann, wenn Spieler eine sehr kräftige Beinmuskulatur haben. Auch die kreislaufmäßige Belastung nach längerer Sportpause sollte nicht unterschätzt werden. Blutdruckkrisen, pectanginöse Zustände, Kollaps und Infarkte sind bei größeren Anstrengungen nicht so selten. Andererseits soll bei entsprechender methodischer Führung und systematisch aufgebautem Trainingsprogramm auch Handball für ältere Untrainierte ohne Gefährdung möglich sein (CURETON-PHILIPS 1964). Bei allen Arten von sportlichen Spielen sollten ältere Menschen allen Kampfsituationen und Körperkontakten mit anderen Spielern aus dem Wege gehen.

Tennis

Tennis ist eine Life-time-Sportart, die gerade ältere Menschen sehr gerne und konsequent ausüben und grundsätzlich auch empfohlen werden kann. Der kardiopulmonale Trainingseffekt ergibt sich dabei nicht nur aus der Tatsache, daß man beim Tennis immer in Bewegung ist, sondern auch dadurch, daß die einzelne Übungseinheit im allgemeinen kaum unter einer Stunde liegt. Die bei dem ständigen Wechsel dynamischer und statischer Belastung erreichten Herzfrequenzen liegen dabei relativ hoch. GLASING und VOGLER (1970) fanden bei telemetrischen

Untersuchungen von Tennisspielern im 6. Lebensjahrzehnt nach einem zweimal 30 Minuten dauernden Spiel mit 5 Minuten Pause mittlere Herzfrequenzen, die zwischen 136 und 153 lagen und für das Alter recht hoch sind. Die Herzfrequenz lag beim Aufschläger jeweils deutlich höher als beim Rückschläger. Auch das maximale Sauerstoffaufnahmevermögen ist überdurchschnittlich hoch und entsprach dem gleichaltriger Handballer (BIENER). Das bedeutet, daß bei den großen und oft unterschätzten körperlichen Anforderungen nur solche ältere Menschen Tennis spielen sollten, die in einem guten kardiopulmonalen Trainingszustand sind. Um fatalen Zwischenfällen, die nicht so selten sind, vorzubeugen, wird vielfach nicht ganz zu Unrecht gefordert, nach dem 50. Lebensjahr nicht mehr an Meisterschaften teilzunehmen und ab dem 60. Lebensjahr womöglich nur noch im Doppel zu spielen (LONGUEVILLE 1971). Vor allem Hitzeeinfluß und Flüssigkeitsverlust sollten nicht unterschätzt werden. Ab dem 50. Lebensjahr ist jährlich für den Tennisspieler mindestens eine sportärztliche Untersuchung zu fordern, auch wenn keinerlei Beschwerden vorhanden sind. Entsprechend der Qualitätsverschlechterung der Bindegewebe beim älteren Menschen liegt auch die Häufigkeit von Verletzungen und Überlastungsschäden, zum Beispiel des Tennisarms, bei älteren Spielern deutlich höher. Nach KREMER waren von 73 untersuchten Spielerinnen und Spielern über 50 Jahren nur 27 (21,4%) beim Tennisspielen beschwerdefrei. Nach dem Tennisellbogen kommen Schmerzen an Wade und Achillessehne und in der Schulter am häufigsten vor. Zur Entlastung von Wade und Achillessehne empfehlen sich kleine Fersenkeile von 1 bis 2 cm als Schuheinlage oder entsprechend konstruierte Schuhe. Nicht so selten wurden durch das Tennisspielen unbekannte latente Vorschädigungen der Wirbelsäule sowie von Hüft- und Kniegelenk durch die vielseitige Beanspruchung dann zu manifesten Erkrankungen.

Daß Tennis die Reaktionsfähigkeit bis ins hohe Alter erhalten hilft, zeigen Untersuchungen von ROTELLA (1978) und BUNKER. Sie fanden bei 20 männlichen Teilnehmern am US-Seniorenturnier Reaktionszeiten auch optischer Reize und Körperreaktionen, die um 17,3% bzw. 19,8% unter denen vergleichbarer Kontrollpersonen lagen.

Daß man im hohen Alter noch sehr gute Leistungen bei Turnieren erbringen kann, haben unter anderem BOROTRA, COCHET, König GUSTAV von Schweden, VON CRAMM und viele andere bewiesen.

Tischtennis

Die kardiopulmonale Belastung beim Tischtennis ist zwar deutlich geringer als beim Tennis, trotzdem werden relativ hohe Pulsfrequenzen erreicht (HOLLMANN-HETTINGER 1980, BIENER 1982). Dies ergibt sich

durch die starke Muskelanspannung und die, wenn auch nur kurz-
dauernden, Preßmomente. Durch die schnellen und ruckartigen Bewegungen beim Richtungswechsel, vor allem bei technisch weniger guten
Spielern, ergeben sich Beanspruchungen des Bewegungsapparates, die
Tischtennis als Wettkampfsport ab dem 60. Lebensjahr nicht sinnvoll
erscheinen lassen.

Golf

Der Aufenthalt in frischer Luft, die psychisch einnivellierende
Umgebung und der Wegfall von Streß- und Kampfsituationen machen
Golf zu einer bis ins hohe Alter möglichen Sportart. Bei sonstiger
Gesundheit ist auch gegen Wettkämpfe grundsätzlich nichts einzu-
wenden. Der kardiopulmonale Trainingseffekt ist allerdings sehr gering,
da die sicher nicht geringen Entfernungen am Golfplatz meist nur im
Spaziertempo zurückgelegt werden. Bei guttrainierter Rücken- und
Brustmuskulatur mit technisch richtig ausgeführter Schlagbewegung
sieht SCHOBERT (1977) keine Gefahr einer nennenswerten Verschlechterung bereits vorhandener degenerativer Veränderungen der Wirbelsäule.

4. Bedingt geeignete Sportarten

Skilauf alpin

Obwohl man den alpinen Skilauf unter günstigen Verhältnissen als
eine Life-time-Sportart mit einem durchaus möglichen guten Erholungswert bezeichnen kann, ist für den älteren Menschen aus verschiedenen
Gründen eine gewisse Einschränkung notwendig. Nicht voll Gesunde
und körperlich nicht gut Vorbereitete sollten den alpinen Skilauf sowohl
wegen der erhöhten Verletzungsgefahr als auch der sehr oft unterschätzten Kreislaufbelastung reduzieren oder nur unter bestimmten
Bedingungen durchführen. Obwohl durch die aggressivere Fahrweise der
Jüngeren auch deren Skiunfälle absolut gesehen höher liegen, ist das
Risiko von Knochenbrüchen durch die beginnende Osteoporose
wesentlich höher. Durch die leichtere Ermüdbarkeit, die geringere
muskuläre Fixationsmöglichkeit der Gelenke, eine gewisse Unsicherheit
im Zusammenhang mit kleineren Gleichgewichtsstörungen und nicht
zuletzt durch Kreislaufschwierigkeiten bei längeren Abfahrten ist das
Risiko doch relativ hoch. Die meist langsamer fahrenden älteren
Menschen sind durch die wesentlich schneller und aggressiver fahrenden
Jugendlichen zusätzlich gefährdet.

Untrainierte, vegetativ labile und blutdruckgefährdete ältere Menschen sollten ohne eine gute Akklimatisation Höhen über 2.000 m, besonders wenn größere körperliche Belastungen zum Beispiel durch Anstiege zu erwarten sind, unbedingt meiden. Dies gilt ebenso für rasche Aufstiege mit Seilbahnen und Liften. Vor allem die Problematik des dritten Urlaubstages im Gebirge, der eine Häufung von Herzkreislaufzwischenfällen und Verletzungen aufweist, sollte nicht unterschätzt werden. Ein Skiurlaub sollte gerade für den älteren Menschen echte aktive Erholung sein, aber kein Trainingslager mit ungewohnten Belastungen. PHLIPPEN (1970) fand bei älteren Teilnehmern eines Sportärztewinterkurses während der Abfahrt ventrikuläre Extrasystolen und erhebliche Frequenzsteigerungen bis zu 180 pro Minute. Ohne gute konditionelle Vorbereitung und Überprüfung der kardialen Gesundheit und Leistungsfähigkeit geht der ältere Mensch beim Skilaufen ein großes Risiko ein. Dies gilt vor allem für Spätbeginner.

Von großer Bedeutung ist die richtige Auswahl der Ausrüstung. Ein kürzerer Ski oder ein ausgesprochener Kurzski erleichtert die für die Richtungsänderung notwendigen Drehbewegungen des Skis und reduziert, besonders auf Buckelpisten, die Sturzgefahr und das Verletzungsrisiko. Gerade für den älteren Menschen ist die richtige Auswahl des Geländes sowohl für das subjektive Erfolgserlebnis als auch für die Unfallprophylaxe von großer Wichtigkeit. Daher sollte sich der weniger Geübte und Bergunerfahrene unbedingt einem Skilehrer anvertrauen. Wenn es sich nicht um trainierte oder erfahrene ältere Skiläufer handelt, sollte eine Übungszeit von je 2 Stunden am Vormittag und Nachmittag nicht überschritten werden. Ein belastungsmäßig richtig dosierter Skiurlaub mit geeigneten konditionsverbessernden Maßnahmen von Sauna und Massage bis zu ausreichendem Schlaf hat dann beim älteren Menschen einen wesentlich größeren Erholungseffekt als ein gleichlanger Sommerurlaub im Süden.

Reiten

Reiten ist zwar schon fast ein Volkssport geworden, trotzdem für den älteren Menschen nur bedingt geeignet. Nach dem 60. Lebensjahr sollte man nicht mehr mit dem Reiten beginnen. Kraft, Gleichgewicht, Koordination und Anpassungsfähigkeit an das Pferd sind die Voraussetzungen für einen Erfolg. Die Kreislaufbelastung für den weniger guten Reiter liegt relativ hoch und wächst mit der Laufgeschwindigkeit des Pferdes. Nach HECK (1980) werden beim leichten Traben schon Frequenzen um 140, bei Galopp um 170, bei anstrengendem Geländeritt sogar über 200 erreicht. Die auffallend hohen Pulsfrequenzen ergeben sich sowohl aus dem psychischen Streß wie der statischen Beanspruchung. Trotzdem ist die Trainingswirkung auf Herz und Kreislauf sehr gering und wenn überhaupt, dann nur bei Untrainierten nachzuweisen. Andererseits findet man auch im 7. und 8. Lebensjahrzehnt noch Reiter mit hervorragenden Leistungen auch im Wettkampf, vor allem in der Dressur, wie zum Beispiel die Olympiasieger ST. CYR und NECKERMANN. Dies hängt nicht nur damit zusammen, daß bei der Dressur schnelle und plötzliche Bewegungen fehlen, die dem älteren Menschen Schwierigkeiten machen, sondern auch damit, daß die schwierigen Bewegungsabläufe oft erst nach Jahrzehnten automatisiert werden können (POPPE 1966).

Erfahrungsgemäß ist die Gefahr von Stürzen bei älteren Menschen wesentlich höher. Außerdem sind sie beim Auffangen eines Sturzes nicht mehr so geschickt wie jüngere Reiter. Übergewicht kann einen Sturz zusätzlich komplizieren. Durch die ab dem 60. Lebensjahr immer deutlicher werdende Osteoporose ist das Risiko von Knochenbrüchen deutlich höher. Die Gefahr von Bandscheibenschäden, vor allem am lumbosakralen Übergang, hängt dabei sehr entscheidend von der Technik des Reitens, speziell der richtigen Sitzposition auf dem Pferde, ab. HÖRDEGEN (1976) fand bei 52% der von ihm untersuchten 60 Reiter Arthrosen der kleinen Wirbelgelenke, was auf eine relativ große Belastung durch axiale Kräfte zurückzuführen ist. Beim Vorhandensein gröberer degenerativer Veränderungen in der Wirbelsäule ist daher Reiten nicht zu empfehlen. Dagegen müßten ältere Reiter mit Rückenschmerzen und Bandscheibenschäden mit radikulärer Ausstrahlung, wenn sich die Beschwerden beim Reiten nicht verstärken, vom Reiten nicht dispensiert werden. In diesen Fällen könnte der Reitsport mit der gleichen Intensität fortgesetzt werden, da jeder Kraftverlust der Rücken-, Bauch- und Beinmuskulatur durch Inaktivität die bestehenden Schmerzen weiter verstärken würde. Daher ist unter bestimmten Voraussetzungen Reiten als Therapie bei Kreuzschmerzen durchaus angezeigt, wobei einem kräftigen Muskelkorsett der Wirbelsäule eine besondere prophylaktische Bedeutung zukommt.

Geräteturnen

Geräteturnen, das heute im Rahmen eines allgemeinen Gesundheitssports nur mehr eine bescheidene Rolle spielt, ist auch für den älteren Menschen, besonders den Mann, in Form einfacher Geräteübungen bis ins hohe Alter möglich und auch erlernbar. Dadurch, daß eine relativ hohe Kraftbelastung von Schulter- und Armmuskulatur, zum Beispiel bei allen Stützübungen, notwendig ist, ist es für die Frauen weniger geeignet.

Mit dem Geräteturnen im 5. und 6. Lebensjahrzehnt zu beginnen, erscheint nicht sinnvoll, nicht zuletzt deswegen, weil die Reflexbahnung und Koordinationsmöglichkeit dieser Zeit schon deutlich reduziert sind. Wer aber in der Jugend ein guter Turner war, kann auch im Alter noch hervorragende Leistungen auf den Geräten erbringen. Bei der Auswertung der Ergebnisse des 3. Alterstreffens des Deutschen Turnerbundes, 1952 in Marburg an der Lahn (JOKL 1954), zeigte sich anhand der Bewertungsnoten, daß der altersbedingte Abfall der Leistung auffallend gering war. Daraus wurde geschlossen, daß aufgrund der vorliegenden Untersuchungen das Turnen zu den wichtigsten positiven Einflüssen gehört, die das Alter hemmen. Diese Verlangsamung soll sogar mehr als drei Jahrzehnte ausmachen, so daß ein leistungsfähiger Mann von 65 einem ungeübten 25jährigen körperlich überlegen sein kann. Dem muß allerdings entgegengehalten werden, daß die dort untersuchten Wettkampfteilnehmer eine echte Auslese sowohl in genetischer Hinsicht als auch im Hinblick auf die Lebensführung waren. Nach BENTMANN (1927) gibt es keine echte Altersgrenze im Turnen. Diese allzu optimistische Ansicht kann nicht unwidersprochen bleiben, da im Zusammenhang mit den Großgeräten statische Belastungen mit Preßmomenten auftreten, die es zu vermeiden gilt. Außerdem fehlt jede echte Trainingswirkung auf Herz und Kreislauf durch die relativ kurzen Übungsteile.

Das bedeutet aber, daß ein systematisch aufgebautes Training bei sinnvollem Einsatz auch von Großturngeräten (SCHOLZ 1971), wie auch Erfahrungen mit Altersriegen zeigen (SCHREIBER 1962), durchaus sinnvoll sein kann. Sicher nicht zu empfehlen sind Übungen, in denen es, wie zum Beispiel bei Kopfstand, zu einem Rückstau im venösen System und Druckanstieg im arteriellen System durch Muskelanspannung, vor allem bei gleichzeitig innervierter Bauchpresse, kommt. Für ältere Menschen kann diese Übung nach SÜDHOF (1967) gefährlich werden, da dabei Schlaganfall und Herzinfarkt ausgelöst werden können.

Motorsport

Die Einschränkung der sensomotorischen Leistungsfähigkeit, zum Beispiel die Abnahme der Reaktionsgeschwindigkeit und die raschere Ermüdbarkeit des älteren Menschen, stellen eine deutliche Einschränkung für motorsportliche Aktivitäten dar. Dazu kommt, daß nach KUMMER (1958) jenseits des 60. Lebensjahres nur noch 10,4% der Kraftfahrer uneingeschränkt und 45,3% bedingt für die Teilnahme am Straßenverkehr geeignet sind. Es nehmen zwar im Alter jene Unfälle ab, mit denen man erfahrungsgemäß rechnen muß, jedoch nehmen jene zu, die durch schnelles Handeln hätten vermieden werden können. Dazu kommt, daß die Altersgruppen ab 60 im zunehmenden Maß durch unvorhersehbare Kreislaufprobleme mit den sich daraus ergebenden Fehlleistungen besonders gefährdet sind. Nicht zu unterschätzen sind die kreislaufmäßigen Auswirkungen des Verkehrsstresses mit oft extremen Puls- und Blutdrucksteigerungen. Der Vergleich der Laktat- und Adrenalinwerte von sportlichen Dauerleistungen und Autorennen (Abb. 17) zeigt deutlich den völlig anderen Belastungsmechanismus (HAMBURG-MANNHEIMER-Stiftung 1984).

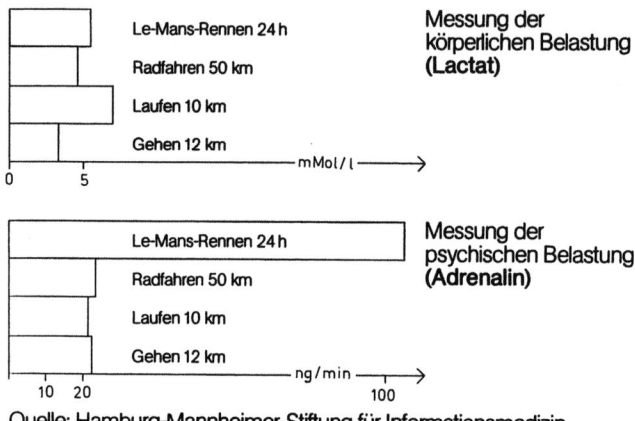

Abb. 17. Unterschiedlicher Streß gleicher körperlicher Belastung

Das bedeutet andererseits aber auch, daß ein minimales Kreislauftraining für den Motorsport einen gewissen Sicherheitsfaktor darstellt. Bedauerlicherweise besteht aber keine Verpflichtung zu einer einfachen leistungsdiagnostischen Untersuchung und zur Erfassung von leistungslimitierenden Alterserscheinungen aufgrund zerebraler Störungen. Die erstmalige Erlangung eines Führerscheins nach dem 60. Lebensjahr bedarf daher einer sehr sorgfältigen Untersuchung, vor allem dann, wenn der Betreffende ein Zweirad, z.B. ein Moped, zu lenken beabsichtigt. Nicht zuletzt spielen bei der sogenannten ,,Alterskriminalität'' der Kraftfahrer auch altersbedingte Veränderungen in der Persönlichkeitsstruktur eine Rolle, aus denen sich dann Fehlleistungen ergeben (LEWRENZ 1964). Aus all diesen Gründen ist daher von einer Teilnahme älterer Menschen zumindest ab dem 50. Lebensjahr an motorsportlichen Veranstaltungen, bei denen höhere Geschwindigkeiten erreicht werden müssen, abzuraten.

Kegeln – Bowling

Kegeln und Bowling ist bei Senioren sehr beliebt, weil es keine schnellen Reaktionen erfordert und anscheinend keine besonderen Ansprüche an Kraft und Ausdauer stellt. Trotzdem kommt es relativ häufig zu Todesfällen durch Infarkt oder Apoplexie. Es wird zwar manchmal behauptet, daß es sich, der Wahrscheinlichkeit nach und rein statistisch gesehen, sehr oft um sogenannte natürliche Todesfälle handelt, die auch anderswo aufgetreten wären. Trotzdem darf das wiederholte Preßmoment nicht unterschätzt werden. FRIC und NEUN fanden bei der Untersuchung von 31 Keglern im Durchschnittsalter von 49 Jahren schon nach 8 Minuten Pulswerte zwischen 138 und 146 pro Minute, die zum Teil auch durch die psychische Belastung erklärt werden. Daher sollten die von BECK (1967) angegebenen 17 Todesfälle innerhalb von 15 Jahren in der DDR bei Wettkämpfen älterer Kegler im Alter von 47 bis 60 nicht bagatellisiert werden. Ein Großteil der älteren Kegler ist übergewichtig, untrainiert und raucht. Außerdem sind die klimatischen Verhältnisse auf Kegel- oder Bowlingbahnen sehr oft eine zusätzliche Belastung. Untrainierten älteren Menschen mit Gelenkproblemen ist daher auch abzuraten, mit dem Kegeln zu beginnen.

5. Nicht geeignete Sportarten für ältere Menschen

Alle Belastungen, die mit großem Kraft- und Schnellkrafteinsatz verbunden sind, eignen sich nicht für ältere Menschen und sind zum Beispiel für Spätbeginner absolut kontraindiziert. Die Gefahr von Sehnen- und Muskelrissen im Kurzstreckenlauf ist sehr groß (BAUER 1970, KRAHL 1973). Daher sollte bei der Erbringung der vorgesehenen Sportabzeichen-Leistungen nach Möglichkeit kein Tiefstart gemacht werden. Dem Aufwärmen kommt hier eine ganz besondere prophylaktische Bedeutung zu. Ähnliches gilt für alle Sprungdisziplinen, für die der Leistungabfall nach dem 40. Lebensjahr besonders deutlich ist. Auch Stoß- und Wurfdisziplinen sollten nur beschränkt und nach technischer und konditioneller Vorbereitung versucht werden. Bei den meisten leichtathletischen Disziplinen ist entscheidend, ob diese bereits in der Jugendzeit und auf welchem Niveau betrieben wurden.

Alle schwerathletischen Disziplinen, im besonderen Gewichtheben, sind für den älteren Menschen nicht geeignet. Bandscheiben, Gelenke und Sehnen sind, wie auch die Häufung von Schäden zeigt, äußerst gefährdet. Außerdem darf die Kreislaufbelastung nicht unterschätzt werden. Von ROST, HOLLMANN und SCHULLER (1976) werden in der Preßphase von

Normotonikern bei der Über-Kopf-Arbeit und der Fixation des Gewichtes intraarterielle systolische Werte von über 200 mmHg und anschließend von 100 mmHg gemessen. Die Tatsache, daß ältere Schwerathleten noch beachtliche Leistungen erzielen und Wettkämpfe bestreiten – die Schwerathletik war lange eine Domäne der über 40jährigen – spricht grundsätzlich nicht dagegen. Nicht zuletzt handelt es sich auch hier um eine besondere Auslese. Krafttraining mittels Druck- und Schubapparaten ist, die richtigen Gewichte vorausgesetzt, in beschränktem Maße zu gestatten. Stärkere und länger dauernde Preßphasen sollten aber unbedingt vermieden werden. KISELKOVA und DOBREV (1968), die den Einfluß eines Gewichtstrainings auf Testpersonen im Alter zwischen 60 und 73 Jahren untersuchten, konnten im EEG allerdings neben einer desynchronisierten bioelektrischen Hirnaktivität eine bessere bioelektrische Aktivität nach der Ruhepause als Ausdauer einer verbesserten Trophik der Gehirnzellen nachweisen. Besondere Vorsicht ist auch beim Arbeiten mit Expandern und ähnlichen Fitneßgeräten geboten.

Boxen, das schon für den jungen Menschen problematisch ist, ist kein Sport für ältere Menschen.

Eine in letzter Zeit propagierte Sportart, die sowohl Bewegungsapparat wie Herzkreislauf enorm belastet und damit für den Älteren absolut kontraindiziert ist, ist Squash. Nach einem Bericht von NORTHCOTE (1984) sind in Großbritannien von 1977 bis 1983 30 Personen im Durchschnittsalter von 47 Jahren, davon 29 Männer, während der Squashausübung plötzlich verstorben. 22 davon wiesen allerdings mindestens einen Risikofaktor auf. Alle waren aber überdurchschnittlich trainiert.

Eine weitere ungeeignete Sportart für Ältere ist Tauchen. Das damit verbundene Atemanhalten und Pressen führt gerade beim älteren Menschen mit seiner bereits etwas reduzierten Gehirndurchblutung rasch zu Kollapszuständen, dem sogenannten Schwimmbadblackout (HOLLMANN-HETTINGER 1980). Dies gilt sowohl für das Tauchen ohne als auch mit Geräten. Ebenso kann das Schnorcheltauchen, bei dem der Brustkorb gegen den Wasserdruck beim Atmen erweitert werden muß, vor allem bei einem längeren Schnorchel gefährlich werden und für den Untrainierten und Unerfahrenen die Gefahr eines Kollapses mit Ertrinken mit sich bringen.

VII. Leistungssport für den älteren Menschen

1. Allgemeine Richtlinien

Der Wert des Alterssports, vor allem regelmäßig betriebenen Ausdauertrainings, zum Hinauszögern altersbedingter Einschränkungen der körperlichen Leistungsbreite bis zur Erhaltung eines stabilen Gesundheitszustandes ist heute unumstritten. Bezüglich des Seniorenwettkampfsportes, der in den letzten Jahren vor allem in den Disziplinen Laufen, Skilanglauf und Radsport stark zugenommen hat, divergieren die Meinungen von einerseits harter Ablehnung, da das hohe Risiko der bei jedem Wettkampf notwendigen vollen Ausbelastung für den älteren Menschen zu hoch sei, bis andererseits zur Befürwortung mit der Begründung, daß auch der permanente Leistungszwang dem gesunden, trainierten älteren Organismus nicht schaden könne.

Aus medizinischer Sicht stellt sich daher die Frage nach den biologischen Leistungsgrenzen und der Belastbarkeit des älteren leistungssporttreibenden Menschen sowie den Grenzen der Trainierbarkeit.

Die Alternsvorgänge des menschlichen Organismus, die mit einer gesetzmäßigen Reduzierung der Leistungsfähigkeit einhergehen, werden vor allem durch eine Abnahme morphologischer und funktioneller Kapazitäten sowie einer dadurch verlangsamten und verringerten Adaptationsfähigkeit geprägt. Von seiten der physischen Leistungsfähigkeit sind dafür hauptsächlich Veränderungen im kardiopulmonalen, metabolischen und neuromuskulären System sowie im Halte- und Bewegungsapparat maßgebend, wobei mit zunehmendem Alter, zweifellos auch hormonell mitbeeinflußt, im Vergleich zur Abnahme der Ausdauerleistungsfähigkeit ein stärkerer Abfall der anaeroben Energiebereitstellung, der Kraft und Schnelligkeit stattfindet. Dies wird auch aus den Angaben von KAVANAGH (1977) ersichtlich, der im Jahr 1977 eine Aufstellung der prozentuellen Leistungsabnahme im Altersgang im

Vergleich zu den bestehenden Weltrekorden bei verschiedenen Laufdisziplinen aufgestellt hat (Tabelle 18). Aus dieser Tabelle ist ersichtlich,
daß die relative Abnahme in jenen die Kraft, Schnellkraft, Schnelligkeit
sowie die anaerobe Energiebereitstellung in höherem Maße bean-
spruchenden Distanzen wie Sprint und Mittelstreckenlauf bis zum 50. bis
60. Lebensjahr relativ konstant bleibt, um dann schnell abzufallen,
während hingegen die Ausdauerleistungsfähigkeit wesentlich länger, bis
über das 70. Lebensjahr hinaus, auf einem gleichbleibend hohen Niveau
verbleibt. Allerdings erscheinen die Prozentangaben von 87 bis 88% für
die kürzeren Distanzen bei 50- bis 60jährigen relativ hoch. Vergleichs-
weise wird von KINDERMANN (1977) über einen 52jährigen Seniorenathleten berichtet, der nach einem 400-m-Lauf zwar eine hohe Laktatazidose von 22,49 mmol/l eingehen konnte, dessen Zeit von 74,0 Sekunden jedoch etwa bei 60% des bestehenden Weltrekordes liegt.

Tabelle 18. *Leistungsfähigkeit von Männern im Altersgang im Verhältnis zu
bestehenden Weltrekorden bei verschiedenen Laufdistanzen, ausgedrückt in
Prozenten ($\bar{x} \pm ST$) (aus KAVANAGH 1977)*

Alter (Jahre)	Sprint	Mittelstrecke	Langstrecke
−40	88,8 ± 5,1	−	86,1 ± 10,3
40–50	86,4 ± 5,7	88,3 ± 7,2	82,8 ± 8,1
50–60	88,2 ± 4,6	87,3 ± 6,6	82,9 ± 10,0
60–70	76,6 ± 3,9	73,1 ± 7,1	81,1 ± 6,7
70–90	63,8 ± 3,1	−	−

Da in den letzten Jahrzehnten eine deutliche Zuwendung älterer
Menschen zu Ausdauersportarten bestand und dementsprechend auch
leistungsphysiologische Untersuchungen überwiegen, wird auch im
folgenden Kapitel hauptsächlich auf Seniorenathleten aus Ausdauerdisziplinen eingegangen, zumal kaum Komplexuntersuchungen über
ältere Seniorenathleten bekannt sind, die Kraft- oder Schnelligkeitssportarten wettkampfmäßig betreiben.

2. Klinische Befunde bei älteren Seniorenwettkampfsportlern

Die Angaben über den jährlichen Gesamtumfang bei Seniorenwettkampfsportlern schwanken. Bei einer repräsentativen Befragung von 122
Langstreckenläufern (Interessensgemeinschaft für Langlauf, BRD) mit
einem Durchschnittsalter von 60,8 Jahren fand PUFE (1983) bei rund 47%

Tabelle 19. *Mittelwerte und Standardabweichungen von somatischen und trainingsanamnestischen Daten zweier verschiedener Altersgruppen von Seniorenradrennfahrern im Vergleich zu jüngeren Radrennfahrern (aus* BACHL *1983)*

	Senioren-Radrennfahrer		Radrennfahrer III
	Gruppe I (n = 7)	Gruppe II (n = 12)	(n = 42)
Alter/Jahre	69,4 ± 5,6	48,4 ± 5,5	23,2 ± 4,4
Gewicht/kg	68,3 ± 8,2	76,2 ± 6,5	70,9 ± 5,9
Größe/cm	169,6 ± 12,0	175,5 ± 5,0	178,4 ± 6,8
KO/m^2	1,786 ± 0,179	1,915 ± 0,090	1,89 ± 0,07
HV/ml	980,0 ± 224,3	1.029,4 ± 190,8	1.075,6 ± 207,3
HV/ml/kg	14,3 ± 2,5	13,5 ± 2,4	15,2 ± 2,2
Jahres-km	6.628,6 ± 5.282,0	6.466,7 ± 2.318,8	21.180,0 ± 3.640,0
Trainings-km 8 Wochen vor WM 1978	1.857,1 ± 1.341,5	2.250,0 ± 893,9	—
Trainingsstunden/WO/h	7,0 ± 3,7	8,3 ± 1,8	16,2 ± 2,4
Trainingsstunden/Tag	2,2 ± 0,72	2,5 ± 0,8	3,25 ± 0,4
Trainingstage/WO	3,2 ± 1,3	3,3 ± 1,4	4,9 ± 0,8

eine wöchentliche Laufleistung bis 20 km, bei 30% bis zu 40 km und bei 23% über 40 km/Woche. Wesentlich höher liegen die erhobenen Umfänge bei POLLOCK (1974), der bei 40- bis 50jährigen Läufern der amerikanischen Spitzenklasse eine wöchentliche Kilometerleistung von durchschnittlich 72 km erhob, die mit zunehmendem Alter auf 36 km/ Woche bei 70- bis 75jährigen abnahm. Gegenüber diesen sehr hohen Umfängen konnten wir bei den in unserem Arbeitskreis untersuchten Seniorensportlern (BACHL 1983) Jahresumfänge von 1.000 bis 1.500 km bei Läufern und im Mittel etwa 6.500 km bei Radrennfahrern erheben (Tabelle 19), wobei die Streuungen in den älteren Gruppen wesentlich größer sind und im Einzelfall auch das Zwei- bis Dreifache der angegebenen Distanzen beobachtet werden kann.

Üblicherweise liegt die Trainingshäufigkeit zwischen zwei- und fünfmal pro Woche, die durchschnittlich aufgewendete Zeit pro Trainingseinheit beträgt je nach Sportart zwischen 1,5 und 3,5 Stunden (BAUMGARTL 1983). Im Extremfall eines 78jährigen Radrennfahrers konnte bei täglichem Training ein Jahresumfang von 16.000 km erhoben werden.

Vor allem bei Läufern und Skilangläufern überwiegen von seiten des biologischen Status Unter- und Normalgewicht (POLLOCK 1974, PUFE 1983). Beispielsweise fand POLLOCK (1974) bei den besten amerikanischen Läufern im Alter von 40 bis 49 Jahren einen relativen Fettanteil von durchschnittlich 11,2%, im Alter von 70 bis 79 von 13,6%, was aber noch immer zumindest die Hälfte von gleichalten Untrainierten bedeutet. Der Bereich von 10 bis 15% relativer Fettanteil gilt auch für Seniorenradrennfahrer, wiewohl in dieser Sportgruppe, vor allem im mittleren Leistungsniveau, auch eine höhere Zahl von an oder über dem Normgewicht liegenden Vertretern zu finden ist.

Anamnese

Bei repräsentativen Erhebungen von Seniorenwettkampfsportlern (PUFE 1983, BAUMGARTL 1983, KURODA 1983, POLLOCK 1974) können in etwa 5 bis 15% der Fälle bronchopulmonale Erkrankungen festgestellt werden, wobei vor allem bei Athleten über dem 60. Lebensjahr eine deutliche Zunahme von Bronchitiden zu verzeichnen ist. Bei der Statuserhebung wird mit zunehmendem Alter ebenfalls vermehrt der Befund eines Emphysems erhoben und durch die Thoraxröntgenaufnahme verifiziert. In etwas geringerer Zahl, zwischen 5% und 8%, können kardiovaskuläre Symptome, zumeist Rhythmusstörungen, und in geringem Maße latente Koronarinsuffizienzen beobachtet werden. Auch Hypertonien sind nur in etwas weniger als 5% anzutreffen. Hin-

gegen überwiegen Beschwerden und Verletzungen des Bewegungsapparates, die vor allem bei Läufern mit hohen Trainingsumfängen in und
über 20% bestehen, wobei in diesem Prozentsatz die Zahl von Knie-,
Fuß- und Achillessehnenschäden dominiert.

Lungenfunktion

Abgesehen von den im Alter zunehmenden Fällen von obstruktiven,
restriktiven bzw. kombinierten Ventilationsstörungen sind bei ausdauertrainierten Seniorensportlern im Vergleich zu untrainierten Normalpersonen höhere Werte für die Vitalkapazität und den FEV_1 zu finden
(ASTRAND 1967, BERGLUND 1963, POLLOCK 1974, MAUD 1981, WILMORE
1974, BAUMGARTL 1983). Die Werte für die Vitalkapazität liegen vor allem
dann wesentlich über dem Vergleichswert untrainierter Normalpersonen,
wenn von Jugend an regelmäßiges Ausdauertraining betrieben wurde. Bei
Seniorensportlern, die erst nach dem 40. bis 50. Lebensjahr mit
regelmäßigem Ausdauertraining beginnen, sind zumeist nur geringfügige
Veränderungen der Vitalkapazität, jedoch bessere Tiffeneauwerte zu
beobachten. Aus den Untersuchungen von BAUMGARTL (1983) zeigt sich
ferner, daß jenseits des 60. bis 70. Lebensjahres das pulmonale System
zu einem zunehmend leistungslimitierenden Faktor werden kann, da
organische Veränderungen, wie die Abnahme des Lungenparenchyms,
die Abnahme der Thoraxelastizität, die Abnahme der Dehnbarkeit der
Lungengewebe, die Einengung des bronchialen Gesamtquerschnittes, die
Verminderung der alveolären kapillären Membranen, die Hyalinose der
kapillären Lungenstrombahn sowie die Zunahme des intrathorakalen
Gasvolumens und die Vergrößerung des anatomischen Totraumes, im
hohen Alter unvermeidlich und auch durch Sport wenig beeinflußbar
sind.

Blutchemische Befunde

Als wesentlichste Auswirkung eines über Jahre betriebenen
Ausdauertrainings wird bei Seniorenathleten ein sehr günstiger Lipid-
status erhoben. PUFE (1983) findet für im Durchschnitt 70jährige ein
Gesamtcholesterin von 228,4 ± 33,2 mg/dl, was in Anbetracht des Alters
als durchaus niedrig anzusehen ist, da bei Untrainierten im Alter von
70 Jahren Werte bis 290 mg/dl gefunden werden. Diese Tendenz wird von
POLLOCK (1974), MAUD (1981), STRAUZENBERG (1983), GUTIN (1981) und
WILMORE (1974) bestätigt. Ferner liegen auch die HDL-Cholesterinwerte
über dem literaturbekannten Normbereich, woraus sich die günstigere

Relation in den bekannten Quotienten zum Gesamtcholesterin oder auch LDL-Cholesterin ergibt. In den meisten Untersuchungen wird eine positive Korrelation des Gesamttrainingsumfanges bzw. der maximalen Sauerstoffaufnahme und der Höhe des HDL-Cholesterins gefunden (SCHNABL 1980, BERG 1980 und 1983, WIRTH 1980, DIEHM 1983, NOWACKI 1983).

Bei den meisten anderen blutchemischen Parametern sowie dem Blutbild sind keine signifikanten Veränderungen zu beobachten, die Werte liegen im allgemeinen in den normalen altersentsprechenden Streubereichen, bis auf die Triglyzeride, die Harnsäure und zum Teil auch die Glukose, die zumeist im unteren Bereich der altersentsprechenden Normwertangaben liegen.

Ruhe-EKG

Im Elektrokardiogramm von hochausdauertrainierten Wettkampf-seniorensportlern findet sich in einem hohen Prozentsatz das typische Vagus-EKG mit Trainingsbradykardie, wobei in den meisten Fällen eine Ruheherzfrequenz zwischen 50 und 60 Schlägen/min zu beobachten ist, selten jedoch eine Herzfrequenz von 50 Schlägen/min unterschritten wird. Diese Herzfrequenzen liegen signifikant unter den Vergleichs-werten Untrainierter, woraus abzuleiten ist, daß die Trainingsbrady-kardie die altersbedingte Bradykardie eindeutig unterschreitet (LANG 1969). Zusammen mit der Trainingsbradykardie sind die bekannten Veränderungen mit flachen p-Wellen, gehobenen ST-Segmenten und asymmetrisch hochpositiven Vagus-T-Wellen anzutreffen. Auch AV-Ersatzrhythmen oder parasinusale Rhythmen werden als Zeichen der Trainingsanpassung bei Seniorensportlern beschrieben.

Ferner sind bis zu 50% Rechtsverspätungen, eher selten das Bild des vollständigen Rechtsschenkelblocks anzutreffen. Nur in einer sehr geringen Anzahl ist eine Verlängerung der Überleitungszeit (AV-Block 1. Grades) festzustellen.

Bei hochtrainierten Alterssportlern treten Rhythmusstörungen, wie Extrasystolen oder Flimmerarrhythmien, selten auf (LANG 1969), während hingegen bei untrainierten Herzgesunden im Altersgang häufiger Extrasystolen bzw. Vorhofflimmern anzutreffen sind. Auch im Belastungs-EKG gesunder, ausdauertrainierter Seniorensportler sind zumeist weder bei ergometrischen Laboruntersuchungen noch bei trainings- und wettkampfbegleitenden Untersuchungen pathologische Veränderungen oder Rhythmusstörungen anzutreffen (HUBER 1980, PUFE 1980 und 1983, ZULIANI 1983).

Selten, aber doch vereinzelt, können geringgradige ST-Streckensenkungen bzw. ein geringes Absinken des J-Punktes beobachtet werden. Bei Seniorensportlern niedrigerer Leistungsklassen mit geringen Bewegungsumfängen oder unregelmäßiger körperlicher Aktivität können in etwas höheren Prozentsätzen Rhythmusstörungen, wie supraventrikuläre Extrasystolen, zum Teil Flimmerarrythmien bzw. ST-Streckensenkungen, erhoben werden. Die Prozentsätze liegen für Rhythmusstörungen im allgemeinen etwa zwischen 25 und 35%, für ST-Streckensenkungen zwischen 10 und 15%. Vereinzelt sind in solchen Kollektiven auch digitalisierte Patienten oder Patienten nach Herzinfarkten anzutreffen. Bei älteren Sportlern dieser Gruppe bestehen auch häufige Zeichen der Überlastung des rechten Vorhofs.

Systolische Kreislaufzeiten

Die Trainingsvagotonie bei ausdauertrainierten Altersleistungssportlern offenbart sich auch in der zeitlichen Herzdynamik. Anspannungszeit und Austreibungszeit sind verlängert und liegen bei den Sporttreibenden höher als bei herzgesunden Vergleichskollektiven (LANG 1969). Dabei ergeben sich zwischen den erwähnten Kreislaufzeiten und der durch die maximale VO_2 ausgedrückten kardiovaskulären Leistungsfähigkeit signifikante Zusammenhänge, obwohl im Altersgang an sich eine verlängerte Systole mit verlängerter Austreibungszeit und Anspannungszeit zu beobachten ist (FARDY 1978). Beim trainierten alten Sporttreibenden ist ferner eine signifikant niedere Pulswellengeschwindigkeit im Vergleich zu Untrainierten anzutreffen.

LANG und SCHMIDT (1969) verglichen anhand eines Quotienten aus Anspannungszeit und Pulsperiodendauer (Abb. 18) 65 ältere Marathonläufer mit kardiovaskulär gesunden Probanden, jüngeren Leistungssportlern und Patienten mit Herzinsuffizienz. Aus dieser Darstellung ist zu erkennen, daß die 55- bis 80jährigen Seniorenausdauersportler im Durchschnitt günstigere Werte aufzuweisen hatten als die gesunde Vergleichsgruppe. Die anläßlich der Radseniorenweltmeisterschaft 1978 von BAUMGARTL (1983) untersuchten Radrennfahrer sind ebenfalls in dieses Schema eingezeichnet. Bei beiden Altersgruppen (41–59 Jahre und 61–78 Jahre) lagen die nach LANG (1969) berechneten Quotienten ebenfalls um den Mittelwert einer gesunden Vergleichspopulation, nicht jedoch so günstig wie die von LANG untersuchten Marathonläufer. Lediglich zwei Vertreter der älteren Gruppe lagen bei dieser Studie im Bereich des Patientengutes mit Herzinsuffizienz, was auch der klinischen Beobachtung bei dieser Studie entsprach (je ein Fall von digitalisierter Herzinsuffizienz und ein Fall von latenter Koronarinsuffizienz). Diese

Befunde weisen auf die eminente Bedeutung des regelmäßigen Ausdauertrainings zur Hintanhaltung der Leistungsabnahme des kardiozirkulatorischen Systems hin. Gleichzeitig verdeutlichen die bei diesen Untersuchungen gefundenen pathologischen Befunde der Herzdynamik die Wichtigkeit der komplexen sportmedizinischen Untersuchung zur Beurteilung der Möglichkeit oder Kontraindikation für leistungssportliche Betätigung.

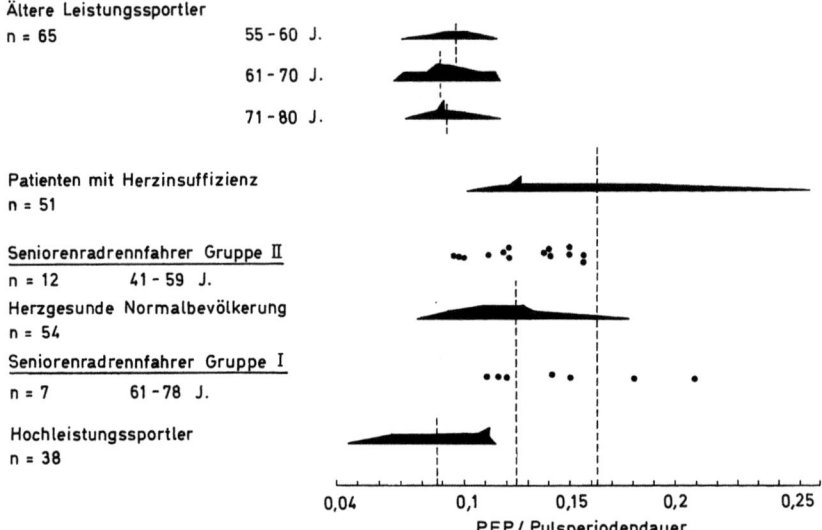

Abb. 18. Darstellung der Mittelwerte und Streubereiche für den Quotienten aus Anspannungszeit und Pulsperiodendauer für junge und ältere Ausdauerathleten, gesunde inaktive Personen und Patienten mit Herzinsuffizienz (nach LANG und SCHMID 1969). In dieser Abbildung sind die errechneten Quotienten für Seniorenradrennfahrer verschiedener Altersklassen nach Untersuchungen von BAUMGARTL (1983) eingezeichnet

Herzgröße

Entsprechend der Quantität und Intensität des betriebenen Ausdauertrainings sind auch bei Seniorenwettkampfsportlern vergrößerte Herzvolumina zu erwarten. In einer Untersuchung von BACHL und BAUMGARTL (1983) konnten bei Seniorenradrennfahrern verschiedener Altersgruppen (Tabelle 19), aber etwa gleich großen Trainingsumfangs, ähnlich große Herzvolumina von durchschnittlich 980 bis 1.029 ml gefunden werden. Diese Herzvolumina liegen für die ältere Gruppe

(Durchschnittsalter 69,4 Jahre) 22%, für die jüngere Gruppe (Durch-schnittsalter 48,4 Jahre) 32% über den Vergleichswerten einer untrainierten Normalpopulation, deren Herzvolumen nach MUSSHOFF und REINDELL (1977) im Alter von 40 bis 49 Jahren 795 ± 22 ml, im Alter von 60 bis 75 Jahren 819 ± 19,7 ml beträgt. Diese Größenzunahme des Herzens entspricht Angaben von ASANO (1976), der bei einer Gruppe von 40 Männern im Alter von 40 bis 82 Jahren (vier- bis sechsmal pro Woche Lauftraining von 10 km/h innerhalb einer Stunde) neben einer um 30% höheren maximalen Sauerstoffaufnahme auch ein um 30% höheres Schlagvolumen und maximales Herzzeitvolumen fand.

Den absoluten Herzvolumina entsprechend liegen auch die relativen Herzvolumina mit 14,3 ± 2,5 und 13,5 ± 2,4 ml/kg etwa 20 bis 30% höher als bei gleichalten Untrainierten.

Korrespondierend zu den vergrößerten absoluten und relativen Herzvolumina der Seniorenradrennfahrer waren auch Veränderungen der dimensionellen echokardiographischen Befunde zu erheben, wobei sich zwischen den beiden Altersgruppen keine statistisch signifikanten Unterschiede ergaben (BACHL 1983). Nur tendenzmäßig waren bei der älteren Gruppe (Gruppe I) der Durchmesser der Aortenwurzel und des rechten Ventrikels sowie der Muskelquotient (PWTd + STd) geringfügig erhöht.

Zur Interpretation dieser echokardiographischen Befunde müssen sowohl die bekannten, durch Ausdauertraining verursachten Verände-rungen am Herzen (DICKHUTH 1979 und 1981, KEUL 1981 und 1982, MORGANROTH 1975, MUSS 1980, REINDELL 1960, SIMON 1978 und 1980) als auch die im normalen Altersgang auftretenden morphologischen und funktionellen Veränderungen berücksichtigt werden (Tabelle 4).

Bei echokardiographischen Studien an einer Normalpopulation im Altersgang bis zum 93. Lebensjahr (GARDIN 1977, GERSTENBLITH 1977 und 1980, SJÖGREN 1971 und YIN 1978) wurden keine signifikanten Unterschiede bei den inneren Dimensionen des linken Ventrikels, der Ejektionsfraktion und der mittleren zirkumferentiellen Faserver-kürzungsgeschwindgkeit gefunden, wohl aber eine Größenzunahme des linken Atriums, der Aortenwurzel sowie der Wanddicke des linken Ventrikels. Gleichzeitig wurde ein signifikanter Abfall des EF-Slopes der Mitralis festgestellt.

Die enddiastolischen inneren Dimensionen liegen für die in unserem Arbeitskreis (BACHL 1983) untersuchten Seniorenradrennfahrer über dem absoluten bzw. auf die Körperoberfläche bezogenen Mittelwert einer normalen gleichalten Population (CLARK 1977, DICKHUTH 1979, FEIGEN-BAUM 1976, FRIEDEWALD 1977, SIMON 1979, STEFAN 1981, TRAILL 1978), ferner über den von NISHIMURA (1980) angegebenen Werten für ältere Normalpersonen (Tabelle 20), wohl aber in gleicher Höhe mit den von

Tabelle 20. *Vergleich echokardiographischer Befunde von untrainierten und trainierten Personen in verschiedenen Altersklassen ($\bar{x} \pm SD$). Erklärung siehe Text (aus BACHL 1983)*

		BACHL (83) (n = 7)	Senioren-Radrennfahrer		
			BACHL (83) (n = 12)	NISHIMURA (80) (n = 29)	PERRAULT (82) (n = 8)
Alter	Jahre	48,4 ± 5,5	69,4 ± 5,6	45,6 ± 2,3	62 ± 5
KO	m²	1,915 ± 0,09	1,786 ± 0,179	1,78 ± 0,10	1,86 ± 0,1
HF (Ruhe)	l/min	60,3 ± 9,4	61,7 ± 8,5	54,3 ± 7,4	56 ± 9
AO	mm	30,8 ± 2,4	32,9 ± 2,7	34,0 ± 4,1	—
LA	mm	38,3 ± 2,9	38,4 ± 2,2	40,0 ± 5,6	—
TEDD	mm	74,7 ± 4,8	72,7 ± 7,6	(75,2)	—
EDD	mm	52,6 ± 3,0	51,3 ± 6,1	54,1 ± 3,0	53,0 ± 5,8
ESD	mm	35,0 ± 2,0	34,4 ± 5,8	37,4 ± 2,9	—
PWTd	mm	10,2 ± 0,9	10,0 ± 0,82	10,1 ± 1,4	10,6 ± 2,0
STd	mm	11,7 ± 0,99	11,4 ± 0,98	11,0 ± 1,5	—
VF	%	33,4 ± 1,7	33,2 ± 3,4	30 ± 3	—
Vcf	circ/s	1,03 ± 0,07	1,03 ± 0,12	1,01 ± 0,09	1,31 ± 0,33
EF	%	70,9 ± 2,5	69,8 ± 4,6	63 ± 4	76 ± 8
EF-Slope	mm/s	114,5 ± 18,6	92,3 ± 28,8	—	—

Die Angaben in Klammern sind aus den Mittelwerten anderer Parameter berechnet, um vergleichende Richtwerte zu erhalten. Originalangaben standen dazu nicht zur Verfügung.

Tabelle 20 (Fortsetzung)

		Normalpersonen NISHIMURA (80)		Aktive Normalpersonen GERSTENBLITH (77)		
		(n = 15)	(n = 10)	(n = 33–52)	(n = 15–35)	(n = 11–18)
Alter	Jahre	46,9 ± 3,3	25,2 ± 2,3	25–44	45–64	65–84
KO	m²	1,62 ± 0,05	1,69 ± 0,15	(1,992)	(1,924)	(1,396)
HF (Ruhe)	l/min	60,2 ± 7,8	66,1 ± 10,9	–	–	–
AO	mm	30,6 ± 4,1	28,3 ± 4,9	30,9 ± 0,6	32,0 ± 0,6	32,9 ± 0,8
LA	mm	31,1 ± 5,4	27,7 ± 4,1	–	–	–
TEDD	mm	(65,6)	(64,5)	–	–	–
EDD	mm	48,6 ± 2,4	47,3 ± 4,7	51,8 ± 1,03	50,8 ± 1,3	51,2 ± 1,4
ESD	mm	32,8 ± 1,7	31,2 ± 2,4	34,4 ± 1,1	32,1 ± 0,89	32,1 ± 1,4
PWTd	mm	8,4 ± 1,0	8,4 ± 0,7	8,7 ± 0,3	9,8 ± 0,5	10,7 ± 0,5
STd	mm	8,6 ± 1,1	8,8 ± 0,8	–	–	–
VF	%	32 ± 2	33 ± 2	34,0 ± 1,0	36,0 ± 1,0	37,0 ± 2,0
Vcf	circ/s	1,12 ± 0,07	1,18 ± 0,07	1,17 ± 0,04	1,23 ± 0,04	1,30 ± 0,08
EF	%	66 ± 2	67 ± 2	–	–	–
EF-Slope	mm/s	–	–	102,3 ± 3,7	79,0 ± 3,9	67,1 ± 5,2

Die Angaben in Klammern sind aus den Mittelwerten anderer Parameter berechnet, um vergleichende Richtwerte zu erhalten. Originalangaben standen dazu nicht zur Verfügung.

GERSTENBLITH (1977) und PERRAULT (1983) mitgeteilten Befunden für regelmäßig körperlich aktive Personen im Altersgang. In einer Studie von ZONERAICH (1977) wird für ältere Marathonläufer (38,7 ± 10,12 Jahre) der enddiastolische Durchmesser des linken Ventrikels mit 55,3 ± 5,1 mm im Vergleich zu einer Normalpopulation von 48,1 ± 4,4 mm angegeben. Diese Befunde unterstützen auf der Basis der Altersunabhängigkeit der Größenverhältnisse des linken Ventrikels deren Beeinflußung durch regelmäßiges Ausdauertraining.

Das linke Atrium von ausdauertrainierten Seniorensportlern ist deutlich vergrößert (NISHIMURA 1980, BACHL 1983), was neben den normalen Altersvorgängen hauptsächlich auf die trainingsbedingte Volumensbelastung zurückzuführen sein kann.

Der Durchmesser der Aortenwurzel ist bei den älteren Radrenn-fahrern gegenüber Normalpersonen ebenfalls etwas vergrößert. Die Zunahme des Aortenwurzeldurchmessers kann mit der Beeinträchtigung der Windkesselfunktion durch altersbedingte Gefäßveränderungen be-gründet werden, da der Elastizitätsverlust der Wand für ein gegebenes Volumen durch einen größeren Gefäßquerschnitt bei kleinerer Radius-veränderung kompensiert werden kann (GERSTENBLITH 1980). Für eine Gruppe von Seniorenradrennfahrern (BACHL 1983) konnte ein Zu-sammenhang von r = 0,48 p < 0,018 für die Beziehung zwischen dem Aortenwurzeldurchmesser und dem Alter gefunden werden.

Die Wanddicken des linken Ventrikels (Tabelle 20) liegen bei Seniorenradrennfahrern (BACHL 1983, NISHIMURA 1980, PERRAULT 1982) höher als bei einer Normalpopulation vergleichbarer Altersstufen (CLARK 1977, FEIGENBAUM 1976, GERSTENBLITH 1977, NISHIMURA 1980) und erreichen (Septum) bzw. überschreiten zum Teil (Hinterwand) die für jüngere Hochleistungssportler in Ausdauerbewerben angegebenen Werte (DICKHUTH 1979, KEUL 1981, SIMON 1980). Bezogen auf die im Vergleich zu jungen Ausdauerathleten geringeren enddiastolischen Dimensionen des linken Ventrikels liegt infolgedessen auch der Muskelquotient von 42,0 ± 2,9 für die älteren und 41,5 ± 1,7 für die jüngeren Radrennfahrer über den von SIMON (1980) mitgeteilten Werten für junge Ausdauer-sportler, hingegen werden die Durchmesser von Kraftsportlern bzw. von Patienten mit höhergradigen Hypertonien nicht erreicht (KEUL 1981, SIMON 1980).

Aus den vorliegenden Ergebnissen lassen sich für die Befunde der höheren Myokarddicken bei Seniorenradrennfahrern trotz der wenigen Literaturangaben und der uneinheitlichen Angaben über Gesamt-trainings- und Wettkampfbelastungen folgende Ursachen annehmen: Einerseits müssen die bekannten Veränderungen eines über lange Zeit erfolgenden dynamischen Ausdauertrainings berücksichtigt werden, das eine Herzvergrößerung im Sinne einer exzentrischen Adaptation bewirkt.

Bei diesen trainingsbedingten Veränderungen können möglicherweise Unterschiede zwischen Seniorensportlern in Laufbewerben und Radrennsportlern bestehen, da bei letzteren anteilhaft eher vermehrte Kraft- sowie Kraftausdauerleistungen in Training und Wettkampf notwendig sind, welche die Relation von Ventrikeldurchmesser und Wanddicke beeinflussen.

Zusätzlich zu diesen trainingsbedingten Wanddickenzunahmen müssen die Veränderungen im normalen Altersgang berücksichtigt werden. Durch den Elastizitätsverlust der Gefäße, ebenso jedoch durch eine geänderte sympathoadrenerge Regulation mit zunehmender noradrenerg-pressorischer Regulation des alternden Menschen (LEHMANN 1981) kommt es zu einer physiologischen, stetigen Altersprogression des systolischen Blutdrucks. Dadurch wird mit zunehmendem Alter der linke Ventrikel, speziell in der Austreibungsphase, etwas stärker druckbelastet (FRANKE 1982, GERSTENBLITH 1980, WEISSFELD 1980). Dies gilt für Körperruhe und natürlich auch für körperliche Belastungen, bei denen auf submaximalen Stufen ein höherer Erfordernisdruckanstieg bei älteren Personen besteht. Auch darauf kann die Reaktion der zunehmenden Wanddicke des linken Ventrikels zurückgeführt werden, wobei neben diesen physiologischen Veränderungen auch die erwähnten anatomischen Gegebenheiten, vor allem die altersprogressive interstitielle Fibrosierung, einen Einfluß auf die Dickenzunahmen des Myokards besitzen können.

Von seiten der echokardiographischen Funktionsbefunde (Tabelle 20) zeigen die Verkürzungsfraktion (VF), die mittlere zirkumferentielle Faserverkürzungsgeschwindigkeit (Vcf) und die Ejektionsfraktion (EF) keine signifikanten Veränderungen in Abhängigkeit vom Alter und vom Ausdauertrainingszustand (NISHIMURA 1980, BACHL 1983, DICKHUTH 1979, FEIGENBAUM 1976, SIMON 1979, KEUL 1981, FARDY 1978, SJÖGREN 1971). Die in Tabelle 20 von GERSTENBLITH (1977) ohne Angaben der Herzfrequenz beschriebene Zunahme der Verkürzungsfraktion und mittleren zirkumferentiellen Faserverkürzungsgeschwindigkeit im Altersgang ist statistisch nicht signifikant.

Im Gegensatz zu diesen Funktionsparametern kann im Verhalten des EF-Slops der Mitralis eine statistisch signifikante Abnahme im Altersgang (Tabelle 20) beobachtet werden. Die von BACHL (1983) erhobenen Werte liegen für beide Altersgruppen der Seniorenradrennfahrer innerhalb der Normwerte und jedenfalls höher als die von GERSTENBLITH (1977) gefundenen Befunde für mäßig aktive Normalpersonen im Altersgang. Die Abnahme des EF-Slopes mit zunehmendem Alter (r = −0,60, p < 0,001, BACHL 1983) kann einerseits durch altersbedingte Veränderungen der Klappe selbst und ihrer Beweglichkeit (SELL 1965), andererseits aber indirekt auch durch altersbedingte Veränderungen des linken Ventrikels im Sinne einer verminderten ventrikulären Compliance verursacht sein. Dem entsprechen auch Befunde einer signifikanten Altersabnahme (r = −0,64, p < 0,001, BACHL 1983) der frühdiastolischen Relaxationsgeschwindigkeit vom Septum und vor allem der Hinterwand, die als Funktionsgrößen der schnellen Füllungsphase des Ventrikels angesehen werden können.

Korrespondierend zum Verhalten des EF-Slopes der Mitralis scheint auch bei dieser kardialen Funktionsgröße eine ausdauertrainingsbedingte Zunahme mit einer Hintanhaltung der altersabhängigen Abnahme einherzugehen. Beispielsweise konnte von BACHL (1983) bei einem der weltbesten 80jährigen Seniorenradrennfahrer ein Wert vom 96 mm/sec für die mittlere frühdiastolische Relaxationsgeschwindigkeit der Hinterwand gefunden werden, der auf demselben Niveau lag wie bei 10 Jahre jüngeren Seniorenradrennfahrern niedrigerer Leistungsklassen.

Die vorliegenden Befunde sprechen für eine altersbedingte Abnahme der ventrikulären diastolischen Compliance, die auch durch Tierstudien (WEISSFELDT 1980) bestätigt wird. Als haupsächliche Ursache dafür kann die altersbedingte Zunahme der interstitiellen Fibrosierung angesehen werden, während die geringe Wanddickenzunahme keine entscheidende Rolle spielen dürfte, da erst bei chronischer Drucküberlastung (Hypertonie) die höhergradige Wandhypertrophie eine Erhöhung der Wandsteifigkeit mit sich bringt (HÖRTNAGL 1983). Da andererseits die chronische Volumenbelastung (Ausdauertraining) des linken Ventrikels trotz einer mäßiggradigen Wanddickenzunahme die Ventrikelwandcompliance erhöht (HÖRTNAGL 1983, KEUL 1981, SIMON 1980, BACHL 1983), kann aufgrund des Verhaltens der frühdiastolischen Relaxationsgeschwindigkeit der Myokardhinterwand und des EF-Slopes der Mitralis bei Seniorenausdauersportlern auf eine Hintanhaltung der altersbedingten Abnahme der Ventrikelwandcompliance durch jahrelanges Ausdauertraining geschlossen werden. Dafür spricht auch der statistisch signifikante Zusammenhang (r = 0,71, p < 0,001, BACHL 1983) zwischen der frühdiastolischen Relaxationsgeschwindigkeit der Hinterwand und der relativen maximalen Sauerstoffaufnahme.

Als Synopsis von spiroergometrischen und echokardiographischen Untersuchungen sowie des röntgenologisch bestimmten Herzvolumens ist es möglich, die Gesetzmäßigkeiten der kardiozirkulatorischen und metabolischen Trainierbarkeit im höheren Alter zu verifizieren. In Tabelle 21 sind die dafür maßgeblichen Korrelationen für ein Kollektiv von 17 Seniorenradrennfahrern im Alter zwischen 40 und 80 Jahren (BACHL 1983) dargestellt. Trotz dieser zum Teil statistisch hochsignifikanten Zusammenhänge, vor allem zwischen echokardiographischer und röntgenologisch bestimmter Herzgröße und dem maximalen Sauerstoffpuls, dokumentiert sich die altersbedingte kardiale Leistungsabnahme im Verhalten der Herzvolumenleistungsquotienten. Diese liegen mit 52,0 ±

4,9 für im Mittel 48jährige bzw. 60,1 ± 1,37 für im Mittel 69jährige Radrennfahrer wesentlich günstiger, also deutlich unter den Werten einer gleichalten Normalpopulation, jedoch über den von REINDELL (1960), WINK (1973) und ROSKAMM (1977) angegebenen Werten für jüngere Ausdauersportler.

Tabelle 21. *Beziehung von Alter, Herzvolumen und totalenddiastolischem Durchmesser zu einigen physiologischen Kenngrößen für ein Kollektiv von 17 Seniorenradrennfahrern im Alter zwischen 40 und 80 Jahren* (aus BACHL 1983)

		Alter	
		r	p <
A	VO$_2$ max. ml/kg/min	–0,60	0,005
	Watt max.	–0,53	0,01
	Hf max.	–0,60	0,005
	Watt anaerobe Schwelle	–0,49	0,01
	HF anaerobe Schwelle	–0,65	0,005
	Watt aerobe Schwelle	–0,58	0,005
		HV	
		r	p <
B	Jahres-km	0,59	0,005
	Watt max.	0,61	0,005
	Watt anaerobe Schwelle	0,63	0,005
	Watt aerobe Schwelle	0,58	0,01
	VO$_2$ Puls	0,63	0,005
	Watt Puls max.	0,74	0,001
	Watt Puls anaerobe Schwelle	0,72	0,001
	Lak. Äqu. max.	–0,55	0,01
		TEDD	
		r	p <
C	HV	0,89	0,001
	VO$_2$ Puls max.	0,67	0,001
	Watt Puls max.	0,70	0,001
	Watt Puls anaerobe Schwelle	0,67	0,001
	Lak. Äqu. max.	–0,55	0,01

Lak. Äqu. = Laktatäquivalent = Laktat/VO$_2$ ml/kg/min

Die Frage nach der kardialen Belastbarkeit bzw. den kardialen Leistungsgrenzen des älteren Leistungssportlers kann aus den vorliegenden Untersuchungen nicht vollständig beantwortet werden. Einerseits bestehen keine Hinweise für eine Abnahme der linksventrikulären

Kontraktilität des Herzens in Ruhe, woraus sich unter Berücksichtigung der im Alter notwendigen verlängerten Regenerationsphasen eine hohe kardiale Belastbarkeit ableiten läßt, andererseits aber kann eine mögliche Abnahme der linksventrikulären Kontraktilität des Herzens bei hohen und höchsten Belastungen aus den vorliegenden Studien nicht ausgeschlossen werden.

Die Hinweise auf eine geringere Abnahme der ventrikulären Compliance des ausdauertrainierten Herzens in Ruhe zusammen mit den entsprechenden dimensionellen Veränderungen und der erhöhten Leistungsfähigkeit bestätigen jedenfalls die Richtigkeit dieser Trainingsform für den älteren Menschen im Breiten- und Leistungssport, vor allem wenn regelmäßige Belastungen im submaximalen Bereich gesetzt werden. Obwohl die vorliegenden Untersuchungen für eine hohe kardiale Belastbarkeit bis in und über das 80. Lebensjahr sprechen, kann jedoch nicht ausgeschlossen werden, daß durch Maximalbelastungen im Wettkampfgeschehen auch bei gesunden Athleten dieser Altersklasse in Einzelfällen kardiale Funktionsreserven überschritten werden können.

Leistungsfähigkeit

Die Leistungsfähigkeit von Seniorenwettkampfsportlern in Ausdauerdisziplinen ist sowohl von ihren Wettkampfleistungen als auch von seiten der ergometrischen Maximaldaten beachtenswert und liegt weit über den Werten gleichalter untrainierter Normalpersonen (ASTRAND 1960 und 1967, HOLLMANN 1980, 1981, HUBER 1980, LIESEN 1979 und SKINNER 1973). Aus der in Tabelle 22 dargestellten Übersicht ergometrischer Kenngrößen von Seniorenradrennfahrern sowie Seniorensportlern leichtathletischer Laufdisziplinen läßt sich erkennen, daß im Einzelfall im und um das 80. Lebensjahr relative maximale Sauerstoffaufnahmen an die 40 ml/min/kg Körpergewicht erreicht werden (BACHL 1983, GUTIN 1981). Der 80jährige N. F. (Tabelle 22), der für die Marathondistanz 4:50 Stunden benötigte, liegt in bezug auf die maximale Sauerstoffaufnahme mit 36,7 ml/kg in etwa auf dem selben Niveau wie der 78jährige Radrennfahrer H. P. mit 39,7 ml/kg/min. Für den 70jährigen Marathonläufer W. H. (MAUD 1981) wird eine Zeit von 3:06,24 Stunden für die Marathondistanz angegeben, bei der ergometrischen Laufbanduntersuchung wurde für diesen Athleten eine maximale Sauerstoffaufnahme von 56,8 ml/kg/min festgestellt. Dies entspricht etwa einer maximalen Laufgeschwindigkeit am Ergometer von 16,8 bis 17 km/h. Unter Annahme einer Dauerleistungsfähigkeit von ca. 86% der Maximalleistung ergibt sich die Durchschnittsgeschwindigkeit von 13,6 km/h für die Marathondistanz, welche der angegebenen Zeit entspricht. Die Zeit

Tabelle 22. *Vergleich einiger leistungsphysiologischer Kenngrößen von ausdauertrainierten Seniorenathleten (A = Radrennfahrer, B = Laufdisziplinen) verschiedener Altersklassen (x̄ ± SD), (aus BACHL 1983)*

A		BACHL (83) (n = 7)	BACHL (83) (n = 12)	BACHL (83) H.P.	PERRAULT (82) (n = 8)	FARIA (77) NN
Alter	Jahre	69,4 ± 5,6	48,4 ± 5,5	78	62 ± 5	70
Gewicht	kg	68,3 ± 8,2	76,2 ± 6,5	72	–	79
KO	m²	1,786 ± 0,179	1,915 ± 0,09	1,860	1,86 ± 0,1	1,950
Jahres-km	km	6.628,6 ± 5.282,0	6.466,7 ± 2.318,8	16.000	–	–
HF Ruhe	l/min	61,7 ± 8,5	60,3 ± 9,4	48	56 ± 9	59
Watt max.		181,3 ± 37,5	264,7 ± 38,4	200	–	–
VO_2 max.	ml/kg/min	35,6 ± 6,1	45,5 ± 3,8	39,7	42 ± 10	59,9
HF max.	l/min	151,4 ± 15,5	174,9 ± 12,4	130	167 ± 8	166
VO_2 P max.	ml	16,3 ± 3,9	19,8 ± 2,8	21,9	–	28,5

B		MAUD (81) WH	DF	WILMORE (74) NF	WILMORE (74) US	WILMORE (74) TR	CANTWELL (74)	GUTIN (81) NF	GUTIN (81) NF
Alter	Jahre	70	72	72	74	71	70	74	80
Gewicht	kg	67,2	65,2	65,8	72,3	60,3	60,5	61,6	61,7
HF Ruhe	min	52	48	59	60	61	58	–	56
VO_2 max.	ml/kg/min	56,8	37,6	41,3	41,2	47,2	56,7	43,1	36,7
HF max.	min	165	174	169	156	158	165	166	162
Lak. max.	mg/dl	–	–	–	–	–	–	–	–
ANS %	max.	73,9	–	–	–	–	–	–	78,7

von 4:50 Stunden für den 80jährigen N. F. (GUTIN 1981) bedeutet bei einer Dauerleistungsfähigkeit von 78,7% eine Durchschnittsgeschwindigkeit von 8,7 km/h für die Marathondistanz und eine der maximalen Sauerstoffaufnahme entsprechende maximale Laufgeschwindigkeit von 11,1 bis 11,2 km/h am Laufbandergometer. Abgesehen von diesen hervorragenden Einzelleistungen, für die sicher auch eine gewisse genetische Prädisposition Voraussetzung ist (in der folgenden Zusammenfassung unter Spitzenwerte), können im allgemeinen folgende relative maximale Sauerstoffaufnahmen für regelmäßig trainierende Seniorenausdauerleistungssportler im Altersgang als möglich und auch erreichbar angenommen werden:

40. Lebensjahr: 50 bis 56 ml/kg/min, Spitzenwerte bis 75 ml/kg/min
50. Lebensjahr: 47 bis 66 ml/kg/min, Spitzenwerte bis 70 ml/kg/min
60. Lebensjahr: 43 bis 55 ml/kg/min, Spitzenwerte bis 65 ml/kg/min
70. Lebensjahr: 39 bis 48 ml/kg/min, Spitzenwerte bis 60 ml/kg/min
80. Lebensjahr: 32 bis 37 ml/kg/min, Spitzenwerte bis 44 ml/kg/min
            und darüber
90. Lebensjahr: 27 bis 32 ml/kg/min, Spitzenwerte bis 36 ml/kg/min
100. Lebensjahr: 23 bis 28 ml/kg/min, Spitzenwerte bis 34 ml/kg/min

Gegenüber den in der Literatur erwähnten Spitzenwerten sind die Mittelwerte der von BACHL (1983) untersuchten Radrennfahrer wesentlich niedriger (Tabelle 23). Die möglichen individuellen Unterschiede der ergometrisch bestimmten maximalen Sauerstoffaufnahme zeigen sich auch in der Höhe der Gesamtjahreskilometer, wenn beispielsweise die Leistung der Gruppen mit der Spitzenleistung des 78jährigen H. P. (Jahresleistung 16.000 km) verglichen werden (Tabelle 22, Tabelle 23). Bei diesem Radrennfahrer liegt auch die Dauerleistungsgrenze (anaerobe Schwelle) mit 81,5% höher als der Mittelwert der um 10 Jahre jüngeren Vergleichsgruppe (Gruppe I, Tabelle 23).

Aus Tabelle 23 lassen sich ferner die Veränderungen der ergometrischen Maximal- und Submaximalwerte im Rahmen des Altersgangs sowie im Vergleich zu jungen Radrennfahrern ablesen. Bei der Fahrradergometrie ergaben sich statistisch hochsignifikante Unterschiede für die Maximalwerte der Wattleistung, der Sauerstoffaufnahme und des Sauerstoffpulses zwischen den beiden Altersgruppen. Dies gilt auch für die maximale Herzfrequenz und die Herzfrequenzen an der aeroben und anaeroben Schwelle. Bei den älteren Radrennfahrern (Gruppe I) kommt es auf submaximalen Belastungsstufen zu einem vorzeitigen Laktatanstieg, die Maximalwerte für Laktat sind wohl vom Trend her, statistisch jedoch nicht signifikant, für die ältere Gruppe niedriger.

Auch bei der anaeroben Schwelle (4 mmol/l Laktat) und der aeroben Schwelle (2 mmol/l Laktat) konnten ebenfalls statistisch signifikante Unterschiede zwischen den Altersgruppen für Leistung und Herz-

Tabelle 23. *Mittelwerte und Standardabweichung von maximalen und submaximalen ergometrischen Kenngrößen zweier Altersgruppen von Seniorenradrennfahrern im Vergleich zu jüngeren Radrennfahrern (aus BACHL 1983)*

| | Senioren-Radrennfahrer | | Radrennfahrer III |
	Gruppe I (n = 7)	Gruppe II (n = 12)	(n = 42)
Maximalwerte			
Watt	181,3 ± 37,5 (+++)	264,7 ± 38,4	381,4 ± 33,7
Watt/kg	2,64 ± 0,35 (+++)	3,47 ± 0,39	5,4 ± 0,46
VO$_2$ l/min	2,45 ± 0,53 (+++)	3,47 ± 0,42	4,79 ± 0,51
VO$_2$ ml/kg/min	35,6 ± 5,1 (+++)	45,5 ± 3,8	67,5 ± 5,1
HF l/min	151,4 ± 15,5 (++)	174,9 ± 12,4	192,5 ± 9,2
VO$_2$ P ml	16,3 ± 3,9 (+)	19,8 ± 2,8	24,8 ± 3,5
Laktat mmol/l	8,4 ± 1,9	9,2 ± 2,7	12,8 ± 2,2
Anaerobe Schwelle (Laktat = 4 mmol/l)			
Watt	144,9 ± 37,9 (+++)	219,5 ± 39,1	352,2 ± 10,5
HF l/min	136,6 ± 14,1 (++)	159,1 ± 12,1	181,2 ± 10,5
Anaerobe Schwelle % max.	78,4 ± 7,0	82,5 ± 6,9	85,3 ± 3,4
Aerobe Schwelle (Laktat = 2 mmol/l)			
Watt	89,6 ± 24,5 (+++)	155,2 ± 40,1	—
HF l/min	115,7 ± 15,6 (+)	134,0 ± 16,7	—

+++ = p < 0,001, ++ = p < 0,005, + = p < 0,01

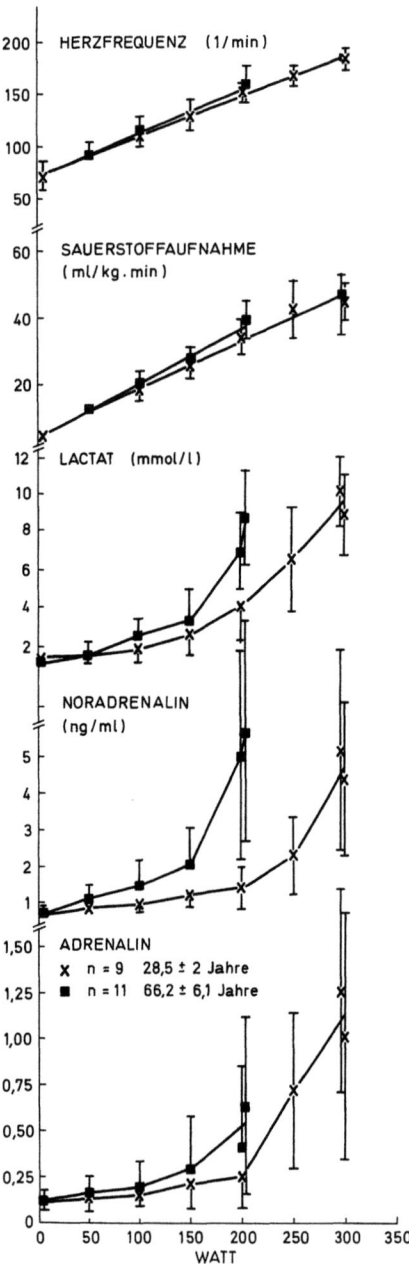

Abb. 19. Verhalten der Herzfrequenz, der Sauerstoffaufnahme sowie der Blutkonzentrationen von Laktat, Noradrenalin und Adrenalin bei gut trainierten
älteren und jüngeren Radrennfahrern (aus HUBER 1980)

frequenz festgestellt werden. Die relative anaerobe Schwelle, in Prozent der Maximalleistung ausgedrückt, zeigt für beide Altersgruppen keine statistisch abgesicherten Unterschiede, sie liegt für die älteren Radrennfahrer tendenzmäßig etwas niedriger auf dem noch immer sehr hohen Niveau von 78,4 ± 7%.

Die in Tabelle 23 deutlich erkennbaren Unterschiede beider Altersgruppen der Seniorenradrennfahrer (BACHL 1983) zu jüngeren Radrennfahrern nationaler Leistungsklassen dokumentieren sich auch in der Abb. 19, in der das Verhalten der Herzfrequenz, der Sauerstoffaufnahme, der arteriellen Laktatkonzentration sowie der Adrenalin- und Noradrenalinkonzentration bei ansteigender Fahrradergometerbelastung zwischen einer Gruppe jüngerer und älterer Radrennfahrer verglichen werden. Bei nichtsignifikanten Unterschieden des Herzfrequenzanstiegs im submaximalen Bereich zeigen sich die deutlichen Unterschiede in den Maximalwerten der Leistung, der Herzfrequenz sowie der Sauerstoffaufnahme. Ferner ist ein wesentlich frühzeitigerer Laktatanstieg zu beobachten, während hingegen die Maximalwerte zwischen beiden Gruppen nicht signifikant verschieden sind. Deutlich ist auch eine dem Laktatanstiegsverhalten korrespondierende Tendenz in den Verlaufskurven für Adrenalin und Noradrenalin zu erkennen. Während die Noradrenalinkonzentrationen für die ältere Gruppe nichtsignifikant, jedoch wohl tendenzmäßig höher als für die jüngere Gruppe liegen, besteht bei den maximalen Adrenalinkonzentrationen ein deutlich niedrigerer Maximalwert für die ältere Gruppe. Dies weist auf die dominierende noradrenalin-pressorische Regulation des älteren Menschen hin. LEHMANN (1981) fand bei stufenweise ansteigender Körperarbeit eine Verschiebung des Verhältnisses Adrenalin zu Noradrenalin von 2,5 : 4 beim Jugendlichen bis auf 1 : 9 bei Personen über dem 60. Lebensjahr. Da die Auswirkungen von Noradrenalin bei intaktem Kreislauf im Sinne eines Blutdruckanstiegs und einer Frequenzdepression bestehen, kann die mit dem Lebensalter ansteigende Noradrenalinkonzentration zusammen mit der verminderten maximalen Adrenalinkonzentration als ein einflußnehmender Faktor auf die Reduzierung der maximalen Herzfrequenz angenommen werden. Als mögliche Ursache der verminderten maximalen Adrenalinkonzentration kann eine reduzierte Sekretion des Nebennierenmarks diskutiert werden.

Entsprechend den Veränderungen des kardiorespiratorischen Systems durch Ausdauertraining entstehen wie auch bei jüngeren Athleten Adaptationsvorgänge in der peripheren Skelettmuskulatur. Vor allem Studien von LIESEN (1981) und SUOMINEN (1975) konnten zeigen, daß bei Enzymen des aeroben und anaeroben Muskelstoffwechsels durch Ausdauertraining beim älteren Menschen wesentlich höhere Konzentrationen anzutreffen sind. LIESEN (1981) konnte bei 55- bis 70jährigen untrainierten Männern schon nach einem 10wöchigen Ausdauertraining eine Erhöhung der intrazellulären Aktivitäten sowohl der glykolytischen (Phospho-Hexose-Isomerase, Pyruvat-Kinase, Laktat-Dehydrogenase, Hydroxybutyrat-Dehydrogenase) als auch der oxydativen Enzyme (Malat-Dehydrogenase, Succinat-Dehydrogenase, Isozitrat-Dehydrogenase und der Kreatin-Phosphokinase) feststellen. SUOMINEN (1975) fand bei regelmäßig trainierenden Lang- und Skilangläufern signifikant erhöhte Werte für die Malat-Dehydrogenase, Succinat-Dehydrogenase und auch für die Laktat-Dehydrogenase im Vergleich zu gleichalten Untrainierten (Alter zwischen 30 und 70 Jahren). Entsprechend den Veränderungen der Enzymaktivitäten kann auch eine Zunahme der Glykogenkonzentration sowie eine Abnahme der intramuskulären Laktatbildung bei gegebenen submaximalen Leistungen als Trainingseffekt gefunden werden. Auch im Alter führt die trainingsbedingte Abnahme des Sympathikotonus unter Belastung zu einer verminderten Glukosemobilisation im Blut, wodurch die Freisetzung der freien Fettsäuren als Folge der vermehrten Fettoxydation zunimmt (LIESEN 1981).

Die Adaptationen im kardiovaskulären und muskelmetabolischen Bereich ermöglichen es den Seniorenleistungssportlern, auch während länger dauernder Wettkämpfe einen hohen Prozentsatz ihrer maximalen Leistungsfähigkeit als Dauerleistung zu erbringen. Abb. 20 (HUBER 1980) zeigt anhand des Streckenprofils der Radseniorenweltmeisterschaft in St. Johann/Tirol, 1979, mit einer Höhendifferenz von 230 m das Verhalten der mittels Speicher-EKG aufgenommenen Herzfrequenzen des 78 Jahre alten Teilnehmers H. P. sowie einer Gruppe von 7 weiteren Teilnehmern mit einem Durchschnittsalter von 60 Jahren. Bei beiden Kurven ist zu Beginn ein deutlicher Anstieg bis über die Dauerleistungsgrenze zu erkennen, der durch den gleich zu Beginn der Runde zu bewältigenden Anstieg verursacht wird. Nach der nachfolgenden Abfahrt mit Herzfrequenzerniedrigung stellt sich ein Herzfrequenzplateau bis zum Finish ein, bei dem infolge der Zielsprints die Herzfrequenzen wieder ansteigen. Im gesamten Rennverlauf liegen für den fast 80 Jahre alten H. P. die Herzfrequenzen um etwa 30 bis 40 Schläge/min niedriger. Vor allem durch Windschattenfahren wie auch geländebedingt können selbst in diesem Alter noch Durchschnittsgeschwindigkeiten von 35–40 km/h erreicht werden, die weit über der jeweiligen individuellen Dauerleistungsgrenze liegen.

Viele ähnliche Studien bei Langläufern und Skilangläufern zeigen, daß ausdauertrainierte Seniorenathleten imstande sind, auch mehrere Stunden dauernde Belastungen mit einer der jeweiligen Streckenlänge und damit der relativen Intensität entsprechenden Dauerleistungsgrenze in einem kardiozirkulatorischen Gleichgewicht zu bewältigen. Beim Laufen ultralanger Strecken ist vor allem im letzten Drittel in vielen Fällen mit einer Abnahme der Laufgeschwindigkeit auch eine Reduktion der Herz-frequenz zu beobachten.

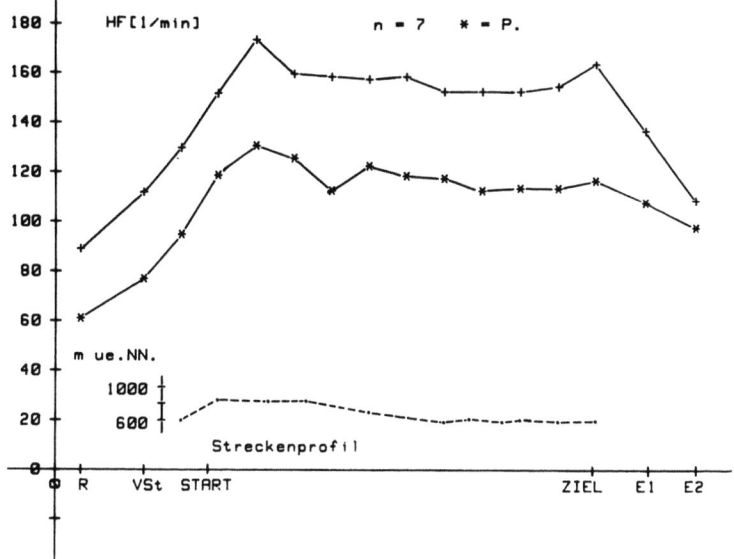

Abb. 20. Darstellung des Herzfrequenzverhaltens bezogen auf das Streckenprofil der Radseniorenweltmeisterschaft in St. Johann/Tirol 1979 für den 78 Jahre alten Teilnehmer H. P. (Sterne) und eine Gruppe von 7 Teilnehmern mit einem Durch-schnittsalter von 60 Jahren (Kreuze) (aus HUBER 1980)

Grenzen der Trainierbarkeit des älteren Menschen

Die Frage nach den Grenzen der Trainierbarkeit und der Leistungs-fähigkeit des älteren Menschen bedarf noch weiterer grundlegender physiologischer Untersuchungen. Es bestehen zwar die allgemeinen Erfahrungswerte, daß Schnelligkeit, neuromuskuläre Vorgänge, Kraft und anaerobe Energiebereitstellung eine stärkere Abnahme im Altersgang aufweisen als jene Merkmale, die die Ausdauerleistungsfähigkeit bedingen, umfassende Untersuchungen über die Belastungsgrenzen des älteren Menschen nach jahrzehntelangem Hochleistungstraining in den zuerst erwähnten motorischen Grundeigenschaften stehen jedoch nicht zur Verfügung. Dies mag vor allem dadurch begründet sein, daß durch das Erkennen der Sinnhaftigkeit von Ausdauertraining zur Prävention und Rehabilitation im höheren Alter vor allem wissenschaftliche Unter-suchungen zur adäquaten Anwendung dieser motorischen Grundeigen-

schaften intensiviert wurden. Ein zweiter, mindestens ebenso wichtiger
Grund ist aber auch das Faktum, daß der passive Bewegungsapparat des
Menschen bei über Jahre dauerndem Hochleistungstraining von Kraft-
und Schnelligkeitsbeanspruchungen im größeren Maße zu Abnützungs-
erscheinungen neigt, als das kardiozirkulatorische und metabolische
System, wodurch in diesen Sportarten keine so lange beobachtbare
Trainings- und Leistungskontinuität besteht.

Von einer anderen Betrachtungswarte aus scheint allerdings diese
Zweiteilung zu simplifiziert. Es muß die Frage gestellt werden, ob ein
Mensch, der ab dem 8. bis 10. Lebensjahr mit Leistungs- und Hoch-
leistungsausdauertraining beginnt und im Alter zwischen 20 und 30
Jahren seine individuelle Höchstleistungsfähigkeit im Niveau der Welt-
klasse erreicht, bei etwa gleichbleibender Trainingsquantität und gering
abnehmenden relativen Trainingsintensität bis über das 90. Lebensjahr
kontinuierlich weitertrainieren kann. Tritt hier nicht vielmehr eine
wesentlich frühzeitigere Trainingseinschränkung durch Beschwerden
von seiten des passiven Bewegungsapparates auf? Sind möglicherweise die
Ausnahmeerscheinungen von Seniorenathleten in Ausdauerbewerben
jene Menschen, die zwar in ihrer Jugend Höchstleistungen vollbracht
haben, aber nach einer 10- bis 20jährigen Pause mit reduziertem Training
erst später wieder mit Hochleistungstraining begonnen haben? Oder erreichen vielmehr jene Menschen hervorragende Ausdauerfähigkeiten im
höheren Lebensalter, die erst mit dem 40. bis 50. Lebensjahr mit leistungs-
sportlichem Training beginnen und aufgrund genetischer Prädispositionen eine Trainierbarkeit aufweisen, die ihnen auch noch im mittleren
bis höheren Lebensalter das Erreichen außergewöhnlicher Leistungen ermöglicht?

Zur Frage der Leistungsgrenzen des älteren Menschen im Rahmen der
altersbedingten Leistungsabnahme müssen weiterhin zivilisatorische
Fakten wie Bewegungsmangel, überkalorische und falschkalorische Ernährung sowie die Funktionsbreite des hormonell-endokrinen Systems
beeinflussende psychosoziale Streßzustände berücksichtigt werden, die
jeweils in Zeiten der sogenannten „Hochkulturen" in verstärktem Maße
gegeben sind. Welche Leistungskapazität besitzen demgegenüber jene
Bevölkerungsgruppen, von denen ein hoher Prozentsatz der Menschen
über 100, im Einzelfall sogar über 120 oder 130 Jahre alt wird? Welche
Leistungsfähigkeit besitzen diese Menschen mit 60, 80 und 100 Jahren im
Vergleich zu Menschen unserer Bevölkerung? Ist als Beispiel die interstitielle Myokardfibrosierung eines 100jährigen Menschen dieser lang-
lebigen Bevölkerungsgruppen mit den Befunden eines 70jährigen Mittel-
europäers gleichzusetzen? Wie kann das biologische Alter dieser
Menschen mit deren kalendarischem und andererseits mit dem kalendarischen Alter unserer Bevölkerungsgruppen verglichen werden? Diese

Frage ist umso interessanter, da schon bei unserer Bevölkerung im mittleren Lebensalter ein Unterschied von ±10 bis 15 Jahren zwischen biologischem und kalendarischem Alter anzunehmen sein dürfte (ISRAEL 1972) und ferner die Varianz des biologischen Alters mit steigendem kalendarischen Alter zunimmt, womit die körperliche und psychisch intellektuelle Inhomogenität größer wird.

Schließlich müssen auch noch genetische Beeinflussungen verschiedener Leistungsmerkmale sowie Wechselwirkungen zwischen vererbten und umweltmodulierten Fähigkeiten für eine hohe Leistungsfähigkeit im Alter berücksichtigt werden.

Vor dem Hintergrund dieser Fragen wird im folgenden versucht, aus vorhandenen Literaturangaben mögliche Tendenzen für die Grenzen der Ausdauerleistungsfähigkeit anhand des Verhaltens der maximalen Sauerstoffaufnahme im Altersgang darzustellen.

Beispiel 1 (MAUD 1981):

W. H.: 70 Jahre, Johannesburg 1979: Marathonweltrekord dieser Altersklasse in 3:06:24.

Olympische Spiele Helsinki, 1952, 10. Platz im Marathon, Zeit: 2:31,50.

Gewinner des Komrades-Marathon (86,4 km), Südafrika, in den Jahren 1931, 1950, 1951, 1953 und 1954, beste Zeit: 5:53.

160 km Brighton–London, Weltrekord 1953, Zeit: 12:17.

24-Stundenlauf London 1953, Weltrekord mit 255,3 km.

W. H. betrieb seit 1926 regelmäßig ein tägliches Ausdauertraining, in der Zeit von 1954 bis 1966 wurde eine 12jährige Pause eingelegt, in der keine Wettkämpfe ausgetragen und nur etwa ein- bis zweimal pro Woche trainiert wurde. Die physiologischen Kennwerte von W. H. (Alter: 70 Jahre, Körpergröße 168 cm, Körpergewicht 67,7 kg, Ruheherzfrequenz 52/min, Ruhe-RR 108/72 mmHg, VO_2max 56,8 ml/kg/min, VEmax 165 l/min, VK 4,7 l, Tiffeneau 73%) geben im Vergleich zu anderen Seniorenweltklasseathleten und Normalpersonen einen Einblick in die außergewöhnliche Leistungsfähigkeit dieses Mannes, als deren Ursache wohl nur die extreme Trainingsleistung von 112 km/Woche in Betracht gezogen werden kann.

Beispiel 2:

Von HÜLLEMANN (1983) wird für einen 95jährigen Griechen eine Zeit von 6:42 Stunden für die Marathondistanz angegeben. Dies bedeutet einen Schnitt von 6,3 km/h. Je nach Annahme der Dauerleistungsgrenze zwischen 70 und 80% ergibt sich daraus eine maximale Laufgeschwindigkeit von etwa 8 bis 9 km/h und eine korrespondierende maximale Sauerstoffaufnahme von 28 bis 33 ml/kg/min.

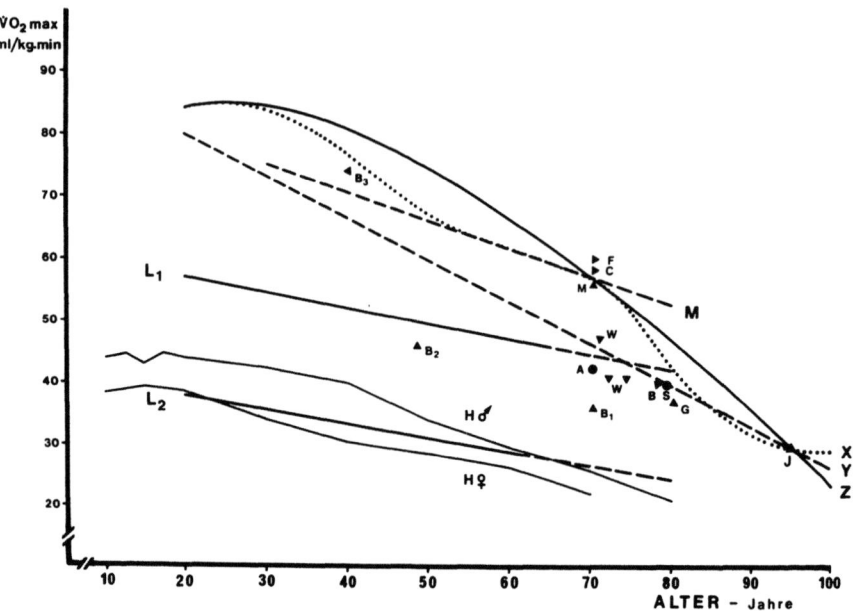

Abb. 21. Mögliche Verlaufsformen der Altersabnahme der relativen maximalen Sauerstoffaufnahme von ausdauertrainierten Seniorensportlern im Vergleich zu untrainierten Normalpersonen. Nähere Erklärung siehe Text. Die Blockbuchstaben der Einzelwerte beziehen sich auf die Initialen des Autors: M MAUD 1981; B BACHL 1981 und 1983; F FARDY 1978; C CURETON 1964; G GUTIN 1981; W WILMORE 1974; L LIESEN 1981; H HOLLMANN 1970 und 1976; V VAN AAKEN 1975; S SCHNEITER 1979

In Abb. 21 wird versucht, anhand eigener sowie in der Literatur zitierter Angaben der relativen maximalen Sauerstoffaufnahme eine Beziehung für den Verlauf der aeroben Kapazität im Altersgang zu finden. Die beiden Regressionsgeraden ($L1$, $L2$) beziehen sich auf Angaben von LIESEN (1981) für untrainierte ($L2$) und ausdauertrainierte ($L1$) Männer, die Kurven H auf Angaben von HOLLMANN (1970, 1976 und 1980) für untrainierte Frauen und Männer. Als Einzelwerte sind Untersuchungsergebnisse eines Mittelstrecken-Weltklasseathleten ($B3$) (BACHL 1981), des in seiner Altersklasse weltbesten Radrennfahrers H. P. (B) sowie Mittelwerte verschiedener Gruppen von Seniorenradrennfahrern ($B1$ und $B2$) (BACHL 1983) sowie Ergebnisse von FARDY (1978), CURETON (1964), MAUD (W. H. 1981), GUTIN (1981) und WILMORE (1974) eingezeichnet (alle Einzelangaben sind mit Dreiecken und dem Initialbuchstaben des Autors gekennzeichnet). Die schwarzen Punkte markieren die kaum einordbaren, fast unglaublichen Sauerstoffaufnahmen einer

70jährigen Langstreckenläuferin (VAN AAKEN 1975) und einer 79jährigen Marathonläuferin (Zeit: 3:52, SCHNEITER 1979). Um einen Anhaltspunkt über die Abnahme der maximalen Sauerstoffaufnahme im Altersgang zu erhalten, geht MAUD (1981) von einer maximalen Sauerstoffaufnahme von etwa 75 ml/kg/min bei W. H. im Alter von 25 bis 30 Jahren aus und errechnet daraus einen Abfall von 0,41 ml/kg/min/Jahr bis zum 70. Lebensjahr (strichlierte Gerade *M*). Diese Gerade trifft wahrscheinlich ebensowenig die realen Verhältnisse wie jene strichliert eingezeichnete Gerade Y, die für den 95jährigen Marathonläufer von 80 ml/kg/min maximaler Sauerstoffaufnahme im 20. Lebensjahr ausgeht, obwohl die Ergebnisse von WILMORE (1974), GUTIN (1981) und BACHL (1983) gut in diese Beziehung einordbar wären. Unter der Annahme einer maximalen Sauerstoffaufnahme von 85 ml/kg/min zwischen dem 20. und 30. Lebensjahr läßt sich eine Kurve Z finden, welche die Angaben für den 95jährigen Marathonläufer sowie für W. H. (MAUD 1981) relativ gut miteinbezieht, jedoch in den Altersbereichen zwischen 40 und 60 sowie 70 bis 90 Jahren in bezug auf die zur Verfügung stehenden Untersuchungsergebnisse zu hoch liegt. Die wellenförmige Kurve mit zwei Knicks nach dem 30. und 70. Lebensjahr wäre an sich eine günstige Funktion der zur Verfügung stehenden Daten, ist aber physiologisch nicht hinreichend fundierbar. Vor dem Hintergrund dieser Ergebnisse und unter Berücksichtigung der erwähnten genetischen und umweltmodulierenden Faktoren ließe sich die Annahme formulieren, daß maximale Sauerstoffaufnahmen von 30 bis 35 ml/kg/min im Einzelfall von jahrelang trainierenden Ausdauerleistungssportlern europäischer Bevölkerungsgruppen an der Schwelle des 1. Jahrhunderts ihres Lebens erreicht werden könnten.

VIII. Sport für den geschädigten älteren Menschen

Die primär und sekundär präventive sowie rehabilitative Wirkung regelmäßig ausgeübter körperlicher Betätigung ist gegenüber vielen Erkrankungen seit langem bekannt.

Beispielsweise ist eine adäquat dosierte Ausdauerbewegungstherapie zur Prävention sowie in der Früh- und Spätrehabilitation von degenerativen Herz-Kreislauf-Erkrankungen im Rahmen des therapeutischen Konzepts als essentiell notwendig integriert. In den letzten Jahren konnte durch vielfältige Studien erwiesen werden, daß Bewegungstherapie auch im Rahmen von Stoffwechselerkrankungen sowie verschiedener degenerativer Erscheinungen des Bewegungsapparates sinnvoll begleitend einzusetzen ist. Da die erwähnten Erkrankungen einerseits vielfach erst im höheren Lebensalter auftreten und nachfolgend mit therapeutischem Bewegungstraining begonnen wird, andererseits viele ältere Menschen, die seit Jahrzehnten Sport betreiben, nach der Manifestation verschiedener Krankheiten ihre Sportart weiter ausüben wollen, ist die richtige Auswahl und Dosierung sportlicher Aktivitäten für den erkrankten und geschädigten älteren Menschen von zunehmender Bedeutung.

1. Herz-Kreislauf-Erkrankungen

Koronare Herzkrankheit

Die koronare Herzkrankheit nimmt eine zentrale Stellung im Rahmen der Alterskardiologie ein. Die zumeist zugrundeliegende Koronarinsuffizienz bedeutet eine Sauerstoffminderversorgung der in ihrem Ausbreitungsbereich liegenden Muskulatur in Ruhe und/oder bei Belastung mit der konsekutiven Diskrepanz zwischen vorhandenem Sauerstoffangebot und erforderlichem Sauerstoffbedarf.

Jede labile und natürlich jede manifeste Koronarinsuffizienz bedeutet eine Myokardhypoxie und kann letztlich zur akuten oder chronischen Myokardnekrose führen.

Als Ursachen einer Koronarinsuffizienz gelten:

a) Eine Verminderung des Sauerstoffgehaltes des Blutes (bei intakten Koronargefäßen) durch Anämie, Blutverteilungsstörungen, nicht ausreichende Arterialisierung des Blutes bei pulmonalen Erkrankungen.

b) Eine Myokardhypertrophie über ein Herzgewicht von 500g, wie z. B. bei Hypertonie, mit den Folgen einer relativen Koronarinsuffizienz (bei intakten Koronargefäßen Sauerstoffunterversorgung des hypertrophierten Muskels).

c) Veränderungen der Koronararterien selbst: entweder entzündlicher Genese (Arteriitis mit Intimaschädigung) oder degenerativer Genese (Koronarsklerose) (UHLIK 1983).

Die letzterwähnte Ursache der degenerativen Koronarveränderungen stellt die häufigste Ursache der Koronarinsuffizienz dar. Als ursächlich dafür gelten die Risikofaktoren Hypertonie, Hyperlipidämie, Diabetes mellitus, Nikotinabusus, psychosozialer Streß und Bewegungsmangel.

Nach Untersuchungen von DURST (1982) besteht ein Gipfel der Ein-, Zwei- und Dreigefäßerkrankungen bei Männern zwischen dem 50. und 55. Lebensjahr. Vor allem Dreigefäßerkrankungen sind bei Männern über 60 die dominierende Form der koronaren Herzkrankheit. Dementsprechend ist daher bei über 61jährigen Männern auch mit einer relativ hohen Fünfjahresletalität etwa mit 50 bis 60% zu rechnen.

Tabelle 24. *Häufigkeit von Myokardinfarkten bei 40 bis 65 Jahre alten Männern in leitender Position* (nach MORRIS 1980 aus AIGNER 1984)

	Mit sportlicher Betätigung		Ohne sportliche Betätigung	
	Anzahl	Prozent	Anzahl	Prozent
Tödliche Infarkte	24	1,1	411	2,9
Nicht-tödliche Infarkte	42	2,0	570	4,0
Alle Infarkte	66	3,1	981	6,9

Für den Menschen ab dem 30. Lebensjahr liegt der Schwerpunkt der Bewegungstherapie in der primären Prävention, für Patienten nach Myokardinfarkten bzw. mit bestehender Koronarinsuffizienz in der

Rehabilitation bzw. Sekundärprävention. In einer Langzeitstudie an
17.944 Männern konnte MORRIS (1980) nachweisen, daß die Inzidenz von
Koronarerkrankungen bei körperlich aktiven Personen um mehr als die
Hälfte niedriger lag als bei inaktiven Personen (Tabelle 24). MORRIS (1960,
1961, 1980) fand weiterhin, daß auch Patienten mit bestehenden Risikofaktoren weniger gefährdet waren, wenn sie einer regelmäßigen Ausdauerbelastung nachgingen.

Das Gesamtkonzept der Therapie der Koronarinsuffizienz richtet sich
einerseits nach dem Schweregrad und den Ausprägungsformen der
Koronarinsuffizienz, andererseits nach deren Folgeerscheinungen und
Komplikationen, wie Herzinfarkt, multiple Infarkte, Herzinsuffizienz,
Herzrhythmusstörungen u. a.

Im Rahmen dieses Gesamtkonzeptes (Bypassoperation, medikamentöse Therapie) kann der Einsatz von Bewegungstherapie und Sport
nach folgenden Richtlinien erfolgen: Bei Personen mit Frühstadien einer
koronaren Herzkrankheit, bei denen elektrokardiographische Zeichen
einer Belastungskoronarinsuffizienz ohne Angina pectoris und ohne
abgelaufenen Herzinfarkt bei erst relativ hohen Belastungsintensitäten
auftreten, kann nach einer medizinischen Basisuntersuchung Bewegungstherapie und Sport nach ärztlicher Anweisung, aber ohne ärztliche Aufsicht, betrieben werden, wenn zusätzlich altersentsprechende Werte von
Blutdruck und Herzfrequenz bei submaximalen und maximalen
Belastungen gegeben sind (KAINDL 1979).

Bei Patienten mit Angina pectoris simplex, bei der Angina pectoris-
Anfälle durch körperliche und psychische Belastungen ausgelöst werden,
sowie bei Patienten mit Angina pectoris gravis, bei denen es bereits in
Ruhe zu Schmerzanfällen kommt, die länger als 10 Minuten dauern und
weniger gut auf Nitropräparate reagieren, soll die Bewegungstherapie,
sofern sie im Konzept der konservativen Therapie miteingebaut werden
kann, möglichst zu Beginn unter ärztlicher Aufsicht erfolgen.

Auch beim älteren Menschen sollte die Indikation zum aorto-
koronaren Bypass vor allem dann diskutiert werden, wenn bei mehr als
einem Koronargefäß hämodynamisch wirksame koronarsklerotische
Veränderungen bestehen und der Patient symptomatisch ist (DURST
1982). Aus der Tatsache heraus, daß unter strenger Indikationsstellung
zur Bypassoperation das Alter für den Erfolg der koronarchirurgischen
Intervention keine entscheidende Rolle spielt (DURST 1982), ist vor allem
die prognostische Bedeutung der koronarchirurgischen Behandlung für
die weitere Lebensqualität entscheidend. Trotz vieler angreifbarer Statistiken über die Diskrepanz konservativer und chirurgischer Therapie-
konzepte scheint unter den erwähnten Voraussetzungen das operative
Vorgehen bezogen auf die Beschwerdefreiheit um mehr als die Hälfte
überlegen zu sein.

Zur näheren Beschäftigung mit bewegungstherapeutischen Programmen in der Früh- und Spätrehabilitation nach Herzinfarkt, zur Bewegungstherapie in Rehabilitationszentren sowie in Koronargruppen muß auf die zahlreiche Fachliteratur verwiesen werden. Prinzipiell gelten für die späteren Stadien der Rehabilitation nach Herzinfarkt sowie in der sekundären und tertiären Prävention der Koronarinsuffizienz folgende allgemeine Grundsätze:

Es empfehlen sich mäßige bis mittelschwere Ausdauerbelastungen, bei denen mindestens $\frac{1}{6}$ bis $\frac{1}{7}$ der gesamten Körpermuskulatur bewegt wird. Kraft-, Schnellkraft- und Schnelligkeitsübungen sollen vermieden werden, da sie nicht nur keine Trainingswirksamkeit im Sinne der Rehabilitation oder Prävention besitzen, sondern zusätzliche Komplikationen hervorrufen können. Gehen und Laufen können im allgemeinen als die günstigsten Sportarten bezeichnet werden, da anteilhaft ein großer Prozentsatz der Muskulatur beansprucht wird, während hingegen beim Fahrradergometertraining nur weniger als 50% der Muskelmasse eingesetzt werden. Zusätzlich wird beim Gehen und Laufen der periphere Widerstand durch die Beanspruchung nicht erhöht, da die Kontraktionsdauer innerhalb des Bewegungsablaufes kurz ist, wodurch der diastolische Blutdruck geringer ansteigt und damit der Mitteldruck nahezu unverändert bleibt (HALHUBER 1982, ROST 1982). Auch Schwimmen spielt als Ausdauersport eine wesentliche Rolle im Rahmen der Rehabilitation, wiewohl durch das spezielle Belastungsprofil (Druckverhältnisse, horizontale Lage, Temperatur, vermehrter venöser Rückfluß) besondere Gefahrenmomente und Komplikationen (z. B. Rhythmusstörungen) auftreten können.

Spiele sind als Ausdauertrainingsmittel schwerer dosierbar, außerdem sind anteilhaft größere Komponenten von Schnellkraft, Schnelligkeit und Kraft enthalten. Allerdings zählen Spiele ohne Wettkampfcharakter zu guten Mitteln in der Rehabilitation und Prävention, da sie einerseits Koordination, Technik, Beweglichkeit und Gelenkigkeit verbessern, andererseits die Motivation zur Sportausübung heben.

Die günstigsten Effekte eines Ausdauertrainings werden erreicht, wenn täglich bzw. 4- bis 6mal pro Woche trainiert wird. Als Mindestprogramm sollte zwei- bis dreimal pro Woche ein Training von nicht unter 20 Minuten Dauer durchgeführt werden. Prinzipiell hat die Häufigkeit des Trainings einen größeren Einfluß auf die Entwicklung der Leistungsfähigkeit als die Trainingsdauer der Einzelbelastung. Als Mindestbelastungsdauer gelten bei 5- bis 7maligem Training pro Woche etwa 6 Minuten, um noch objektivierbare Anpassungserscheinungen hervorzurufen.

Die Trainingsintensität sollte so gewählt werden, daß einerseits der Trainingsreiz wirksam werden kann, andererseits Überbelastungen mit

Gefahren für den Patienten vermieden werden. Zur einfachen Kontrolle der Trainingsintensität bietet sich die Steuerung mittels der Herzfrequenz an. Während in den Frühstadien der Rehabilitation von Patienten mit Myokardinfarkten oder nach operativen Eingriffen die jeweilige Belastungsherzfrequenz individuell anhand von Ergometerunter-suchungen festgelegt werden muß, kann für spätere Stadien der Rehabili-tation beispielsweise die Formel nach Baum (1971) verwendet werden, derzufolge die Belastungsherzfrequenz 170 minus Lebensalter in Jahren betragen sollte. Prinzipiell gilt natürlich auch für diese Stadien der Rehabilitation, daß eine exakte Steuerung mittels wiederholter Ergo-meterbelastungen die effektivsten Trainingsverbesserungen mit sich bringt, da die Dosierung von extensivem und intensivem Ausdauer-training exakt nach der jeweiligen Höhe der aeroben und anaeroben Schwelle gesteuert werden kann.

Bei leistungsschwachen bzw. untrainierten älteren gesunden Personen kann eine Belastungsherzfrequenz von 180 minus Lebensjahre für An-fänger bzw. 190 minus Lebensjahre für körperlich aktive Menschen empfohlen werden (Greinert 1979). Nach Schmith und Israel (1983) kann zur Festlegung der Belastungsherzfrequenz auch die Formel von 170 minus halbes Lebensalter in Jahren verwendet werden. Strauzenberg (1979) gibt als Faustregel für die Intensitätsbemessung von Ausdauer-training im Altersgang folgende Herzfrequenzen an, die jeweils auf 60, 70 oder 80% der maximalen Sauerstoffaufnahme bezogen sind (Tabelle 25).

Tabelle 25. *Zusammenstellung von Pulsfrequenzrichtwerten zur Festsetzung von Belastungshöhen entsprechend 80%, 70% und 60% der maximalen Sauerstoff-aufnahme* (aus Strauzenberg 1979)

Alter in Jahren	Pulsfrequenz bei		
	80% VO_2 max.	70% VO_2 max.	60% VO_2 max.
30–35	170	150	130
36–40	165	145	125
41–45	160	140	120
46–50	155	135	115
51–55	150	130	110
56–60	145	125	105
61–65	140	120	100
66–70	135	115	95
71–75	130	110	90
Faustregel:	200 minus Alter	180 minus Alter	160 minus Alter

In der internationalen Literatur existieren viele Studien über die Zunahme der maximalen Sauerstoffaufnahme als Trainingseffekt. Eine Gegenüberstellung der jeweiligen Leistungsverbesserung mit verschiedenen Trainingsmethoden (PEKKA OJA 1983) zeigt, daß unterschwelliges Training infolge zu niedriger Häufigkeit oder zu niedriger Intensität keine oder nur sehr geringe Zunahmen der maximalen Sauerstoffaufnahme hervorruft.

Grundsätzlich kann ohne Vorliegen medizinischer Kontraindikationen in jedem Alter und bei jeder Leistungsvoraussetzung mit Bewegungstherapie oder Training begonnen werden, da bei richtiger Dosierung in jedem Fall eine qualitative Verbesserung der Leistungsfähigkeit erzielt werden kann.

Zusammenfassend können folgende Sportarten (in Reihenfolge) in der Rehabilitation Koronarkranker sinnvoll verwendet werden:

Laufen,

Skilanglauf,

Bergwandern,

Radfahren,

Schwimmen,

Rudern,

Tanzen,

Ballspiele.

In allen angeführten Sportarten sollten Wettkampfcharakter, übermäßiger Ehrgeiz sowie Zweikämpfe vermieden werden. Alpiner Skilauf schließlich ist für Menschen mit labiler oder manifester koronarer Herzkrankheit eher kontraindiziert, weil einerseits ein gewisser psychischer Streß nicht vermieden werden kann, andererseits ein hoher Anteil statischer und dynamischer Kraftbelastungen auftritt, welcher die erwähnten ungünstigen Wirkungen auf das Myokard mit einem gesteigerten Sauerstoffverbrauch nach sich zieht. Bei EKG-Langzeitregistrierungen wurden bei koronarkranken Skiläufern häufig Rhythmusstörungen, besonders ventrikuläre Extrasystolen, gefunden (UHLIG 1983). Daher ist für ältere Koronarkranke alpiner Skilauf abzulehnen, wenn schlechtes technisches Können gegeben ist oder mit Skilauf erst begonnen wird, während hingegen für den seit Jahrzehnten geübten, technisch guten Skifahrer bei vorsichtiger Fahrweise nicht unbedingt eine Kontraindikation besteht.

Eine Sonderform der Post-Infarkt-Sportausübung, die weit über die Rehabilitation hinausgeht, sei am Ende dieses Kapitels erwähnt: der „Postinfarkt-Marathonlauf".

Ungeachtet der medizinischen Sinnhaftigkeit dieser weit über normale Rehabilitationsprogramme hinausgehenden Sportausübung werden im folgenden einige klinische und leistungsphysiologische Angaben nach

KAVANAGH (1977) und DRESSENDORFER (1977) für diese Patientengruppe dargestellt und mit einer anderen, nicht marathonlaufenden Gruppe eines Postinfarkt-Rehabilitationsprogrammes verglichen, um auf die leistungs-physiologisch beachtenswerte Entwicklungsmöglichkeit der aeroben Kapazität hinzuweisen. In dem von KAVANAGH (1977) untersuchten Kollektiv von 13 Männern waren drei Patienten mit Zweitinfarkt, bei 8 Personen bestanden zusätzliche Komplikationen von Arrhythmien und/oder Hypertonie. Alle Infarkttypen waren vertreten, 9 der 13 Infarkte waren transmural. Eine quantitative Bestimmung der Infarktgröße wurde nicht vorgenommen, die typischen Leitenzyme waren jedoch in jedem Fall erhöht. Bei den anthropometrischen Daten waren zwischen den Postinfarkt-Marathonläufern und der normalen Rehabilitations-gruppe (n = 610) keine signifikanten Unterschiede festzustellen. Auch mit zunehmendem Training ergab sich in diesen Werten keine statistisch signifikante Veränderung, weder in der ,,Marathongruppe" noch in der ,,normalen Rehabilitationsgruppe". Der systolische Blutdruck in Ruhe und unter Belastung war für die Marathongruppe mit Trainingsbeginn höher, nach der Trainingsperiode wurde für die Marathongruppe ein deutlicher Abfall der Ruhedrucke, bei beiden Gruppen ein gleich hoher Anstieg des Blutdrucks bei maximaler Belastung gefunden. Das Ausmaß der ST-Streckensenkung war für beide Gruppen nicht verschieden, bei 6 der 13 Marathonläufer bestand vor Trainingsbeginn eine ST-Senkung von mehr als 0,1 mm. Nach dem Training konnte bei beiden Gruppen eine Reduzierung der ST-Senkung bei gleich hoher Belastung gesehen werden, wobei die Abnahme der ST-Senkung in der Marathongruppe deutlicher war.

Die mittlere maximale Sauerstoffaufnahme der Marathongruppe vor Beginn des Trainings lag mit 28,0 ± 0,7 ml/kg/min etwas höher als in der nicht selektierten Vergleichsgruppe von Patienten mit koronarer Herz-krankheit (25,1 ml/kg/min). Nach einer mittleren Trainingsperiode von 2 Jahren erreichte die Marathongruppe eine mittlere maximale Sauer-stoffaufnahme von 43,5 ± 10,4 ml/kg/min (155% des Ausgangswertes). Bei einigen Teilnehmern der Marathongruppe, die regelmäßig an Marathonläufen teilnahmen, konnten noch größere Steigerungen der maximalen Sauerstoffaufnahme beobachtet werden, wie z. B. bei der Versuchsperson G. (Abb. 22), deren maximale Sauerstoffaufnahme in einem Trainings- und Wettkampfzeitraum von etwa 5 Jahren von 25 auf fast 65 ml/kg/min anstieg. Aus der Abbildung ist aber auch erkennbar, daß bei jenen Teilnehmern, die mit regelmäßigem Training aufhörten, ein deutlicher Abfall der Sauerstoffaufnahme festzustellen war.

In einer weiteren Studie von DRESSENDORFER (1977) sind für 15 Post-Herzinfarkt-Marathonläufer die physiologischen Variablen während eines Straßenlaufes und eines Marathons angeführt (Tabelle 26). Die

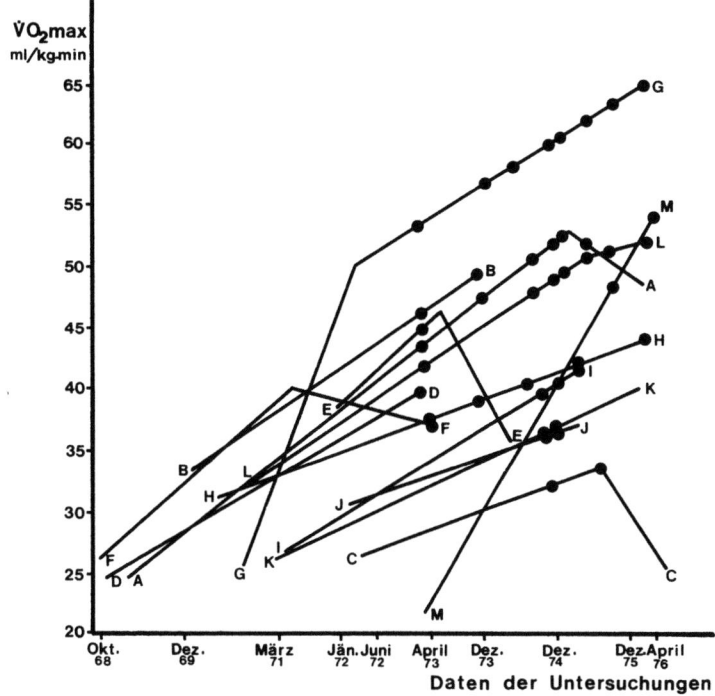

Abb. 22. Entwicklung der maximalen Sauerstoffaufnahme von 13 „Postinfarkt-Marathonläufern". Die Punkte kennzeichnen für jeden Patienten die Anzahl der Teilnahmen an Marathonwettkämpfen. Nähere Einzelheiten siehe Text (aus KAVANAGH 1977)

maximale Sauerstoffaufnahme von 53,2 ml/kg/min sowie die Marathonzeit von 3:25 Stunden für die 48 Jahre alte Versuchsperson 1 dokumentieren die außergewöhnliche Leistungsentwicklung dieses Patienten. Vor dem Hintergrund dieser Resultate erhebt sich die Frage nach der Sinnhaftigkeit dieses Vorgehens. Es kann außer Zweifel gestellt werden, daß die Ausdauerbelastung Laufen an sich sowohl physiologisch als auch psychologisch eine der besten Möglichkeiten der Rehabilitation nach Herzinfarkt darstellt. Andererseits bleibt die Frage offen, ob das Training und der Marathonwettkampf an sich medizinisch vertretbar sind.

In der vorliegenden Studie wurden alle Teilnehmer vor Beginn des Trainings regelmäßig medizinisch überwacht. Erst nach einer dreijährigen Trainingsperiode mit leistungsphysiologisch gesteuerter Intensitätszunahme wurde die Erlaubnis zum ersten Wettkampf gegeben. Vor und nach jedem Wettkampf erfolgte eine medizinische und leistungsphysiologische Komplexuntersuchung. Während des Wettkampfs wurde das Ein-

Tabelle 26. *Zusammenstellung verschiedener physiologischer Kenngrößen von 5 Koronarkranken (davon 4 nach Herzinfarkt) während eines Straßen- und Marathonlaufes* (nach DRESSENDORFER 1977)

	Probanden-Nr.					$\bar{x}$
	1	2	3	4	5	
Straßenlauf						
VO$_2$ max/l/min	3,03	2,33	2,67	2,91	2,35	2,66
VO$_2$ ml/kg/min	53,2	37,4	44,2	37,3	34,5	41,3
Hf max. l/min	176	175	180	165	174	174
Marathon						
Laufzeit/min	205	285	302	335	370	290
Geschwindigkeit m/min	205	148	140	126	114	147
VO$_2$ ml/kg/min	37,6	29,6	33,1	25,7	23,0	29,8
VO$_2$ l/min	2,19	1,85	1,98	1,97	1,60	1,92
Energieverbrauch (kcal)	2.200	2.584	2.930	3.234	2.901	2.770
mittlere Hf (l/min)	139	161	147	141	133	144
% Hf max.	79	92	82	85	78	83
max. Hf (l/min)	160	164	164	160	168	163
Flüssigkeits-aufnahme (ml)	840	1.400	1.540	850	2.140	1.350
Rektaltemperatur (°C)	39,0	38,5	38,6	38,6	38,4	38,6
Gewichtsverlust (kg)	1,8	2,4	2,2	2,6	1,4	2,1

halten der vorher ergometrisch bestimmten Geschwindigkeit überwacht. Zum Zeitpunkt der Veröffentlichung dieser Studie im Jahre 1979 hatten die Autoren einen Überblick über 50 Marathonwettkämpfe ohne Komplikationen während oder nach dem Wettkampf selbst.

Die Frage nach der Sinnhaftigkeit dieses Vorgehens kann sich wohl nur jeder Leser selbst beantworten. Die Tatsache, daß nach Herzinfarkten Leistungen solcher Art möglich sind (sicher nur für bestimmte Menschen unter bestimmten Bedingungen und Vorsichtsmaßnahmen), weist aber zumindest in qualitativer Hinsicht auf die Richtigkeit und Notwendigkeit von Ausdauerbelastungen zur Therapie und Prävention bei koronarer Herzkrankheit hin.

Herzklappenfehler

Obduktionsergebnisse bei über 70jährigen zeigen, daß Veränderungen an den Herzklappen im Sinne erworbener Herzklappenfehler in etwa 15 bis 18% vorkommen können. Nach Untersuchungen von DURST

(1982) ist die größte Zahl an Mitralvitien zwischen dem 45. bis 55. Lebensjahr anzutreffen, während in den Altersstufen davor und danach abnehmende Häufigkeitszahlen zu beobachten sind. Diese Art der Gauss'schen Verteilungskurve trifft auch in etwa auf Aortenvitien zu, wobei die Abnahme der Verteilungskurve im höheren Alter flacher ist, d. h. daß auch über dem 55. Lebensjahr eine größere Zahl von Aortenvitien auftreten. Bei Doppelklappenfehlern, die in dieser Untersuchung vermehrt bei Frauen bestehen, liegt der Gipfel der Häufigkeit ebenfalls zwischen dem 45. und dem 55. Lebensjahr.

Bei Herzklappenfehlern mit Auswurfbehinderung, wie z. B. der Aortenstenose, sollten grundsätzlich sportliche Betätigungen vermieden werden. Die Aortenstenose zwingt im allgemeinen zur körperlichen Schonung. Da bei Belastungen der Blutrückstrom zum linken Ventrikel steigt und die Herzfrequenz zunimmt, arbeitet das Myokard mit einer überhöhten Leistung gegen einen entsprechenden Widerstand, woraus akut und unter Umständen ohne Warnsymptome Überbelastungen resultieren, die zur Synkope oder zum plötzlichen Herztod führen können. Weniger gefährlich im vorgenannten Sinn sind Mitralklappenfehler und Shuntvitien, bei denen bestimmte Symptome und das Gefühl der Erschöpfung als Alarmreaktion progressiv auftreten, bevor es zu einer irreversiblen Überlastung kommt (KAINDL 1979).

Patienten mit Herzklappenfehlern sollen, bezogen auf ihre Lebensführung in Arbeit und Freizeit, lebensbegleitend ärztlich betreut werden. Dies gilt sowohl bei Patienten ohne Herzklappenoperation als auch für solche nach Herzklappenoperationen.

Prinzipiell sollte bei Patienten mit organischen Herzfehlern die vorhandene funktionelle Kapazität des Herzens nicht durch zusätzliche Arbeit beeinträchtigt bzw. gestört werden. Voll kompensierte, auch ältere Patienten können zweifellos Ausgleichssport wie Wandern, Radfahren und Laufen geringer Intensität betreiben, bei der Indikation zur Sauna ist individuell vorzugehen (HÜLLEMANN 1982). Bei Patienten mit hämodynamisch nicht wirksamen Veränderungen am Herzen, wie z. B. bei kleinen Ventrikelseptumdefekten, kann auch intensivere sportliche Betätigung erlaubt werden. Patienten dieser Art sind eher zum Sport und zur Bewegung zu motivieren. Es sollte ihnen klargemacht werden, daß sie eigentlich nicht herzkrank sind und damit auch keiner besonderen körperlichen Schonung bedürfen!

Aus kardiologischer Sicht ist die Indikation zur invasiven Diagnostik verschiedener Herzklappenfehler und gegebenenfalls zum operativen Verfahren gegeben, wenn bei einem Herzklappenfehler das hämodynamische Stadium III oder IV vorliegt bzw. es in den anderen Stadien zu Komplikationen gekommen ist. Da die mittlere Lebenserwartung bei bestehender Aortenklappenstenose nach Auftreten einer Angina pectoris bei 4,7 Jahren liegt, nach der ersten Synkope nur mehr bei 3,2 Jahren (DURST 1982), ist besonders auch für den älteren Patienten ohne zusätzliche Komplikationen eine Indikation zum Aortenklappenersatz gegeben, zumal die Überlebensrate nach dieser Operation wesentlich höher ist. Im höheren Alter können und müssen zusätzliche Komplikationen, wie z. B. die gar nicht so seltene Koronarinsuffizienz, bei Herzklappenerkrankungen mitberücksichtigt werden, womit auch die Indikation zum operativen Vorgehen seltener wird.

Die Weiterentwicklung verschiedener Herzklappenimplantate sowie die Konzeption einer medikamentösen Langzeittherapie, zu der auch die Verordnung von Antikoagulantien gehört, erlauben bei komplikationslosem operativen Verlauf auch beim älteren Menschen eine Rehabilitation mit Bewegungstherapie, die zumindest bis zur Wiedererlangung der normalen Leistungsfähigkeit gehen sollte. Bei guter Motivation, Fehlen von Begleiterkrankungen wie z. B. Koronarinsuffizienz, und ungestörter Myokardfunktion kann die Leistungssteigerung eines rehabilitativen Trainings weit über das normale Maß hinausgehen (BACHL 1978). Bei diesen Patienten können auch im höheren Lebensalter postoperative Sportarten wie alpines Skifahren und Tennis erlaubt werden (HÜLLEMANN 1982), besonders dann, wenn diese Sportarten seit der Jugend regelmäßig betrieben wurden und der physische und psychische Streß des koordinativen Erlernens dieser Bewegungsstruktur entfällt.

Bei allen Herzklappenerkrankungen und auch postoperativ nach Klappenersatz sind Schnelligkeitsbelastungen und Kraftbelastungen mit hohem statischen Anteil zu vermeiden.

Herzrhythmusstörungen

Sowohl bradykarde als auch tachykarde Herzrhythmusstörungen können mit zunehmendem Lebensalter häufiger auftreten und sich als intermittierende Schwindelanfälle, Synkopen oder zerebrale Durchblutungsstörungen äußern. Für die relativ größere Häufigkeit von altersbedingten Rhythmusstörungen lassen sich folgende Gründe anführen (HOMBACH 1982):

- Pathologisch-anatomische Veränderungen im Altersgang am Myokard und Klappengewebe sowie am Erregungsleitungssystem (Reduktion der Zahl der Schrittmacherzellen im Sinusknoten, Faserverlust vor allem im linken Faszikel des Hiss'schen Bündels).
- Physiologisch auftretende Funktionsänderungen des Herz-Kreislauf-Systems mit zunehmendem Alter mit Verschiebung der vegetativen Reaktionslage.

– Veränderte Reaktion auf Pharmaka, besonders kardial wirksamer (Digitalisglykoside, Betarezeptorenblocker, Kalziumantagonisten).
– Beeinflussung von manifesten oder latenten Herz-Kreislauf-Erkrankungen, wie z. B. Herzklappenfehler oder koronare Herzkrankheit.

Als häufigste bradykarde Herzrhythmusstörungen können Sinusknotensyndrom, Sinusbradykardie, SA-Blockierungen sowie AV-Block II. und III. Grades, als tachykarde Herzrhythmusstörungen vor allem Vorhofflattern, Vorhofflimmern und Vorhoftachykardien mit hoher AV-Überleitungsrate, gehäufte ventrikuläre Extrasystolen, Kammertachykardien sowie Kammerflattern und Kammerflimmern beobachtet werden.

Hämodynamisch bedeutsam, besonders bei körperlicher Belastung, sind die tachykarden ventrikulären Herzrhythmusstörungen sowie gehäuft einfallende ventrikuläre Extrasystolen, ventrikuläre Tachykardien oder Kammerflimmern (HOMBACH 1982), da das Herzminutenvolumen und damit die Organdurchblutung höhergradiger eingeschränkt werden als durch supraventrikuläre Arrhythmien (Tabelle 27). Vor allem

Tabelle 27. *Auswirkungen von Herzrhythmusstörungen auf verschiedene Durchblutungsgrößen* (aus CORDAY 1978)

Zerebrale Zirkulation:

Häufiges SVES	8% Reduktion
Häufige VES	12% Reduktion
Vorhoftachykardie	23% bis zu
Vorhofflattern	40% Reduktion
Ventrikuläre Tachykardie	40–70% Reduktion

Koronarzirkulation:

Vorhofextrasystolen	5% Reduktion
Ventrikuläre ES	12% Reduktion
Häufige ventrikuläre ES	25% Reduktion
Vorhofflattern	22% Reduktion
Vorhoftachykardie	35% Reduktion
Vorhofflimmern	40% Reduktion
Ventrikuläre Tachykardie	60% Reduktion
Kammerflimmern	100% Reduktion

Nierendurchblutung:

Häufige Vorhofs-ES	8% Reduktion
Häufige ventrikuläre ES	10% Reduktion
SV-paroxysmale Tachykardie	18% Reduktion
Vorhofflimmern (schnell)	20% Reduktion
Ventrikuläre Tachykardie	60% Reduktion

bei Patienten mit zusätzlich kardialen Komplikationen (wie koronarer Herzkrankheit oder nach Herzinfarkt) ist die Zahl und Art ventrikulärer Arrhythmien sowohl in Ruhe als auch unter rehabilitativer Belastung in prognostischer Hinsicht bedeutsam.

Herzrhythmusstörungen ohne möglichen Krankheitswert:

(nach HÜLLEMANN 1982)

- Einfache AV-Dissoziation
- AB-Block I. Grades bei Hochleistungssportlern in Ausdauersport-arten bzw. bei Verschwinden unter Belastung.
- Psychovegetative Tachykardien.
- Paroxysmale, supraventrikuläre Tachykardie und paroxysmales Vor-hofflimmern mit Tachyarrhythmie (bei disponierten Personen mit psychovegetativ belastenden Vorkommnissen).
- Monotope ventrikuläre Extrasystolen (weniger als 5/min) außerhalb der vulnerablen Phase.
- Das Aufhören von Extrasystolen unter Belastung kann nicht immer sicher als prognostisch günstig angesehen werden, da infolge des be-lastungsinduzierten sympathikoadrenergen Antriebs Ektopien durch die Belastungs-Sinustachykardie „überfahren" werden können.

Bei Vorliegen dieser Rhythmusstörungen muß bei allen Personen, die Sport betreiben oder Sport betreiben wollen, eine Ausschlußdiagnostik erfolgen, da nie sicher auszuschließen ist, daß die bestehenden Herz-rhythmusstörungen Frühsymptome einer sich entwickelnden organi-schen Erkrankung sein können. Wenn bei sorgfältiger Anamnese und Befunderhebung (Langzeit- und Speicher-EKG) keine Verdachtsmo-mente für organische Störungen bestehen, kann die Sportausübung er-laubt werden. Vor allem bei psychovegetativen Störungen, die beim älteren Menschen infolge familiärer Schicksalsschläge Rhythmusstörun-gen auslösen können, ist vermehrte körperliche Aktivität indiziert. Aller-dings soll bei neu auftretenden Rhythmusstörungen, besonders zu Anfang der Sportausübung, eine engmaschige ärztliche Kontrolle ge-geben sein, die am Anfang in zwei- bis vierwöchigem Abstand, später halbjährlich und jährlich erfolgen soll (HÜLLEMANN 1982).

Zu empfehlen sind Ausdauersportarten, wie Gehen, Wandern, Laufen und Skilanglaufen. Grundsätzlich, vor allem aber bei Rhythmus-störungen auf Basis kardialer Erkrankungen (koronare Herzkrankheit, Infarkt), sollen Kraft-, Schnelligkeits-, Kraftausdauer- und Schnellig-keitsausdauerbelastungen weitgehend vermieden werden, da die zirkula-torische Reaktion auf Kraftbelastungen und die physikalische Mit-reaktion durch die meistens vorhandene Bauchpresse zusammen mit der Katecholaminausschüttung einen überproportionalen Anstieg des myokardialen Sauerstoffbedarfs bewirkt, wodurch Rhythmusstörungen geradezu provoziert werden können.

Schwierig ist die Beurteilung von Seniorenleistungssportlern mit Rhythmusstörungen, bei denen trotz aufwändiger diagnostischer Verfahren keine nachweisbaren pathologischen Organveränderungen bestehen. Da diese Menschen meist auf ihrer Sportausübung bestehen, läßt sich die ärztliche Befürwortung oder Ablehnung weiterer leistungssportlicher Aktivitäten zumeist nur aus der Gesamtschau aller erhobenen Befunde und anamnestischen Daten durchführen. In jedem Fall muß auf regelmäßigen Kontrollen mit maximaler ergometrischer Ausbelastung und Speicher-EKG bestanden werden.

Bezüglich der Beurteilung von Patienten mit Extrasystolen in Koronargruppen muß auf die Fachliteratur hingewiesen werden. Während komplexe ventrikuläre Extrasystolen auch nach erfolgreicher Pharmakotherapie zumeist eine Kontraindikation für die Bewegungstherapie in der Koronargruppe darstellen, besteht bei einfachen ventrikulären Extrasystolen nur eine relative Kontraindikation (HÜLLEMANN 1982).

Herzrhythmusstörungen mit Krankheitswert:

Bei Reizleitungsstörungen, wie z. B. Linksschenkelblock, höheren AV-Blockierungen oder Reizbildungsstörungen (ventrikuläre Arrhythmien ab Stadium II bis III nach Lown, mehr als 5 ventrikuläre Extrasystolen pro Minute, polytope ventrikuläre Extrasystolen, Bigeminie, Couplets, bigeminusartig einfallende Extrasystolen, VES-Salven sowie R- auf T-Phänomen), ist an kardiale oder extrakardiale organische Erkrankungen zu denken. Bei diesen behandlungsbedürftigen Rhythmusstörungen ist primär unter allen Umständen von der Ausübung eines Sports abzuraten (KAINDL 1979, LANG 1982, HÜLLEMANN 1982).

2. Durchblutungsstörungen

Periphere arterielle Verschlußkrankheit

Arterielle Verschlußkrankheiten sind Durchblutungsmangelzustände, die durch Einengung oder Verlegung des Arterienlumens akut oder schleichend verursacht sind. Während unterhalb des 40. Lebensjahres vor allem entzündliche Gefäßerkrankungen ursächlich sind, liegt der Altersgipfel der degenerativ arteriosklerotisch bedingten Gefäßerkrankungen, für die vor allem die arterielle Hypertonie, Diabetes mellitus, Hyperlipoproteinämien, Nikotinabusus und Gicht als Risikofaktoren anzusehen sind, um das 6. Lebensjahrzehnt.

Das Behandlungsschema der arteriellen Verschlußkrankheit richtet sich nach dem jeweiligen Stadium (Einteilung nach FONTAINE, Abb. 23).

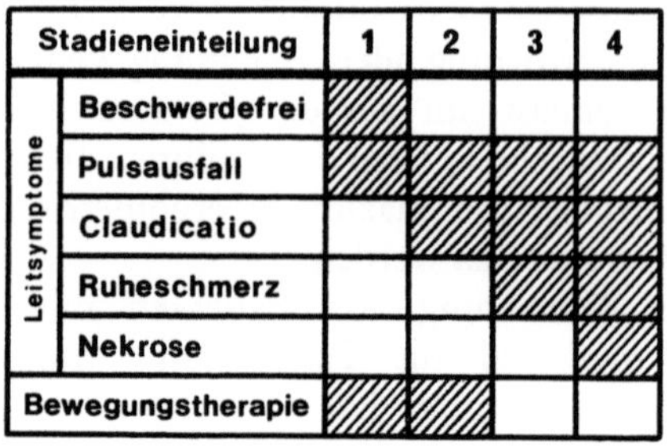

Stadieneinteilung		1	2	3	4
Leitsymptome	Beschwerdefrei	▨			
	Pulsausfall	▨	▨	▨	▨
	Claudicatio		▨	▨	▨
	Ruheschmerz			▨	▨
	Nekrose				▨
Bewegungstherapie		▨	▨		

Abb. 23. Schematische Darstellung der Leitsymptome der arteriellen Verschluß-krankheit der Stadien I bis IV nach FONTAINE. Erklärung siehe Text

Stadium I:

Vollkompensierter Arterienverschluß, Pulsausfall, zumeist Zufallsbefund, da Patienten meist beschwerdefrei, vereinzelt Kältegefühl und Parästhesien.

Stadium II:

Belastungsabhängige Muskelischämie mit krampfartigen Schmerzen (z. B. in der Wade). Der Patient muß stehenbleiben und kann erst nach einer Erholungszeit weitergehen (Claudicatio intermittens).

Stadium III:

Ruheschmerzen in horizontaler Lage, zumeist in der Nacht, Kälte- und Taubheitsgefühle.

Stadium IV:

Gewebsnekrosen mit Auftreten von Ulzerationen und Gangrän, operative Eingriffe sind notwendig!

Die Behandlung der arteriellen Verschlußkrankheit, die in etwa 90% der Fälle im Bereich der unteren Extremitäten einschließlich Aorta und Beckengefäße auftritt, besteht in jedem Fall in der Ausschaltung aller bestehenden Risikofaktoren. Die therapeutische Domäne der arteriellen Verschlußkrankheit der Stadien I und II sowie deren Prophylaxe ist die

langfristige, lebensbegleitende Bewegungstherapie, welche die wirkungsvollste Behandlungsmaßnahme darstellt. Im Stadium III und IV muß die
Möglichkeit eines chirurgischen Eingriffes (Bypass) erwogen werden, um
die Durchblutung zu verbessern und postoperativ wieder Stadium II oder
I zu erreichen. Ab dem Stadium III, in dem Ruheschmerzen bestehen, ist
die Bewegungstherapie untersagt. Belastungsstenokardien oder manifeste
Herzinsuffizienz stellen weitere Kontraindikationen dar. Bei gleichzeitig
bestehenden entzündlichen Venenerkrankungen sind bewegungstherapeutische Programme nur nach Anlegen von Kompressionsverbänden
durchzuführen.

Das Prinzip der dosierten Bewegungstherapie bei arteriellen Verschlußkrankheiten liegt darin, durch belastungsbedingte Erhöhung der
Blutstromgeschwindigkeit das Lumen der Kollateralen zu erweitern
(funktionelle und strukturelle Weitung). Somit stehen dynamische
Übungen vor allem jener Muskeln im Vordergrund der Bewegungstherapie, die hinter dem Verschluß liegen.

Prinzipiell sollten bei allen bewegungstherapeutischen Programmen
keine Schmerzen auftreten. Den Patienten wird aufgetragen, nur $^2/_3$ jener
Strecke zurückzulegen, nach der üblicherweise Schmerzen auftreten.
Intervallbelastungen mit 2- bis 5minütigen Pausen sind günstig, da das
Maximum der Mehrdurchblutung vor allem nach der Belastung eintritt.
Die tägliche Trainingsdauer sollte mindestens eine halbe bis eine Stunde
betragen, wobei zwei Trainingseinheiten pro Tag wünschenswert sind
(HÜLLEMANN 1983). In jedem Fall muß dem Patienten klargemacht
werden, daß die Bewegungstherapie wohl die wirkungsvollste Behand-
lungsmaßnahme darstellt, jedoch nur dann, wenn sie konsequent und
lebenslang durchgeführt wird.

Bei Patienten mit arteriellen Verschlußkrankheiten der oberen Extre-
mität sind vor allem gymnastische Übungen, wie Liegestütze und Faustschließübungen, therapeutisch wertvoll, bei Bestehen von koronarer
Herzkrankheit oder Hypertonie muß allerdings die Intensität dieser
Übungen wesentlich reduziert werden. Als Ergänzung bietet sich
Schwimmen, vor allem in Intervallbelastungen, an. Für den älteren mus-
kelschwachen Menschen sind Liegestütze zu Beginn der Therapie in
vielen Fällen problematisch (zu geringe Wiederholungszahl), weswegen
hauptsächlich mit Faustschließübungen begonnen werden soll.

Beispiel:
Schmerzbeginn nach 75mal Öffnen und Schließen der Faust.

Übungsdurchführung:
Serie von 50 Faustschlüssen mit jeweils 2 bis 3 Minuten Erholungspausen.

Bei Patienten, bei denen die arterielle Strombahnbehinderung oberhalb des Leistenbandes liegt, soll hauptsächlich die Oberschenkelmuskulatur belastet werden. Dazu eignet sich nur bedingt Wandern, Laufen und Skiwandern oder Skilanglauf in der Ebene, da die Oberschenkelmuskulatur nur anteilhaft und nicht gezielt belastet wird. Als Belastungen der Wahl können Bergwandern oder Bergsteigen, Bergauflaufen, Radfahren und Schwimmen, vor allem Rückenschwimmen mit Krätschbewegungen der Beine, bezeichnet werden. Übungen am Fahrradergometer bieten sich vor allem für Übergewichtige und Patienten mit Gelenksbeschwerden sowie sportlich inaktive Personen mit Koordinationsschwierigkeiten an. Ein weiterer Vorteil der Fahrradergometerbelastung liegt in der Wetterunabhängigkeit und in der Tatsache, daß ohne organisatorische Schwierigkeit täglich zweimal geübt werden kann. Gut geeignet sind ferner spezielle gymnastische Übungen, welche die Oberschenkelmuskulatur beanspruchen, während hingegen Spiele nur bedingt bzw. als Ergänzung oder auch zur Motivation herangezogen werden können. Alpines Skifahren ist für den ungeübten, technisch schlechten Skifahrer nicht geeignet, da hauptsächlich statische Beanspruchungen vorliegen; bei einem guten Skifahrer besteht auch im höheren Alter aufgrund des Fahrkönnens mit anteilhaft höheren dynamischen Beanspruchungen kein Einwand.

Für alle Ausdauerbelastungen gilt die prinzipielle Dosierung, daß Tempo und Streckenlänge unbegrenzt sind, solange keine Beschwerden auftreten, was vor allem im Stadium I gegeben ist. Treten im Stadium II Claudicatio intermittens-Beschwerden auf, ist jeweils davor eine Erholungspause einzulegen, die in der Regel zwischen 2 bis 5 Minuten betragen wird. Wenn die Laufintensität beispielsweise mit $^2/_3$ jener ergometrischen Laufleistung, bei der Schmerzen auftraten, festgelegt wird, so ist zu beachten, daß nach einer Trainingsperiode von 4 bis 6 Wochen die Intensität zu erhöhen ist, um nicht unterschwellige Trainingsreize zu setzen.

Bei Patienten, bei denen der arterielle Verschluß unterhalb des Leistenbandes liegt, sind besonders Wandern, Laufen, Waldlaufen und Schwimmen am besten geeignet, während hingegen Bergsteigen und Radfahren nur bedingt empfehlenswert sind. Eine spezielle Gymnastik ist vielfach nicht nötig, da durch die angegebenen Übungen der Effekt der dynamischen Belastung der Extremitätenmuskulatur gegeben ist. Vor allem für Patienten dieser Gruppe im höheren Lebensalter ist auch der Tanzsport empfehlenswert, da hier durch die gesellschaftlichen Kontakte eine besonders gute Motivation gegeben ist.

Zerebrale Durchblutungsstörungen

Zerebrale Durchblutungsstörungen können mittels Bewegungstherapie therapeutisch nicht beeinflußt werden, da die Intensität aller
sportlichen Belastungen, die hämodynamische oder metabolische Veränderungen bewirken können, für diese Patientengruppe zu hoch liegt.
Bei Patienten mit zerebralen Durchblutungsstörungen gilt daher Bewegungstherapie nur als Übungsbehandlung (HÜLLEMANN 1983). Dazu
gehören Wandern mit nicht höheren Geschwindigkeiten als 4 bis 5 km/h
und krankengymnastisch geleitete Koordinations- und Flexibilitäts-
übungen. Bei motorisch geschickten Patienten können auch gewisse Ballspiele unter Anweisung und auch zur Motivation eingesetzt werden. Die
meisten anderen Sportarten, eingeschlossen Schwimmen, sind unge-
eignet. Unterwassergymnastik kann in bestimmten Fällen jedoch sinnvoll
sein.

Zur Beurteilung der Sporttauglichkeit von älteren Menschen mit
zerebralen Durchblutungsstörungen ist immer individuell vorzugehen,
wobei im Zweifelsfall auf neurologisch-psychiatrische Konsiliarunter-
suchungen und auf CT zurückgegriffen werden muß. Bei Verdacht oder
bei bestehenden Aneurysmen zerebraler Gefäße ist Sport in jedem Fall zu
vermeiden. Bei einem singulären Aneurysma kann nach operativer Ent-
fernung und postoperativ komplikationslosem Verlauf, unauffälliger
Kontrollangiographie und Computertomographie mit körperlicher Aktivität wie Spazierengehen oder Krankengymnastik begonnen werden.

Venöse Durchblutungsstörungen

Die stark von genetischen Prädispositionen abhängigen Venenerkrankungen, vor allem die Entstehung von oberflächlichen bzw. tiefen
Varizen, treten zumeist im mittleren Lebensalter auf und können in den
nachfolgenden Jahren zunehmend Beschwerden verursachen, wenn nicht
rechtzeitig eine Prophylaxe bzw. Therapie vorgenommen wird. Die sinn-
vollste Prophylaxe bei Neigung zu Venenerkrankungen liegt in der
Senkung des Innendrucks (HÜLLEMANN 1983), was durch Vermeiden von
Drucksteigerungen (langes Stehen, Preßatmung, Gewichtheben, Kraft-
sport, Sportarten mit extremen abflußbehindernden Gelenkstellungen),
durch Verminderung des hydrostatischen Druckes (Hochlagerung der
Beine) und durch das Erzeugen eines Gegendrucks (aktives Venentraining
durch Bewegungstherapie) erreicht wird.

Generell und besonders für den älteren Menschen ist zur prophylaktischen und sekundärpräventiven Bewegungstherapie ein regelmäßiges

Ausdauertraining niederer bis mittlerer Intensität auf weichem Boden zu empfehlen. Als optimale Bewegungstherapie gilt Radfahren im Liegen mit hochgelagerten Beinen, wie es auch zur Thromboseprophylaxe routinemäßig verwendet wird. Besonders bei dieser Form der Bewegungstherapie ergeben sich auch für den älteren Menschen keine koordinativen Probleme. Neben Gehen und Laufen auf weichem Boden ist vor allem das Schwimmen als idealer Sport für Patienten mit Venenerkrankungen und Varizen zu bezeichnen, da sich sowohl der Kältereiz als auch der Wasserdruck und die horizontale Lage günstig auf die Venenentleerung auswirken. Bei schweren Varizen sollten, wenn keine Operation erfolgt, zumindest Kompressionsverbände oder Gummistrümpfe bei sportlicher Betätigung verwendet werden. Bei schweren, tiefliegenden variкösen Entartungen ist im Prinzip gleich vorzugehen, wobei besonders individuelle Gegebenheiten und zusätzliche Erkrankungen zu beachten sind. Bei schweren Varizen und Thromboseneigung muß vor Überbelastung und möglichen Überlastungsthrombosen gewarnt werden.

3. Hypertonie

Die Hypertonie gehört heute zu den häufigsten Erkrankungen und ist ohne rechtzeitige und suffiziente Therapie eine der wesentlichsten Risikofaktoren für degenerative Gefäßerkrankungen, insbesondere des Herzens und des Gehirns. Im allgemeinen werden Blutdruckwerte bis 140/90 mm Hg als normoton bezeichnet, der Bereich zwischen 140 bis 160 mm Hg systolisch und/oder 90 bis 95 mm Hg gilt als Grenzwerthypertonie, ein Blutdruck von über 160/95 als Hypertonie, wobei zwischen einer labilen Form (zeitweise erhöhte und zeitweise normale Werte) sowie einer stabilen Form, bei der immer erhöhte Werte gemessen werden, unterschieden wird. Ist der diastolische Blutdruck ständig über 120 mm Hg und bestehen die entsprechenden Fundusveränderungen, wird von einer malignen Hypertonie gesprochen.

Für ältere Menschen gelten 140 mm Hg bis zum 40. Lebensjahr, 150 mm Hg vom 40. bis 60. Lebensjahr sowie 160 mm Hg systolischen Drucks ab dem 60. Lebensjahr als die oberen Grenzen der Normotonie (KONOPKA 1983, HÜLLEMANN 1983). In jedem Lebensalter gilt 90 mm Hg als obere Grenze für den diastolischen Blutdruck.

Neben den international ziemlich einheitlich festgelegten Therapieschemata der Hypertonie gilt jede labile und benigne Verlaufsform der essentiellen Hypertonie mit systolischen Werten von unter 200 mm Hg und diastolischen Werten von unter 120 mm Hg als Indikation für Bewegungstherapie (JANECKE 1974). Als Kontraindikationen für Bewegungstherapie gelten eine fixierte essentielle Hypertonie mit Werten über 200 mm Hg systolisch und/oder über 120 mm Hg diastolisch, jede Form der sekundären Hypertonie, bestehende Zweiterkrankungen, insbesondere kardiale Komplikationen sowie das Auftreten von Rhythmusstörungen oder Angina pectoris. Für jeden Hypertoniepatienten, unabhängig von seinem Alter, ist neben der medikamentösen Therapie und der Bewegungstherapie eine Allgemeintherapie von wesentlicher Bedeutung. Dazu gehört die Umstellung der Lebensweise des Hypertonikers mit Streßbewältigung, eventueller Psychotherapie, einer entsprechenden Diät mit Kochsalzrestriktion, Gewichtsreduktion und/oder speziellen Diätvorschriften bei Hyperlipidämie, Diabetes mellitus und Hyperurikämie sowie die regelmäßige Kontrolle und das Gespräch mit dem Patienten, um die bei dieser Erkrankung so notwendigen Compliance zwischen Arzt und Patient zu erzielen.

Für den älteren Hypertoniker ist im Zusammenspiel der genannten Therapieformen zu beachten, daß eine langsame medikamentöse Blutdrucksenkung mit einem möglichst einfachen Therapieschema erfolgen soll. Ein weiteres Augenmerk ist auf das Vermeiden orthostatischer Regulationsstörungen sowie verschiedener, im Alter gehäuft möglicher Nebenwirkungen, wie Zeichen der zerebrovaskulären Insuffizienz, Herzinsuffizienz, Überleitungsstörungen und anderen, zu richten. Die jeweilige Bewegungstherapie ist daher zeitweilig, den Komplikationen entsprechend, in Intensität und Häufigkeit abzustimmen.

Der ideale therapeutische Sport für den Hypertoniker ist ein in Intensität, Häufigkeit und Dauer adäquat dosiertes Ausdauertraining. Das Ausdauertraining wirkt wie ein Betarezeptorenblocker: es senkt den systolischen Blutdruck, die Herzschlagfrequenz in Ruhe nimmt ab, die myokardiale Katecholaminfreisetzung wird vermindert, Koronardurchblutung und Koronarreserven werden erhöht, der myokardiale Sauerstoffbedarf in Ruhe und bei Submaximalbelastungen nimmt ab, die psychophysische Belastbarkeit steigt. Ferner erhöht sich die Vagotonie der meist adrenerg betonten Persönlichkeitsstruktur.

Als günstig erweist sich auch der mit intensiver körperlicher Bewegung verbundene Kochsalzverlust im Schweiß im Rahmen der therapeutischen Kochsalzrestriktion.

Nicht geeignet für den Hypertoniker sind alle Kraft-, Schnelligkeitssowie Kampfsportarten, wie z. B. Gewichtheben, Fechten, Geräteturnen, Windsurfen, Tischtennis, Squash, Tennis, Skiabfahrtslauf und andere, ferner Sportarten mit Wettkampfcharakter und Leistungssport. Die idealen Ausdauersportarten sind Wandern, Bergsteigen, Bergwandern, Radfahren, Waldlauf, Skilanglauf und Schwimmen; gegen Spiele und gegen alpinen Skilauf ist auch bei älteren Patienten kein Einwand zu erheben, wenn die Sportarten seit Jahren ausgeführt werden.

Bei jeder stabilen Hypertonie muß vor Aufnahme einer Bewegungstherapie gesichert sein, daß durch allgemeine und medikamentöse Maßnahmen Hochdruckkrisen unter Belastung vermieden werden. Zur
Kontrolle bietet sich die Ergometrie mit Registrierung des Belastungs-
blutdrucks an, woraus anhand der Relation zwischen Belastungsherzfrequenz und Ansteigen des Blutdrucks dem Hypertoniker jene Intensität
für sein Ausdauertraining empfohlen werden kann, die therapeutisch notwendig ist, aber keine zu hohe Druckbelastung mit sich bringt. Zusätzlich
können auch andere beeinflussende Faktoren, wie z. B. Betarezeptorenblocker, berücksichtigt werden. Eine ergometrische Überwachung ist
besonders für den älteren untrainierten Hypertoniker wichtig.

Am besten wäre tägliches und ganzjähriges Training, die Dauer einer
Trainingseinheit sollte mindestens 20 bis 30 Minuten betragen. SCHREIBER
und BIERMANN (1982) empfehlen zur besten synergistischen Wirkung von
medikamentöser und Bewegungstherapie bei Patienten mit eingeschränkter physischer Leistungsbreite eine Trainingsintensität von 50 bis 60% der
maximalen Sauerstoffaufnahme und eine Belastungsdauer von 20 bis 30
Minuten je Trainingseinheit, bei Patienten ohne Einschränkung des physischen Leistungsvermögens eine Intensität von 70 bis 80% und eine Belastungsdauer von 45 bis 60 Minuten je Trainingseinheit.

Unabhängig vom Ausmaß der Blutdrucksenkung in Ruhe und bei
Belastung sowie der Verbesserung der Leistungsbreite (SCHREIBER 1982,
REINHOLD 1982, STRAUZENBERG 1982, BRINGMANN 1982, ROST 1982) wird
regelmäßige Bewegungstherapie unter Berücksichtigung der Polyäthiolo-
gie der Hypertonie als wichtiger und integrativer Bestandteil der Hoch-
druckbehandlung angesehen. Da sie zu einer vegetativen Umstimmung in
Richtung erhöhter Parasympathikotonie führt und bei Belastung die
sympathische Stimulierung vermindert, ist die Trainingstherapie damit
eigentlich eine Beeinflussung des Kausalgeschehens, da beim Hypertoniker eine deutliche Steigerung der Reaktion auf adrenerge Reize festzustellen ist (STRAUZENBERG 1982).

4. Lungenerkrankungen

Während beim gesunden Menschen das maximale Herzzeitvolumen
die physische Leistungsfähigkeit mitbegrenzt, wird bei Patienten mit
chronischen Lungenerkrankungen – vor allem im höheren Alter – die
ventilatorische Kapazität zum entscheidenden leistungsbegrenzenden
Faktor. Grundsätzlich kann therapeutischer Sport bei Vorliegen chronischer Lungenerkrankungen die Atemfunktion verbessern und ökonomi-
sieren, in geringerem Maße die Vitalkapazität erhöhen und das Residual-

volumen verringern sowie die O_2-Utilisation im Organismus verbessern. Zusätzlich kommt es zu einem Training der Atemhilfsmuskulatur, einer verbesserten Schleimlösung sowie durch die trainingsbedingte Vagotonie zu einem Abbau der Sympathikuserregungsschwelle (GOSSNER 1982). Da mit zunehmendem Alter restriktive, obstruktive und kombinierte Ventilationsstörungen zunehmen, kann Sport und Bewegungstherapie sowohl zur Primär- als auch Sekundärprävention sinnvoll eingesetzt werden. Es muß aber betont werden, daß besonders beim inaktiven älteren Menschen mit chronischen Lungenerkrankungen Sport und Bewegungstherapie allein die Atemgymnastik nicht ersetzen kann.

Patienten mit *primären Asthma bronchiale* sind im Intervall voll (auch leistungssportlich) belastbar, es sollte jedoch eine regelmäßige Kontrolle erfolgen. Für alle Outdoor-Sportarten gilt bei der Empfehlung die Berücksichtigung von Allergien (Allergietestung notwendig). Prinzipiell sind alle Ausdauersportarten geeignet. Für ältere, trainierte Personen sollen vor allem Ausdauersportarten wie Wandern, Skiwandern und Schwimmen empfohlen werden, bei älteren Personen, die seit Jahrzehnten Ballspiele, alpinen Skilauf, Gymnastik, Turnen, Bowling, Kegeln und andere Sportarten betreiben, sind auch diese Sportarten erlaubt. Vor allen Sportarten mit Preßatmung muß eindringlich gewarnt werden.

Bei *Asthma bronchiale mit obstruktiver Ventilationsstörung* oder emphysemartigen Veränderungen sind unter zusätzlicher Empfehlung von Atemgymnastik und physikalischen Maßnahmen therapeutische Ausdauersportarten, je nach Funktionslage und subjektivem Befinden intensitätsmäßig abgestimmt, erlaubt. Ballspiele, Wettkampfsportarten und alpiner Skilauf sind unter Abwägung der jeweiligen Sportanamnese individuell, aber eingeschränkt, zu behandeln. Bei emphysemartigen Veränderungen sind gymnastische Übungen, die auf Zwerchfellatmung und Atemhilfsmuskulatur ausgerichtet sind, unter Aufsicht von Gymnastiklehrern sehr zu empfehlen.

Bei Asthma bronchiale mit Cor pulmonale sind je nach der invasiv abzuklärenden pulmonalen Hypertension niedrig intensive (maximal bis 50% der vorhandenen Leistungsfähigkeit) dynamische Ausdauerübungen möglich und nützlich, vor allem Wandern, Radfahren in der Ebene und Schwimmen. Atemgymnastik ist zu empfehlen, Leistungssport ist kontraindiziert.

Bei allen Formen der *chronischen Bronchitis,* bei denen keine Ateminsuffizienz in Ruhe besteht, kann Bewegungstherapie und Sport betrieben werden, da die Atemfunktion durch Wiederherstellung des normalen Atemrhythmus und der Atemtiefe verbessert und ökonomisiert werden kann, die verfügbaren Lungenvolumina steigen, das Residualvolumen abnimmt sowie ein Training der Atemhilfsmuskulatur und eine bessere Sauerstoffutilisation gegeben sind (GOSSNER 1983). Als Kontraindikation gelten pulmonale Hypertension, Cor pulmonale sowie Ateminsuffizienz in Ruhe, bei der eine medikamentöse und physikalische Therapie im Vordergrund stehen.

Als Bewegungstherapie geeignet sind alle Ausdauerbelastungen mit niedriger Intensität in Dauer- oder Intervallmethode. Während der Belastung soll auf die richtige Atemtechnik geachtet werden, in den Intervallpausen sollen Atemübungen eingeschaltet werden. Bei sportlich inaktiven Personen, die erst am Beginn ihrer Bewegungstherapie stehen, ist Bergsteigen sowie Laufen im hügeligen Gelände nicht geeignet. Dafür bietet sich, vor allem bei übergewichtigen Patienten, das Radfahren an, da keine Gelenksbelastungen gegeben sind und ferner die Entwicklung eines ökonomischen Atemrhythmus gefördert wird. Bei Spielen und alpinem Skilauf ist je nach der Bewegungserfahrung des Patienten in diesen Sportarten vorzugehen. Alle Sportarten, bei denen Schnelligkeit, statische und dynamische Kraftbeanspruchungen überwiegend vorkommen, sowie Zweikampfsportarten, sind nicht zu empfehlen.

5. Diabetes mellitus

Der Diabetes mellitus ist eine Volkskrankheit, deren Häufigkeit in den letzten Jahrzehnten in allen sozialen Schichten zunahm. Etwa 2 bis 3% der Bevölkerung Mitteleuropas sind Diabetiker, bei 5 bis 10% besteht eine pathologische Glukosetoleranz, bei 25 bis 40% der Bevölkerung sind genetische Prädispositionen für Diabetes mellitus gegeben, der zunehmend nicht nur im höheren, sondern auch schon im mittleren Lebensalter auftritt.

Die wichtigsten Faktoren der primären Prävention sind die Konstanterhaltung eines normalen Körpergewichtes sowie regelmäßige körperliche Bewegung, wobei Haus- und Berufsarbeit unzureichend sind. In der Sekundärprävention besteht neben der Früherkennung die Therapie aus den bekannten drei Säulen: Diät, Medikamente (exakte Einstellung) und Bewegung. Die Maßnahmen der primären und sekundären Prävention des Diabetes mellitus sind leicht verständlich, da mehr als 80% der Typ II-Diabetiker (Erwachsenendiabetes) unter Übergewicht, Hypertriglyzeridämie, Hypercholesterinämie mit relativem Überwiegen des LDL-Cholesterins, Hypertonie und Arteriosklerose einschließlich Koronarsklerose leiden. Diese Begleiterkrankungen müssen auch bei der Auswahl und Dosierung sportlicher Aktivitäten mitbeachtet werden.

Da die Hyperglykämie des Typ II Diabetes mellitus in erster Linie durch die periphere Insulinresistenz verursacht wird, soll durch Sport und Bewegungstherapie im Gesamtkonzept der Diabetestherapie eine

Erhöhung der Insulinsensibilität, der Glukoseaufnahme, Glykogensynthese, Pyruvatoxydation, aber auch Glykolyse und Glykogenolyse, ferner eine Gewichtsreduktion, eine Senkung der Blutfette, Erhöhung der HDL-Cholesterine sowie bei Hypertonikern auch eine Blutdrucksenkung erreicht werden. Diese Effekte auf den Kohlenhydratstoffwechsel können aber durch Training nur dann entstehen, wenn durch höherintensive Belastungen tatsächlich ein längerdauernder Kohlenhydratmetabolismus gegeben ist. Untersuchungen von STRAUZENBERG (1980) konnten zeigen, daß bei prädiabetischen Erwachsenen bei einer Trainingsintensität von etwa 50% der maximalen Sauerstoffaufnahme keine signifikanten Veränderungen der Glukoseverwertung zu erzielen waren, hingegen bei einer Trainingsintensität um 70%, also zumeist auch unter Einbeziehung anaerober Stoffwechselvorgänge mit fast ausschließlichem KH-Metabolismus, eine hochsignifikante Verbesserung der Glukoseverwertung (Glukosetoleranz) resultierte. Unter diesen Aspekten ist für den älteren Prädiabetiker sowie den Typ II-Diabetiker Sport und Bewegung mit eine der wichtigsten Säulen der Diabetestherapie. Bei nur diätetisch behandelten erwachsenen Diabetikern sind regelmäßige Blutzuckerkontrollen notwendig. Die Menge, Häufigkeit und Art der Nahrungsaufnahme ist der jeweiligen Dauer und Intensität der Belastung anzupassen. Dies gilt auch für alle Typ II-Diabetiker, die mit oralen Antidiabetika behandelt werden, welche vor allem die Gefahr der metabolischen Entgleisung erhöhen. Insulinpflichtige erwachsene Diabetiker sind in ihrem Blutzuckerverhalten in der Regel stabiler. Die Steuerung von Ernährung und sportlicher Betätigung kann sowohl über die Kohlenhydrate als auch über Insulin erfolgen. Als Faustregel können pro Sportstunde 1 bis 2 BE zusätzlich aufgenommen oder 2 bis 6 IE-Insulin eingespart werden.

Grundsätzlich sind für den Altersdiabetiker alle Ausdauersportarten gut geeignet, während hingegen Schnelligkeits- und Kraftsportarten nicht zu empfehlen sind. Besonders günstig sind Wandern, Radfahren, Waldlauf, Skilanglauf, Skiwandern und Schwimmen, gut geeignet sind Golf, Gymnastik, alle Spiele, Rudern, Tanzen, Eislauf. Bei älteren Diabetikern mit zusätzlichen Erkrankungen, z. B. koronare Herzkrankheit, Hypertonie, Arthrosen u. a., ist die jeweilige Grundkrankheit bei Auswahl und Dosierung der Sportart zu berücksichtigen.

Für den älteren, lebenslang inaktiv gewesenen Typ II-Diabetiker sollen neben Ausdauersportarten vor allem Gruppensportarten, wie Spiele, Eislauf und Tanzen, ausgewählt werden, um durch deren psychosozialen Effekt eine Motivation zur regelmäßigen, womöglich täglichen Sportausübung zu erreichen.

Bei Typ II-Diabetikern ohne zusätzliche Komplikationen und Erkrankungen ist eine leistungssportliche Betätigung ebenfalls erlaubt,

allerdings müssen regelmäßige Kontrollen und eine genaue Stoffwechsel-
einstellung – der jeweiligen Ausdauerbelastung entsprechend – vorgenommen werden.

6. Adipositas und Fettstoffwechselstörungen

Unter Adipositas versteht man Übergewicht durch Vermehrung des
Fettgewebes. Der Zusammenhang zwischen Adipositas, Diabetes, Lipidstoffwechselstörungen sowie Hypertonie ist bekannt, die Kombination
der erwähnten Faktoren besteht bei einem hohen Prozentsatz der
adipösen Patienten. Von Adipositas im Erwachsenenalter, die durch eine
Vergrößerung der Fettzellen, nach anderen Untersuchungen auch durch
eine Hyperplasie des Fettgewebes bedingt ist, wird gesprochen, wenn das
Normalgewicht (Broca-Index 1) um mehr als 20% überschritten wird.
Exzessive Adipositas bedeutet ein Überschreiten des Broca-Index von
über 50%.

Nach KÜHNLE (1983) können folgende Effekte eines therapeutischen
Ausdauersports bei Adipositas diskutiert werden:

- Appetithemmung durch vermehrte Freisetzung von Katecholaminen
  und Wachstumshormonen nach sportlicher Betätigung,
- Appetitminderung durch Senkung des Seruminsulinspiegels,
- Normalisierung der gestörten Glukosetoleranz,
- Senkung des Cortisol- und Cortikosteronspiegels (Hyperkortizismus
  der Adipösen),
- Umstellung des Hormonhaushaltes durch Erhöhung der Sensitivität
  der Körperzellen für verschiedene Hormone (z. B. T3),
- Steigerung der Thermogenese durch Steigerung der Lipolyse,
- Senkung der bei Adipositas oft erhöhten Serumtriglyzeride und mäßige
  Senkung des Cholesterins. Oft ergeben sich im Gesamtcholesterin und
  in der LDL-Cholesterin-Fraktion keine Unterschiede, allerdings
  kommt es zu einer deutlichen Erhöhung der HDL-Lipoproteine und
  somit zu einer Verbesserung der entscheidenden Quotienten.
- Abnahme des Körperfetts durch Verminderung der Fettzellgröße.
- Psychische Stabilisierung durch normale Streßbewältigung.

Eine wesentliche Wirkung eines Ausdauertrainings liegt darin, daß die
Muskelzelle in der Lage ist, die Verwertung von freien Fettsäuren als
Energiequelle zu verdoppeln. Damit ist der trainierte Organismus besser
in der Lage, Fettgewebe abzubauen. Dieses Faktum äußert sich auch
darin, daß Trainierte gegenüber Untrainierten bei gleichhohen submaximalen Belastungen höhere Fettsäurespiegel als Zeichen der erhöhten
Fettsäureoxydation aufweisen. Eine Wirkung des Ausdauertrainings in

diesem Sinn kann jedoch nur dann eintreten, wenn die Intensität des Ausdauertrainings so gewählt wird, daß tatsächlich freie Fettsäuren als Energiequelle verwendet werden. Dies ist vor allem bei niedrigen submaximalen Belastungen der Fall. Bei 30% der maximalen Sauerstoffaufnahmefähigkeit werden bis zu 90% des Gesamtenergiebedarfs durch freie Fettsäuren, bei Belastungen von 50% der maximalen Sauerstoffaufnahme immerhin noch 40 bis 50% gedeckt. In der Praxis bedeutet dies, daß eine gezielte Aktivierung des Fettsäureumsatzes durch Bewegungstherapie nur durch langdauerndes Ausdauertraining mäßiger Intensität (niedriger als 50% der maximalen Sauerstoffaufnahme) bzw. durch Intervalltraining erzeugt werden kann (STRAUZENBERG 1980).

Allerdings kann eine Ausdauerbelastung als therapeutische Bewegungstherapie eine Diät nie ersetzen, da die Gewichtsabnahme durch „motorische Kalorien" sehr gering ist, speziell bei übergewichtigen bewegungsgestörten Patienten, die nur Bewegungen mit geringer Intensität und Dauer ausführen können.

Bei der Beratung des übergewichtigen älteren Menschen muß immer daran gedacht werden, daß Übergewicht den körperlich inaktiven und untrainierten Menschen in der Ausübung von Sport behindert. Ferner muß beachtet werden, daß zu Beginn einer sportlichen Tätigkeit dieses Personenkreises zumeist nicht das schlechttrainierte Herz-Kreislauf-System, sondern die Überlastung von Gelenken und Bändern problematisch werden kann. Von psychischer Seite ist es sehr wichtig, den Patienten in seiner Dickleibigkeit zu akzeptieren, um eine positive Einstellung zu sportlicher Bewegungstherapie zu erreichen. Neben den erwähnten Ausdauerbelastungen sind gymnastische Übungen, vor allem in Gruppenübungen, wichtig, um durch das bessere Körpergefühl und die wiedergewonnene Beweglichkeit und Koordinationsfähigkeit die Motivation für die täglich länger als 30 Minuten durchzuführenden Ausdauerbelastungen zu erzielen. Vor allem das Radfahren, ob in freier Natur oder als Ergometertraining, bietet sich für den übergewichtigen, körperlich inaktiven älteren Menschen an, da einerseits die Gelenke geschont werden, andererseits keine koordinative Überforderung eintritt. Diese Argumente treffen auch für den Schwimmsport zu, wobei aber die Gefahr besteht, daß Schwimmen mit Baden verwechselt wird, womit keinerlei Effekte eines Ausdauertrainings im Sinn einer erhöhten metabolischen Umsatzrate zu erzielen sind. Wandern, Laufen sowie Bergwandern ist für jene Übergewichtigen günstig, bei denen keine Gelenksbeschwerden oder Schädigungen gegeben sind. Alle anderen Sportarten, wie alpiner Skilauf und diverse Ballspiele, sind vor allem zur Steigerung der Motivation einzusetzen, sollen aber nur zusätzlich im Gesamtkonzept der Bewegungstherapie integriert werden, beim älteren Menschen nur dann, wenn Bewegungserfahrung besteht.

Bei exzessiver Adipositas besteht bei Bewegungstherapie primär das Risiko einer kardialen Überlastung sowie von Schädigungen am passiven Bewegungsapparat. Es empfiehlt sich vorteilhafterweise, durch Reduktionskost oder Nulldiät das Gewicht unter 40 bis 50% des Broca-Index zu senken. Anschließend sind alle erwähnten Sportarten, mit niedriger Intensität beginnend, möglich.

7. Hyperurikämie

Auch die Hyperurikämie ist eine Erkrankung des mittleren und höheren Lebensalters. Die Zusammenhänge zwischen Harnsäurekonzentration, Adipositas, Arteriosklerose, Diabetes mellitus und koronarer Herzkrankheit im Gesamtkomplex der Risikofaktorenpalette degenerativer Herzerkrankungen sind bekannt.

Zum therapeutischen Gesamtkonzept der Hyperurikämie gehört die medikamentöse und diätetische Beeinflussung sowie begleitend die Normalisierung des Körpergewichts, gymnastische Übungen zur Erhaltung der Gelenksbeweglichkeit sowie Ausdauertraining zur Verbesserung der allgemeinen Leistungsbreite. Bei der Indikation und Dosierung von Ausdauertraining für den gichtkranken Patienten sind drei Gesichtspunkte zu berücksichtigen:

1. Zwischen Harnsäurekonzentration und Ausdauertraining besteht unabhängig vom Alter dahingehend ein Zusammenhang, daß die Blutkonzentrationen umso niedriger liegen, je höher der Ausprägungsgrad der Ausdauer ist.
2. Der Effekt, mittels Ausdauertrainings die Blutharnsäurekonzentration zu senken, ist bei gesunden Menschen gering, bei älteren Menschen, insbesondere in Fällen von primärer Hyperurikämie, sehr deutlich (MONTOYE 1976).
3. Gichtanfälle oder Exazerbationen chronischer Gelenksbeschwerden können durch Überbelastung mittels körperlicher Arbeit und Bewegungstherapie bei untrainierten Menschen ausgelöst werden (GOSSNER 1983).

Dies bedeutet, daß eine Bewegungstherapie erst nach ausreichender medikamentöser Vorbehandlung und ausreichender Senkung der Serumharnsäurekonzentration beginnen sollte sowie eine individuelle Selektion in Abhängigkeit der vielseitigen Symptomatik der Gicht für die jeweilige sportliche Betätigung (Breitensport, Rehabilitationsgruppen und physiotherapeutische Maßnahmen) getroffen werden sollte. Als Kontraindikationen für Bewegungstherapie gelten die akuten entzündlichen Stadien und zusätzliche Stoffwechselentgleisungen.

Als Bewegungstherapie der Wahl bei Hyperurikämie gilt Ausdauertraining niederer bis mittlerer Intensität. Kraft-, Schnellkraft- sowie hohe anaerobe Belastungen sollen vermieden werden. Alpiner Skilauf bei geübten älteren Personen sowie Spiele ohne Wettkampfcharakter können je nach individuellen Voraussetzungen erlaubt werden.

8. Lebererkrankungen

Die nachfolgende Zusammenfassung über Sport und Bewegungstherapie bei Lebererkrankungen steckt einen gewissen Entscheidungsrahmen ab, der je nach individueller Situation des Patienten einen Spielraum zuläßt, zumal nicht für alle Indikationen einheitliche Meinungen bestehen.

In jedem Fall ist Sport bei allen aktiven Prozessen, also akuten Krankheitsbildern, kontraindiziert, ebenso bei Fettleber III in Abhängigkeit entzündlicher Aktivitäten und Ausbildung eines Pfortaderhochdrucks, bei akuten nekrotischen Schüben mit Ösophagusvarizenblutung bei Enzephalopathie und Aszites (BRÜGMANN 1983, AIGNER 1984).

Bei allen Formen der Hepatitis darf im akuten Stadium keine Bewegungstherapie erfolgen. Bei der Hepatitis A kann nach dem akuten Stadium eine leichte körperliche Betätigung erlaubt werden, es gibt jedoch dazu auch gegenteilige Ansichten. Nach der Normalisierung der Laborbefunde kann mit der Wiederaufnahme langsam aufbauender Bewegungstherapie und Sport begonnen werden. Auch Patienten mit Hepatitis B und non-A- und non-B-Hepatitis sollen bis zur Normalisierung der Leberfunktionsproben keinen Sport betreiben, zumal diese Verlaufsformen der Hepatitis auch chronisch werden können. Dies ist durch regelmäßige Untersuchungen auszuschließen; vor der Sportausübung sollte eine ergometrische Belastung mit Enzymkontrolle vorgenommen werden (BRÜGMANN 1983). Bei beiden Formen der Hepatitis empfiehlt sich am Anfang der Sportausübung eine regelmäßige Nachkontrolle.

Bei chronisch persistierender Hepatitis muß vor allem bei älteren Patienten mit und ohne Begleiterkrankungen der Einsatz von Bewegungstherapie individuell entschieden werden. Sicherlich sind schwere körperliche Belastungen zu vermeiden (AIGNER 1984). Da Patienten mit chronisch persistierender Hepatitis prinzipiell arbeitsfähig sind, können ihnen leichte ausdauersportliche Aktivitäten unter regelmäßiger Kontrolle der Leberfunktion erlaubt werden. Hingegen ist bei chronisch aggressiver Hepatitis mit hohen Serumtransaminasen und hochgradigen histologischen Aktivitätszeichen Sport in jeglicher Form kontraindiziert

(SCHMID 1978). Patienten mit inaktiver oder geringer aktiver Zirrhose
können ebenfalls sportlichen Betätigungen nachgehen, ohne daß Komplikationen zu befürchten wären. Unter regelmäßiger laborchemischer
Kontrolle schließt dies sowohl alkoholische als auch posthepatitische
Fälle mit ein. Vor allem beim älteren Patienten mit Zirrhose empfiehlt sich
vor der Sporterlaubnis eine probatorische Ergometerbelastung. Hingegen
sind bei schwereren Stadien der Leberzirrhose mit akutem entzündlichen
Schub und Dekompensation der Leberfunktion sportliche Aktivitäten
kontraindiziert (AIGNER 1984).

Als Bewegungstherapie der Wahl bieten sich bei Lebererkrankungen
Ausdauerbelastungen niedriger bis mittlerer Intensität an, die je nach den
Leistungsvoraussetzungen des Patienten individuell dosiert werden
müssen. In Frage kommen vor allem Wandern, Bergwandern, Radfahren,
Laufen und Skilanglauf, Schwimmen sowie diverse Ballspiele zur Motivation. Alle Kraft-, Schnellkraft- und Schnelligkeitssportarten sowie
Zweikampfsportarten und leistungssportliche Aktivitäten sind vor allem
beim älteren Patienten kontraindiziert. Auch beim jüngeren leistungssporttreibenden Patienten sind Kraftsportarten problematisch, da infolge
des hohen Eiweißbedarfes eine Ammoniumintoxikation möglich ist
(AIGNER 1984).

9. Nierenerkrankungen

Bei allen akut entzündlichen Nierenerkrankungen ist entsprechend
den allgemeinen Kontraindikationen jegliche Sportausübung verboten.
Nach akuter Glomerulonephritis kann mit aufbauenden freizeitsport-
lichen Aktivitäten etwa einen Monat nach Ausheilung begonnen werden,
nach 2 bis 3 Monaten sind auch leistungssportliche Aktivitäten möglich
(AIGNER 1984). Dies gilt auch für die Pyelonephritis, bei der erst nach
voller Ausheilung das Sportverbot aufgehoben werden darf. Bei Vorliegen
einer chronischen Glomerulonephritis ist je nach Schweregrad und
Begleiterkrankungen des Patienten Bewegungstherapie als Dauerbelastung mit niedrigster Intensität möglich.

Bei unkomplizierter Nephrolithiasis ohne entzündliche Begleit-
erscheinungen ist ein Sportverbot nicht indiziert. Personen, die Ausdauersportarten leistungsmäßig betreiben, sollen auf die Notwendigkeit
der ausreichenden Flüssigkeitssubstitution infolge der schweißbedingten
Flüssigkeitsverluste aufmerksam gemacht werden.

Bei *chronischen Nierenerkrankungen* empfiehlt sich eine Bewegungstherapie nur in den Stadien I und II, also in den Stadien der eingeschränkten Leistungsbreite mit voller Kompensation (I) und dem Stadium der

kompensierten Retention (II). Die körperliche Leistungsfähigkeit chronisch niereninsuffizienter Patienten ist meistens deutlich eingeschränkt. Ursächlich dafür sind die Beeinträchtigung der Myokardfunktion zusammen mit Hypertonie und Hypervolämie, die renale Anämie sowie neuromuskuläre Störungen und Veränderungen im Elektrolyt- und Säure-Basen-Haushalt. Bei fortschreitender ausgeprägter chronischer Niereninsuffizienz nehmen vor allem die renale Anämie sowie urämisch spezifische Funktionsstörungen der Skelettmuskulatur in hohem Maße zu.

Generell ist anzumerken, daß der chronisch niereninsuffiziente Patient in den Stadien I und II in gewissen Grenzen trainierbar ist, ohne daß eine Verschlechterung der Niereninsuffizienz zu befürchten ist (AIGNER 1984). Regelmäßige körperliche Ausdauerbelastungen mit niedriger bis mittelhoher Intensität wirken dem durch körperliche Inaktivität fast zwangsläufigen Leistungsverlust entgegen, verhindern den durch den Abbau der Muskulatur bedingten Katabolismus und erhöhen die Lebensqualität (KONOPKA 1983). Als Bewegungstherapie können Ausdauerbelastungen mit einer Häufigkeit von 2- bis 3mal pro Woche empfohlen werden, wobei sich vor allem Wandern, Radfahren, langsames Laufen sowie Skilanglauf eignen. Ballspiele, alpiner Skilauf, Tanzen, Gymnastik und Reiten können je nach individueller Situation des Patienten und sportlicher Vorerfahrung erlaubt werden. Bei allen angegebenen Sportarten sind höherintensive Belastungen mit Erschöpfung sowie wettkampfmäßige Ausübungen zu vermeiden.

Für Dialysepatienten gelten prinzipiell die selben Richtlinien, allerdings nur für Ausdauersportarten, wie Wandern, Skiwandern, Radfahren und Schwimmen, Tanzsport und Golf. Laufen, Skilanglaufen ist nur bei jüngeren Patienten und intakten Gelenksfunktionen sowie ohne neuromuskuläre Störungen zu empfehlen. Belastungsintensität und Dauer sportlicher Aktivitäten von Dialysepatienten sollen nur in Zusammenarbeit und unter Absprache mit dem Dialysezentrum und unter regelmäßiger Kontrolle der biochemischen Parameter erfolgen.

In der Rehabilitationsphase nach Nierentransplantation kann und soll Bewegungstherapie mittels risikoarmer Sportarten betrieben werden. Die Bewegungstherapie wird auch dadurch begünstigt, daß wenige Wochen nach erfolgreicher Nierentransplantation die allgemeine körperliche Leistungsbreite steigt, da sich die renale Anämie bessert, Myo-, Neuro- und Osteopathien sowie Elektrolyt-Wasser- und Säure-Basen-Haushalt normalisieren. Regelmäßige Sportausübung nach Nierentransplantation kann erlaubt werden, wenn die Spenderniere länger als 6 Monate implantiert ist, eine ausreichende Nierenfunktion besteht, keine plötzlichen Abstoßungsreaktionen zu erwarten sind sowie keine kardiozirkulatorischen Komplikationen vorliegen (AIGNER 1984). Die Auswahl und

Dosierung der Sportarten wird durch das Faktum beeinflußt, daß das Transplantat, das üblicherweise in den Beckenschaufelregionen implantiert wird, leichter verletzbar ist. Ferner muß beachtet werden, daß bei zu hohen Belastungen die Perfusion des Transplantates abnimmt und schließlich, daß Nebenwirkungen der immunsuppresiven Therapie aseptische Knochennekrosen, vor allem des Hüft- und Kniegelenks, verursachen können (AIGNER 1984). Unter diesen Gesichtspunkten können vor allem Ausdauersportarten, wie Wandern, Radfahren, Schwimmen, Skilanglauf sowie unter bestimmten Voraussetzungen auch Laufen empfohlen werden, weiter Tennis, Tischtennis und Badminton, während Zweikampf- und Wettkampfsportarten, aber auch alpiner Skilauf sowie alle Kraft-Schnelligkeits-Sportarten kontraindiziert sind. Am günstigsten sind 2- bis 3mal pro Woche erfolgende Belastungen von etwa 20 bis 30 Minuten Dauer und einer Intensität zwischen 50 und 70% der maximalen Leistungsfähigkeit.

10. Arthrosen

Aufbraucherkrankungen der Gelenke treten mit zunehmendem Alter vermehrt auf, wobei meist endogene Dispositionen, nicht oder schlecht korrigierte Fehlstellungen sowie Spätfolgen nach Sportschäden ursächlich sind. Eine funktionelle Bewegungs- und Sporttherapie durch dosierte Ausdauerübungen kann für fast alle Arten der Arthrosen empfohlen werden, da neben allgemeinen Veränderungen vor allem die Diffusion des Knorpelgewebes gefördert und verbessert wird. Kontraindikationen für Bewegung und Sport bei Arthrosen bestehen nur bei floriden Stadien (Reizzustände), zeitweilig bei gewissen medikamentösen Maßnahmen sowie bei Stoffwechselentgleisungen oder anderen Erkrankungen je nach Art und Schweregrad.

Empfehlenswert sind Ausdauerbelastungen 2- bis 4mal pro Woche. Bei Intensität und Dauer der einzelnen Übungen sollte beachtet werden, daß aufgrund der bestehenden Knorpelveränderungen wesentlich längere Erholungspausen notwendig sind. Schmerzen bei Sportausübungen bedeuten im allgemeinen die therapeutische Grenze der Bewegungstherapie. Die Belastung ist abzubrechen und nach entsprechender Pause mit niedrigerer Intensität fortzuführen. Intermittierende Belastungen sind günstiger, da der Wechsel zwischen Belastung und Entlastung die Diffusion des Knorpelgewebes begünstigt. Entstehen nach sportlichen Betätigungen Reizergüsse, müssen entweder die Sportdisziplin oder die Technik, Intensität und Dauer geändert werden. Bei den Stadien III und IV einer Arthrose, also fixierter mäßiger Bewegungseinschränkung mit

Schmerzattacken und vollständiger Fixierung und Fehlstellung ist zumeist die orthopädische Krankengymnastik sinnvoll und ausreichend (HEISS 1983).

Von den Ausdauerdisziplinen sind Schwimmen und Radfahren am besten geeignet. Dies trifft besonders beim älteren inaktiven und übergewichtigen Patienten zu. Die günstigsten Schwimmformen sind Kraulen und Rückenschwimmen, Brustschwimmen ist vor allem bei Kniegelenksarthrosen ungünstig. Radfahren eignet sich hervorragend bei Knie-, Fuß- und Hüftarthrosen sowohl prä- als auch postoperativ. Wandern ist ebenfalls gut geeignet, nicht jedoch das Bergabgehen, da ebenso wie beim Bergsteigen die Beingelenke besonders beansprucht werden. Aus diesen Gründen ist auch das Laufen nur eingeschränkt, eventuell gerade noch im Stadium I, möglich. Nicht geeignet sind alle jene Sportarten, bei denen durch Sturzgefahr eine erhöhte Verletzungsgefährdung, wie z. B. beim alpinen Skilauf und diversen Ballspielen, gegeben ist. Kraft-, Schnelligkeits- und Schnellkraftübungen sind generell nicht zu empfehlen, Ballspiele können je nach Ausgangssituation und Sporterfahrung individuell auch zu Motivationszwecken verwendet werden. Zusätzlich zur Ausdauerbeanspruchung empfiehlt sich Heilgymnastik, vor allem als Einstiegsübung. Leistungs- und Wettkampfsport sind grundsätzlich abzulehnen.

11. Chronische Polyarthritis

Abgesehen von akuten Schüben gilt prinzipiell der Grundsatz, daß für Patienten mit chronischer Polyarthritis jede Art der Aktivität günstiger ist als Inaktivität (DONNHAUSER und GRUBER 1983). Richtig ausgewählte Sportarten sowie adäquate Dosierung der einzelnen Übungen können dem Patienten helfen, seine Beweglichkeit zu erhalten und zu verbessern. Dabei können im Anfangsstadium der chronischen Polyarthritis durchaus Bewegungsformen gewählt werden, bei denen die Gelenke belastet werden. Bei zunehmender Gelenkszerstörung sollen hingegen entlastende Sportarten bevorzugt werden (DONNHAUSER und GRUBER 1983).

Bei der Wahl der Sportart müssen einerseits die bisher ausgeübten sportlichen Aktivitäten oder die Tatsache, daß der Patient erst mit Sport beginnen will, andererseits die bestehenden Behinderungen berücksichtigt werden. Richtig dosierter Sport soll die Beweglichkeit fördern, die Muskulatur kräftigen sowie die allgemeine Leistungsbreite erhöhen. Neben der täglich konsequent auszuführenden krankengymnastischen Bewegungstherapie bieten sich vor allem Ausdauerbelastungen, insbesondere das Schwimmen, an.

12. Sportliche Betätigung nach Total-Endoprothesen

Während früher sportliche Aktivitäten mit Endoprothesen aus Angst vor Beschädigung oder Unfall vielfach eingeschränkt oder verboten wurden, trat in den letzten Jahren aus Gründen der verbesserten Operationstechniken, des verbesserten Materials sowie der allgemeinen Rehabilitationsrichtlinien eine Wandlung in bezug auf die Sportausübung auf. Im wesentlichen kann zwischen zwei Phasen der Rehabilitation unterschieden werden (DUBS 1983).

In der ersten Phase soll mittels geleiteter Übungstherapie die Kraft, neuromuskuläre Koordination und damit die allgemeine Mobilität erhöht werden. In dieser Phase können vor allem gezielte gymnastische Übungen, Schwimmen, Gehen, Radfahren und Rudern benützt werden, da bei all diesen Sportarten ein hoher Prozentsatz der die Hüfte umgebenden Muskeln trainiert wird.

Nach dieser ersten Phase können bei guter Koordination und Muskelkraft alle in der Phase 1 begonnenen Sportarten lebenslang weiterbetrieben werden. Auch Wandern, langsames Laufen und Skilanglauf sind zu empfehlen, Tennis kann den Patienten erlaubt werden, wenn sie schon Vorerfahrung haben. Allerdings sollte nur auf Sandplätzen gespielt werden. Alpiner Skilauf ist nur zu befürworten, wenn eine lange sportliche Vorbetätigung vorliegt und ein sicherer, technisch einwandfreier Skilauf gegeben ist. Das Unfallrisiko muß allerdings mitberücksichtigt werden.

Nicht zu empfehlen sind alle Ballspiele und Zweikampfsportarten wegen des großen Verletzungsrisikos sowie auch der Reitsport.

Eine regelmäßige orthopädische bzw. sportorthopädische Überwachung des Patienten ist notwendig.

IX. Sportmedizinische Untersuchung und Leistungsdiagnostik

1. Bedeutung der Untersuchung

Die in den letzten Jahrzehnten zunehmende Freizeit wird in vermehrtem Maße für sportliche Betätigungen genützt. Dies trifft nicht nur für Mernschen im mittleren, sondern auch vor allem im höheren Lebensalter nach Eintritt der Pension oder Rente zu, zumal die Aktivitäten der modernen Schulmedizin im Bereich der geriatrischen Forschung und allgemeinen Geroprophylaxe den Menschen immer älter werden lassen. Der Wunsch vieler Menschen über 60, mit einer sinnvollen sportlichen Tätigkeit zu beginnen, schon länger ausgeübte Sportarten mit zunehmendem Alter entsprechend adäquat weiterzuführen oder sogar auch noch im höheren Alter Wettkampfsport zu betreiben, läßt immer mehr Gruppen und Vereinigungen von Seniorensportlern entstehen, in denen sportliche Betätigungen, wie Waldlauf, Radfahren, Bergwandern, Schwimmen sowie im Winter Skilanglauf, alpiner Skilauf und Tourengehen durchgeführt und zum Teil beachtliche Leistungen erbracht werden.

Da regelmäßig ausgeübte sportliche Betätigungen oft ein verstärktes Leistungsdenken mit sich bringen, verwundert es nicht, daß aus der Volkssportbewegung heraus immer mehr sportliche Wettkampfveranstaltungen für Seniorensportler abgehalten werden. Vor allem für ältere Radfahrer, Langläufer und Skiläufer werden bei nationalen und internationalen Veranstaltungen immer mehr Altersklassen bis ins hohe Lebensalter ausgeschrieben. Oft sind die Altersklassen zwischen dem 50. und 70. Lebensjahr in stärkerem Maße vertreten als die jüngeren Altersklassen, und nicht selten kommt es vor, daß Tagessieger aus älteren Altersklassen stammen (BAUMGARTL 1983). Dabei werden oft erstaunliche Leistungen vollbracht, wie die Zeiten zweier 70jähriger Athleten von 6:13 Minuten für die Meile und von 3:06,24 Stunden für die Marathondistanz beweisen (CANTWELL 1974, MAUD 1981). Dies trifft sowohl auf Seniorensportler zu, die seit der Jugend Leistungssport betrieben, als auch auf jene, die erst im höheren Lebensalter mit regelmäßigem Training und Wettkampfsport begonnen haben (CANTWELL 1974, FARIA 1977, GUTIN 1981).

Der zunehmenden Begeisterung älterer Menschen für breiten- und freizeitsportliche sowie wettkampfsportliche Betätigungen stehen zum Teil ungerechtfertigt aufgebauschte Meldungen über atraumatische Todesfälle im Sport gegenüber. Obwohl viele Todesfälle durch mangelnde Eigenvorsorge und Eigenverantwortlichkeit (Unterlassung von sportmedizinischen Tauglichkeitsuntersuchungen, sportliche Betätigung trotz Prodomalsymptomen sowie während oder nach Infekten usw.) verursacht sind, darf bei globaler Betrachtung dieser Todesfälle bei Altersportlern über dem 60. bis 70. Lebensjahr nicht vergessen werden, daß auch die gewissermaßen „natürliche" Todesquote mitberücksichtigt werden muß. Nach einer Berechnung von KOPLAN (1979) wäre eine statistische Wahrscheinlichkeit einer natürlichen jährlichen Todesquote von 14,9 (pro 100.000) während des Laufens aufgrund des Durchschnittswertes der Gesamtbevölkerung zu erwarten gewesen. Bei Untersuchungen von 4 Millionen Dauerläufern in den USA zwischen 40 und 59 Jahren war hingegen die tatsächliche Zahl der Todesfälle beim Laufen aber nur bei 4,3. Bei Berücksichtigung der gesamten sportlichen Aktivität einschließlich Aufwärm- und Erholungsperiode lag die jährliche Todesquote bei nur 28,9 (pro 100.000) gegenüber der errechneten Wahrscheinlichkeitsrate von 104,3 (KOPLAN 1979). Bei einer Analyse von 1.030 Millionen Skiwanderungen innerhalb eines Zeitraumes von 16 Jahren in Skandinavien wurden von VUORI (1978) nur 8 Todesfälle gefunden, wobei – rein mathematisch – das Risiko für 50- bis 60jährige Männer auf das 4- bis 5fache anstieg.

In einer Studie von THOMPSON (1979) ließ sich bei 18 Sporttodesfällen während breitensportlich betriebenen Dauerlaufes (in 16 Fällen nach mehrjährigem Training) bei 13 Personen eine koronare Herzkrankheit als Ursache nachweisen, wobei 6 der Toten Prodromalsymptome aufwiesen, den Lauf jedoch fortsetzten.

Andererseits wurden unter den Voraussetzungen regelmäßiger ärztlicher Untersuchungen und Trainingsanweisungen von GIBBONS (1980) bei mehr als 370.000 Personenstunden intensiven Dauerlaufs (ca. 2.935 Personen, mittleres Alter 37 Jahre, 65 Monate Beobachtungszeitraum) kein Todesfall gefunden, in zwei Fällen konnte jeweils ein Herzstillstand ohne weitere Komplikationen beherrscht werden.

Zusammenfassend zeigt sich (Tabelle 28), daß das Risiko des plötzlichen Herztodes im Sport erfreulicherweise gering ist. Es liegt jedoch etwas höher als bei gewöhnlicher Tagesarbeit (AIGNER 1984) und steigt mit zunehmendem Alter und zunehmender Belastungsintensität (VUORI 1982).

Tabelle 28. *Häufigkeit des plötzlichen Herztodes während sportlicher Betätigung* (aus AIGNER 1984)

	Todesfälle	Todesfall pro Trainingsstunden
Joggen (THOMPSON 1982)	12	1/396.000
nur leichte körperliche Belastungen (THOMPSON 1982)		1/3,000.000
Ski-Langstreckenwandern (VUORI 1972)	10	1/600.000
Sportler verschiedener Disziplinen (VUORI 1972)		
20–30 Jahre	45	1/11,000.000
40–49 Jahre	76	1/1,300.000
50–69 Jahre	124	1/900.000
Rehabilitation nach Myokardinfarkt von 1970 bis 1976 (HASKELL 1978)	7	1/212.000

Zweifellos ist die gänzliche Vermeidung plötzlicher Herztodesfälle im Sport unmöglich, da einerseits mangelnde Eigenverantwortung des Seniorensportlers nicht ausgeschlossen werden kann, andererseits in vielen Fällen eine Asymptomatik besteht beziehungsweise ohne maximale Belastungsuntersuchung oder ohne invasive Methoden keine Diagnostizierung möglich ist.

Nach HOLLMANN (1983) gelten folgende pathologische Veränderungen als größtes Risiko bezüglich des plötzlichen Herztodes im Sport:

– gestörte linksventrikuläre Funktion mit einer Ejektionsfraktion unter 30%,
– Arbeitshypotonie,
– Mehrgefäßerkrankung mit einer Verengung von mehr als 70%,
– multiple kardiale Infarkte,
– polytope ventrikuläre Extrasystolen,
– geringe aerobe Leistungsfähigkeit,
– anginöse Anfälle in Ruhe oder schon bei leichter Arbeit.

Vermutlich ließen sich viele der plötzlichen Todesfälle im Sport vermeiden, wenn sportmedizinische Tauglichkeitsuntersuchungen und regelmäßige Kontrollen vermehrt durchgeführt würden. Dies bezieht sich sowohl auf breiten- und freizeitsportliche Aktivitäten im Altersport, bei denen dosierte Bewegungstherapie und Sport durch die regelmäßige sportmedizinische Untersuchung zur sinnvollen primären und sekundären Prävention herangezogen werden können, besonders aber auf alle leistungs- und wettkampfsportlichen Aktivitäten im höheren Lebensalter, bei denen regelmäßige Pflichtuntersuchungen als obligat von den Veranstaltern zu kontrollieren wären. Dabei könnte nach folgenden Richtlinien vorgegangen werden (Tabelle 29).

Tabelle 29. *Richtlinien für den Einsatz verschiedener diagnostischer Verfahren bei sportmedizinischen Untersuchungen von älteren Sporttreibenden*

- Sportmedizinische Untersuchung zu Beginn einer Sportausübung
- Jährliche Kontrolluntersuchungen bei Personen über dem 30. Lebensjahr
- Halbjährliche Kontrolluntersuchungen bei wettkampfsporttreibenden Personen über dem 30. Lebensjahr
- Regelmäßiger Einsatz der symptomlimitierten maximalen Ergometrie mit Ergometrie-EKG und Registrierung des Belastungsblutdruckverhaltens
- Vermehrter Einsatz von Telemetrie bzw. Speicher-EKG bei wettkampfsporttreibenden Personen über dem 50. Lebensjahr bei Verdacht auf Rhythmusstörungen oder koronare Herzkrankheit
- Vermehrter Einsatz von echokardiographischen Untersuchungen in Ruhe und unter Belastung bei breitensportlichen Aktivitäten über dem 50. Lebensjahr, vor allem aber bei Betreiben von Wettkampfsport
- Vermehrter Einsatz von echokardiographischen Untersuchungen unter Belastung bzw. nuklearmedizinischen Untersuchungen (myokardiale Perfusion, Kontraktilität, Wandhypo-Dyskinesien bei unklaren anamnestischen oder klinischen Befunden bzw. zum Ausschluß pseudoischämischer, falsch positiver Befunde (LUBICH 1983)
- In Zweifelsfällen erweiterte Indikation zur invasiven Diagnostik
- Vermehrter Einsatz von Stoffwechseluntersuchungen
- Vermehrter Einsatz von sportorthopädischen Untersuchungen

2. Die sportmedizinische Untersuchung

Eine gute Compliance zwischen Arzt und Sporttreibenden ist besonders im Seniorensport wichtig, um eine Bereitschaft zu regelmäßigen Kontrolluntersuchungen zu erreichen, die zur Überwachung des Gesundheitszustandes des älteren Sporttreibenden eminent wichtig sind. Dieses Vertrauensverhältnis ist allerdings nur dann zu erzielen, wenn der Sportmediziner von den nachfolgenden Grundsätzen und Richtlinien weiß und sie vor Anwendung dem Seniorensportler zur Kenntnis bringt und in einem Beratungsgespräch ausführlich diskutiert:

– Regelmäßige körperliche Aktivität erhält bzw. erhöht die körperliche Leistungsfähigkeit, die Leistungsbereitschaft sowie die Adaptationsfähigkeit der Organsysteme und des Gesamtorganismus an Belastungen verschiedenster Art. Dadurch ist auch die Widerstandsfähigkeit gegenüber gesundheitsgefährdenden Einflüssen erhöht (STRAUZENBERG 1983).

– Werden von Jugend an bis ins höhere Alter kontinuierlich sportliche Aktivitäten gesetzt, sind diese Menschen meist biologisch jünger als gleichalte Untrainierte.

– In jedem Alter kann mit sportlichen Aktivitäten begonnen werden, da bis weit über das 7. und auch über das 8. Lebensjahrzehnt hinaus eine Anpassungsfähigkeit des Organismus und seiner Organsysteme besteht.

– Körperliche Aktivitäten bewirken nur dann eine Verbesserung der Anpassungsbreite und Leistungsfähigkeit, wenn sie den Prinzipien der Trainingslehre entsprechend dosiert werden. Vor allem im höheren Lebensalter scheint ein größerer Einfluß der Trainingshäufigkeit bei richtig dosierter Intensität auf eine Funktionsverbesserung zu bestehen als durch Verlängerung der Trainingsdauer einer eingehenden Trainingseinheit über das normale Maß hinaus (STRAUZENBERG 1983).

– Eine Überforderung von seiten der Trainingshäufigkeit und -dauer zieht zumeist eine Überlastung des passiven Bewegungsapparates nach sich, dessen Anpassungsfähigkeit besonders im höheren Lebensalter im Vergleich zum Herz-Kreislauf- und Stoffwechselsystem deutlich limitiert ist.

– Älteren, beschwerdefreien Menschen mit anamnestisch guter Leistungsbreite dürfen höherintensive, leistungssportliche Belastungen nicht ohne eingehende Untersuchung erlaubt werden, da auch bei bestem Wohlbefinden eine latente Herzinsuffizienz oder schleichende Koronarinsuffizienz vorliegen kann.

– Körperliche Aktivitäten müssen im höheren Alter auf oft notwendige medikamentöse Therapien abgestimmt werden. Deshalb ist die regelmäßige sportärztliche Untersuchung sowie die individuelle Beratung von größter Wichtigkeit.

– Bei leistungssportlicher Betätigung im höheren Alter stellen folgende externe Faktoren Kontraindikationen gegenüber intensiven, unkontrollierten Ausdauerbelastungen dar (HOLLMANN 1983):
– Außentemperatur von mehr als 28°C,
– relative Luftfeuchtigkeit von mehr als 80 bis 85%,
– sportliche Betätigung direkt nach dem Eintreffen in Höhen von über 2.500 m.

– Sorgfältige Beachtung von Kontraindikationen gegenüber intensiven körperlichen Belastungen mit zunehmendem Lebensalter und dem Wunsch nach wettkampfsportlicher Aktivität (Tabelle 30).

Tabelle 30. *Absolute und relative Kontraindikationen gegen sportliche Aktivitäten im höheren Lebensalter* (aus STRAUZENBERG 1983)

Absolute Kontraindikationen:

- Akute Infektionen und Entzündungen
- Fortschreitende destruktive Prozesse einschließlich Malignomen
- Schwere und nicht voll kompensierte Schäden der Leber- und Nierenfunktion
- Manifeste Herzinsuffizienz
- Schwere Stenose der Koronararterien (Dreigefäßerkrankung)
- Schwere Stenokardie bereits bei geringer körperlicher Belastung (unter 50 Watt)
- Kürzer als vier Wochen überstandener Myokardinfarkt oder noch bestehende Zeichen der Aktivität
- Ventrikuläres- oder Aortenaneurysma
- Arrhythmien: ventrikuläre Extrasystolen, soferne sie bei Belastung zunehmen, AV-Block II. oder III. Grades, unkontrolliertes Vorhofflattern oder -flimmern
- Systemische oder pulmonale Embolien
- Schwere Beeinträchtigung der Ventilation (chronische Bronchitis, schweres Emphysem, Asthma bronchiale) mit Cor pulmonale
- Unkontrollierte Hypertension mit Belastungswerten über 230 mm Hg

Relative Kontraindikationen:

- Kompensierte Klappenfehler ohne Auswurfbehinderung
- Arrhythmien, die bei Belastung nicht zunehmen
- Linksschenkelblock
- Schrittmacher mit fixierter Schlagfrequenz
- Schwere Varicositas mit Neigung zur Thrombophlebitis oder Phlebothrombose
- Neuromuskuläre Störungen oder ausgeprägte deformierende Arthrosis mit Tendenzen zu akuter Verschlechterung
- Kürzlich durchgemachte transitorisch zerebrale Ischämien
- extreme Fettleibigkeit

Das Vorliegen von relativen Kontraindikationen bedeutet, daß unter strenger Berücksichtigung der individuellen Situation und unter Beachtung besonderer Vorsichtsmaßnahmen bestimmte körperliche Aktivitäten (leichte Gymnastik, Intervallbelastungen niedriger Intensität, Fahrradergometertraining mit geringem Widerstand, Gehen usw.) durchgeführt werden können.

Inhalte der sportmedizinischen Untersuchung:

- Sportanamnese
- Allgemeinanamnese
- Internistischer Status
- Orthopädischer Status
- Thoraxröntgen

- Lungenfunktionsuntersuchung: Spirometrie, eventuell Flow-Volumen-Diagramm; bei Verdacht auf restriktive, obstruktive oder kombinierte Ventilationsstörungen weiterführende Diagnostik
- Ruhe-EKG (12 Abteilungen)
- Echokardiographische und/oder polykardiographische Untersuchungen in Ruhe für Leistungssportler oder bei unklarer Differentialdiagnose
- Symptomlimitierte maximale Ergometrie
- Belastungs-EKG mit mindestens 3 Ableitungen (V_4, V_5, V_6 oder V_2, V_4, V_6 oder V_2, V_5, V_6)
- Kontrolle des Blutdruckverhaltens unter Belastung und in der Erholung
- Abschließendes Beratungsgespräch

Die Synopsis aller erhobenen Befunde ermöglicht es dem Sportarzt einerseits, die erwähnten Kontraindikationen auszuschließen, andererseits jene sportmedizinische Beratung durchzuführen, die besonders beim älteren Menschen über die Feststellung der Sportfähigkeit hinausgehen muß, da bestimmte Belastungen Gefahrenmomente im höheren Lebensalter mit sich bringen können. Somit müssen individuell, also jeweils nach den erhobenen internistischen und orthopädischen Befunden, die geeigneten Sportarten ausgewählt sowie aus den Resultaten der Belastungsuntersuchung Trainingsqualität und -quantität festgelegt werden. Diese Vorgangsweise ist besonders bei jenen älteren Menschen notwendig, die nach langer Pause körperlicher Inaktivität im höheren Lebensalter wieder mit Sport beginnen wollen. Mitunter müssen bei sehr leistungsschwachen Personen zuerst Bewegungsübungen und schrittweise sich intensivierende Gymnastik- und Gehprogramme verordnet werden, bevor mit dem eigentlichen Trainingsprogramm begonnen werden kann.

Für Alterssportler, die seit ihrer Jugend regelmäßig trainiert haben, stellen die sportmedizinischen Untersuchungen eine wichtige Kontrolle des Gesundheitszustandes dar. Hier gilt es vor allem, bei allfällig auftretenden medizinischen Problemen im Altersgang gewisse Einschränkungen oder Umstellungen in bestimmten Sportarten vorzunehmen. Verbleiben gesunde Alterssportler in ihren seit Jahren gewohnten und ausgeübten Sportarten, sind sie zumeist gut in der Lage, ihre Trainingsintensität der Leistungsfähigkeit anzupassen (HENTSCHEL 1977). Die Rolle des Arztes liegt hier vor allem in der Überwachung und Mitsteuerung der richtigen Trainingsintensität sowie in der Verhinderung prestigebedingter Überlastungsschäden.

Auch bei breitensportlichen Aktivitäten sollte der ältere Mensch vor den Gefahren von *Kraft- und Schnelligkeitsbeanspruchungen* gewarnt werden. Aus internistischer Sicht liegen Gefährdungsmöglichkeiten vor allem bei einer länger dauernden statischen Kraftbeanspruchung vor, wobei schon bei einem Einsatz auch kleiner Muskelgruppen ab 50% der jeweiligen Maximalkraft ein deutlicher Anstieg von Herzfrequenz sowie systolischem und diastolischem Blutdruck (HOLLMANN 1983) als Folge der stärkeren Erhöhung des sympathischen Antriebs zur Belastungs- bewältigung auftritt. Da der Sauerstoffbedarf des Myokards vom Druck- Frequenz-Produkt abhängig ist, können durch Belastungen dieser Art bei Vorliegen einer Koronarinsuffizienz, bei der ja ein Mißverhältnis zwischen Sauerstoffbedarf und Sauerstoffangebot im Myokard besteht, Rhythmusstörungen oder Angina-pectoris-Anfälle ausgelöst werden (HOLLMANN 1983). Zusätzliche Gefahren ergeben sich beim Bestehen degenerativer Gefäßprozesse, insbesondere bei älteren Hypertonikern, infolge des Auftretens von Blutdruckspitzen.

Die mehr oder weniger bei fast allen statischen Kraftbeanspruchungen vorliegende Preßdruckatmung ist ein zusätzlich ungünstiger Faktor. Durch die statische Arbeit der Bauchpresse in Verbindung mit dem Epiglottisverschluß steigt der intrathorakoabdominale Druck, wobei der Blutrückstrom von kranial und kaudal erschwert bzw. verhindert wird. Als Folge kommt es zu einer beträchtlichen Verkleinerung des Schlag- volumens zugleich mit einer mangelnden Sauerstoffsättigung des Blutes, wodurch hypoxämische Zustände im Herzmuskel und auch im Gehirn auftreten können. Die zusätzlich vorhandene Katecholaminausschüttung bewirkt über diese rein physikalischen Vorgänge hinaus eine weitere Steigerung des myokardialen Sauerstoffbedarfs (HOLLMANN 1983), wo- durch auch bei Herzgesunden Rhythmusstörungen ausgelöst werden können.

Bei Patienten mit einer Herzinsuffizienz als Folge einer koronaren Herzkrankheit oder kongestiven Kardiomyopathie besteht an sich eine schweregradabhängige Erhöhung der Katecholamine als Kompensations- mechanismus der beeinträchtigten Pumpfunktion. Speziell bei dieser Patientengruppe, bei der der erhöhte sympathische Antrieb schon in Ruhe mit einem erhöhten myokardialen Sauerstoffverbrauch und einer vermehrten Nachlast des Herzens einhergeht, können daher auch schon geringe Kraftbelastungen oder höherintensive dynamische Bean- spruchungen schwerwiegende Folgen, wie z. B. lebensbedrohliche Rhythmusstörungen, nach sich ziehen.

Diese Überlegungen verdeutlichen aber auch, daß die *Fahrradergo- meterbelastung*, bei der weniger als 50% der Gesamtmuskelmasse ein- gesetzt wird, vor allem bei niedrigen Umdrehungszahlen und daher höherem Tretwiderstand und Kraftaufwand als *Trainingsform* nicht für alle Patientengruppen indiziert sein kann.

Auch nach Beendigung der statischen Kraftbeanspruchung mit Preß- druckatmung können für den älteren Menschen Probleme auftreten, da

die nunmehr vermehrt dem Herzen angebotene Blutmenge Rhythmusstörungen fördert.

Als Konsequenz dieser Befunde muß bei Kraftbeanspruchungen für
den älteren Menschen die Trainingsintensität deutlich gesenkt und die
Zeitdauer der statischen Kraftbeanspruchung auf unter 5 bis 6 Sekunden
reduziert werden (HOLLMANN 1983). Die praktische Bedeutung liegt in
einer Warnung vor gewissen Übungen bei sogenannten Trimmpfaden und
bei der Seniorengymnastik, wenn Aufgabenstellungen mit Klimmzügen,
Liegestützen und ähnlichen Beanspruchungen einhergehen. Oft weisen
schon anamnestische Angaben wie Schwindel oder Übelkeit bzw. Herz-
stolpern auf das Vorliegen potentieller Gefahren hin, die im Zusammenhang mit den erhobenen Befunden ein Verbot dieser Übungen nach sich
ziehen. Am eigenen Patientengut konnten bei Erstuntersuchungen von
Seniorengymnastik treibenden Personen über dem 60. Lebensjahr bei
etwa einem Drittel Symptome dieser Art hinterfragt werden, die zumeist
auf der Basis von koronarer Herzkrankheit, Herzinsuffizienz, nicht oder
mangelhaft behandelter Hypertonie und diverser Rhythmusstörungen
bestanden.

Tabelle 31. *Elektrokardiographische Befunde*
bei 396 Patienten im Alter von 75 Jahren und
darüber (nach WASSERBURGER 1975)

Normales EKG	38%
Myokardinfarkt (akut, chronisch)	7%
Myokardischämie	7%
Linksschenkelblock	9%
Rechtsschenkelblock	10%
Linksventrikuläre Hypertrophie	2%
Vorhofextrasystolen	8%
Ventrikuläre Extrasystolen	5%
Vorhof-Tachyarrhythmien	17%
Ventrikuläre Tachyarrhythmien	0%
Digitaliseffekte	24%
AV-Blockierung	5%
Verschiedene Abnormitäten	1%

Als Hinweis auf die Häufigkeit verschiedener Rhythmusstörungen
zeigt Tabelle 31 nach WASSERBURGER (1975) eine Aufstellung von elektro-
kardiographischen Befunden von 396 Patienten im Alter von 75 Jahren
und darüber, bei denen in etwa 30% Rhythmusstörungen gefunden
werden konnten. Nach HOMBACH (1982) werden im höheren Alter
folgende bradykarde und tachykarde Herzrhythmusstörungen gefunden.

I. Bradykardien:

a) Sinusknotensyndrom
b) Sinusbradykardie, SA-Blockierung
c) AV-Block II. und III. Grades

II. Tachykardien:

a) Vorhofflattern, Vorhofflimmern ⎫
b) Vorhoftachykardien   ⎬ mit höherer Überleitungsrate
c) gehäufte ventrikuläre Extrasystolen
d) Kammertachykardie
e) Kammerflattern, Kammerflimmern

Die Wertigkeit diverser Rhythmusstörungen als funktionelle Beeinträchtigung verschiedener Durchblutungsgrößen ist in Tabelle 27 nach CORDAY (1978) dargestellt. Aus diesen Fakten wird erkennbar, daß gerade beim älteren Sporttreibenden bestimmte Herzrhythmusstörungen je nach Häufigkeit, Dauer und Lokalisation speziell beachtet werden müssen, besonders wenn sie auf dem Hintergrund verminderter kardialer Leistungsreserven oder bestehender manifester Herz-Kreislauf-Erkrankungen auftreten. Es muß durch die exakte sportmedizinische Untersuchung, also z. B. auch durch Beobachtung im Verhalten von Herzrhythmusstörungen unter zunehmender dynamischer Belastung (Ergometrie) und statischer Belastung (z. B. Handgrip), verhindert werden, daß es durch körperliche Aktivität zu einer Potenzierung bestehender Veränderungen kommt, um kardiale und extrakardiale Komplikationen zu vermeiden.

Bei Belastung auf *Schnelligkeit und Schnelligkeitsausdauer* liegen die Gefährdungsmöglichkeiten aus internistischer Sicht in der hohen metabolischen Beanspruchung. Die besonders bei Schnelligkeits- und Kraftausdauer entstehende hohe Laktatazidose geht mit einer Katecholaminausschüttung einher, welche die vorhin erwähnten Gefahren, wie Rhythmusstörungen oder pektanginöse Beschwerden, auslösen kann (HOLLMANN 1983).

Die erwähnten Kraft- und Schnelligkeitsbeanspruchungen sind daher für den älteren Menschen, vor allem bei Beginn sportlicher Betätigung, nicht zu empfehlen. Bei Sporttreibenden, die von Jugend an Belastungen dieser Art – vielleicht auch noch aus ehemaligen Wettkampfsportarten – ausüben, ist mit zunehmendem Alter ebenfalls mit großer Vorsicht vorzugehen. Wenn es auch vielfach unmöglich und zum Teil auch nicht sinnvoll ist, diesen Menschen ihre gewohnte Belastung zu verbieten, so sollten die Intensitäten dieser Beanspruchungen drastisch reduziert werden bzw. diese Beanspruchungen nur einen Teil der Sportausübung ingesamt darstellen.

Auch aus orthopädischer Sicht stellen vor allem Kraft- und Schnelligkeitsbeanspruchungen ein hohes Risiko bezüglich Sportverletzungen und
Sportschäden dar. Die altersbedingten Veränderungen der bradytrophen
Gewebe und der Muskulatur können vor allem bei plötzlichen, hohen
Belastungen Sehnenrupturen, vor allem der Achillessehne und der langen
Bicepssehne, sowie Muskeleinrisse und -rupturen bewirken (COTTA
1983). Auch Insertionstendopathien sind bei älteren Sporttreibenden
häufiger anzutreffen als bei jüngeren Menschen. Schließlich muß ent-
sprechend den Altersveränderungen an den Gelenken durch inadäquate
Kraft- und Schnelligkeitsbeanspruchungen das frühzeitige Entstehen von
Arthrosen bzw. die Verschlechterung vorhandener Veränderungen in
Kauf genommen werden. Unter Berücksichtigung dieser Faktoren
empfiehlt COTTA (1983) vor allem Schwimmen, Laufen, Skilanglaufen,
Radfahren und fachkundig geleitete Gymnastik als Sportarten für ältere
Menschen, während Gewichtheben, Boxen, Zweikampfsportarten,
Basketball, Volleyball, Handball und Fußball nicht angeraten werden.
Natürlich ist auch in diesem Bereich ein individuelles Vorgehen unter
Beachtung der jeweiligen Gesamtsituation des älteren Sportlers und seiner
bisher ausgeübten Sportart angezeigt.

Unter dem Aspekt, daß der passive Bewegungsapparat des gesunden
älteren Menschen in seiner Anpassungsfähigkeit an eine sportliche Belastung leichter überfordert und daher geschädigt werden kann als das
Herz-Kreislauf-System, sollte bei der sportmedizinischen Beratung von
Anfang an einem unangebrachten Leistungsehrgeiz entgegengewirkt
werden (STRAUZENBERG 1983). Dies trifft vor allem bei jenen älteren
gesunden Menschen zu, die in ihrer Jugend aktiv Sport, zum Teil Wettkampfsport, betrieben haben und nach einer langen Pause körperlicher
Inaktivität wieder mit sportlicher Betätigung beginnen wollen. Die
Erinnerung an die frühere Leistungsfähigkeit zusammen mit einem noch
guten Bewegungsgefühl täuscht dieser Personengruppe häufig einen
Leistungsstand vor, dem die tatsächliche Belastbarkeit des passiven und
aktiven Bewegungsapparates bei weitem nicht entspricht. Resultieren
daraus schwere Sportverletzungen, sind dann zumeist die Freude, den
Sport wieder aufzunehmen, sowie das Durchhaltevermögen bis zum
Erreichen von Trainingseffekten stark beeinträchtigt.

Beanspruchungen auf *allgemein aerobe Ausdauer* sind aus internistischer und orthopädischer Sicht zu empfehlen, da gesundheitliche Gefährdungsmöglichkeiten für den gesunden älteren Menschen unter normalen
Umweltbedingungen nicht bestehen, soferne keine ungewohnt intensiven
Beanspruchungen mit Überbelastungen gesetzt werden. Gefahren bestehen im allgemeinen nur dann, wenn ungewohnt intensive Ausdauerbeanspruchungen aus pathologischem Ehrgeiz oder Überkompensation
gesetzt werden. Dies trifft vor allem auf den älteren Sporttreibenden mit

eingeschränkter Koronarreserve zu, bei dem überdosierte Reize zu einem Mißverhältnis zwischen Sauerstoffbedarf und -angebot im Herzmuskel mit den entsprechenden Gefahren führen können.

Grundsätzlich ist zu betonen, daß Ausdauerbeanspruchungen jene Trainingsformen darstellen, die, von Jugend an regelmäßig ausgeübt, einen relativen Schutz vor degenerativen Herzerkrankungen gewähren sowie altersbedingte Abbauvorgänge und die damit verbundene verminderte organische Leistungsfähigkeit, vor allem von Herz, Kreislauf, Atmung und Stoffwechsel, hintanhalten. Sie sind daher für jeden gesunden älteren Menschen zu empfehlen und können auch mit entsprechender Dosierung bei bestimmten Erkrankungen des Herz-Kreislauf-Systems sinnvoll zur Rehabilitation oder Sekundärprävention eingesetzt werden. Der ärztliche Rat zu Ausdauerbelastungen unter den erwähnten Gesichtspunkten sowie die ärztliche Unbedenklichkeitserklärung für ältere Wettkampfsportler in Ausdauerbewerben ist allerdings von zwei wesentlichen Vorbedingungen abhängig:

1. Exakte kardiologische Diagnostik mit Ausschluß pathologischer Veränderungen der Herzkranzgefäße, im Zeifelsfall mit invasiver Diagnostik.
2. Exakte leistungsdiagnostische Untersuchung zur individuellen Steuerung von Trainingsqualität und Trainingsquantität.

3. Grundlagen der Belastungsuntersuchung für den Alterssportler

Im Gegensatz zu vielen anderen medizinischen Disziplinen hat die sportmedizinische Leistungsdiagnostik im allgemeinen, speziell aber bei der Fragestellung von sportlicher Betätigung im Alter, die Möglichkeit und Aufgabe, physiologische und pathologische Fragestellungen gleichermaßen zu untersuchen. In dem umfassenden Bereich von Rehabilitation und Prävention, Freizeit- und Leistungssport kann der Einfluß körperlicher Aktivität bzw. von Bewegungsmangel auf den Gesundheitszustand und die Leistungsfähigkeit des Menschen jeder Altersstufe und Leistungsvoraussetzung beurteilt werden. Aus dieser Aufgabenstellung ergeben sich, abgesehen von den allgemeinen Indikationen für die Ergometrie, folgende leistungsphysiologisch relevante Fragestellungen für die Ergometrie im Alterssport (Tabelle 32).

Tabelle 32. *Leistungsphysiologische Indikationen für die Ergometrie im Alterssport*

1. Beurteilung der Gesundheitsstabilität
2. Ermittlung der Leistungsfähigkeit des Organismus sowie einzelner Organe und Funktionssysteme im Altersverlauf·
3. Qualitative und quantitative Ermittlung von Anpassungserscheinungen des Organismus sowie seiner Organ- und Funktionssysteme in Abhängigkeit des Lebensalters und der jeweiligen Bewegungstherapie bzw. des jeweiligen Trainings
4. Ermittlung der Wechselwirkungen und Zeitkonstanten der möglichen Adaptationserscheinungen des alternden Organismus in Abhängigkeit von Intensität, Umfang und Häufigkeit des Trainings
5. Erarbeitung begründeter Konzepte und Richtdaten zur Leistungsverbesserung unter Beachtung von Leistungsanforderung und Regeneration
6. Ermittlung leistungsbegrenzender Komponenten im kardiozirkulatorischen und metabolischen Bereich im Rahmen des Altersganges
7. Motivierung des Seniorensportlers durch Erhebung der Leistungsvoraussetzungen und Dokumentation der Leistungsentwicklung
8. Ausschluß möglicher pathologischer Adaptationsreaktionen

Allgemeine Richtlinien zur Durchführung der ergometrischen Untersuchung

Sportmedizinische Leistungsprüfverfahren versuchen, physiologische Abläufe, die einer motorischen Komplexhandlung zugrunde liegen, isoliert oder in ihrem Zusammenspiel zu erfassen und zu objektivieren (LIENERT 1969, ISRAEL 1979). Um der Definition eines Leistungsprüfverfahrens, also einer wissenschaftlich begründeten Methode zur Erlangung einer möglichst quantifizierten Aussage über die Beschaffenheit bestimmter individueller Merkmale morphologischer bzw. funktioneller Natur zu entsprechen, müssen die Gütekriterien Objektivität, Validität, Reliabilität, Ökonomie sowie Normiertheit erfüllt werden. Dafür ist neben den regelmäßigen Qualitätskontrollen aller verwendeten Instrumente die Beachtung der Leistungsumsatzbedingungen (Richtlinien der Arbeitsgruppe für Ergometrie der ICSPE, MELLEROWICZ 1982) von entscheidender Bedeutung.

Ausschluß- und Abbruchkriterien für die ergometrische Belastungsuntersuchung

Bei jeder Belastungsuntersuchung können theoretisch Zwischenfälle auftreten, obwohl statistisch gesehen nur eine sehr geringe Zahl von Komplikationen vorkommt, wenn Indikationen, Kontraindikationen und Abbruchkriterien beachtet werden. Zweifellos hängt das Risiko der Belastungsuntersuchung von der Gefährdung des jeweiligen Kollektivs ab und ist daher bei Herzpatienten vor allem im höheren Alter größer als bei jüngeren, offensichtlich gesunden Personen. In einer multizentrischen Studie von SCHERER und KALTENBACH (1979) in der BRD konnten bei 712.285 Patienten 96 bedrohliche Zwischenfälle (1:7.500), davon unter anderem 52 Rhythmusstörungen mit nachfolgender Defibrillation (ungefähr 1:14.000) und 17 Todesfälle (ungefähr 1:42.000) beobachtet werden. Die Angaben bezüglich Rhythmusstörungen entsprechen in etwa Mitteilungen der Arbeitsgemeinschaft Ergometrie der Österreichischen Kardiologischen Gesellschaft (1978), wonach bei mehr als 30.000 Ergometrien in mehreren Institutionen nur dreimal ein Kammerflimmern, davon einmal bei zusätzlich verwendetem Einschwemmkatheter, mit der Belastungsuntersuchung in ursächlichem Zusammenhang standen. Im Vergleich zu diesen Multizenterstudien, bei denen vielfach verschiedene Ergometer, Belastungsverfahren, Belastungspositionen sowie unterschiedliche Notfallmaßnahmen zum Einsatz kommen, liegt die Zwischenfallsrate nach ROST und HOLLMANN (1982) bei kardialem Patientengut im eigenen Arbeitskreis noch niedriger.

Im Gegensatz zu Herzpatienten werden bei Sportuntersuchungen von Personen jüngeren bis mittleren Lebensalters von vielen Autoren übereinstimmend keine Zwischenfälle bzw. vitalen Komplikationen bei Kollektiven bis über 350.000 Personen angegeben, was von Erfahrungen des eigenen Instituts sowie der in Österreich tätigen sportmedizinischen Untersuchungsstellen bestätigt wird. Bei Hochrechnung von Sportlern, Patienten mit überwiegend koronarer Herzkrankheit und Patienten mit sonstigen Erkrankungen ergibt sich aus der Studie von SCHERER und KALTENBACH (1979) eine Komplikationsrate von 1:11.000.

Als Voraussetzung und wichtigste Vorsichtsmaßnahme sollte prinzipiell vor jeder Belastungsuntersuchung eine sportmedizinische Basisuntersuchung (siehe vorheriges Kapitel) erfolgen, die zumindest eine allgemeine Anamnese, eine Medikamentenanamnese, eine orientierende klinische Untersuchung einschließlich Blutdruckmessung und EKG in Ruhe beinhalten soll. Bei klinischem Verdacht auf eine pathologische Herzvergrößerung sollte unbedingt ein Thoraxröntgen (und/oder echokardiographische Untersuchungen) bzw. die entsprechenden weiteren Folgeuntersuchungen vor dem eigentlichen Belastungstest erfolgen.

Kontraindikationen

Von den vielen in der internationalen und nationalen Literatur angegebenen Schemata von absoluten und relativen Kontraindikationen für die symptomlimitierte maximale Ergometrie wird zur näheren Beschäftigung auf die Richtlinien der Arbeitsgemeinschaft Ergometrie der Österreichischen Kardiologischen Gesellschaft (NIEDERBERGER 1975, NIEDERBERGER 1978, BÖHM 1978) sowie auf die Angaben von ROST und HOLLMANN (1982) und AIGNER (1983) verwiesen. Zu all diesen Schemata kann prinzipiell festgestellt werden, daß aufgrund der allgemeinen ärztlichen Erfahrung bei der Handhabung von Ausschlußkriterien situationsbezogen vorgegangen werden muß, da es bei manchen bisweilen in den Kontraindikationslisten aufscheinenden chronischen Krankheitsbildern durchaus belastungsbezogene Fragestellungen gibt. Alle Richtlinien sind daher nur als Übersicht zu werten, die genügend Freiraum für eigenverantwortliche Entscheidungen bieten.

Abbruchkriterien

Um Maximalwerte ergometrischer Untersuchungen vergleichen zu können, ist eine volle Ausbelastung notwendig. Diese ist beim gesunden Probanden jeder Altersstufe durch das Erreichen der subjektiven Leistungsgrenze mit allgemeiner bzw. muskulärer Ermüdung gegeben. Die vor der Ergometrie vorgenommene Ermittlung der altersabhängigen maximalen Sollherzfrequenz gilt nicht als Ausbelastungs- bzw. Abbruchkriterium. Das Erreichen dieser Richtfrequenz kann nur als Indikator für den Eintritt in den Grenzbereich der maximalen Leistungsfähigkeit gelten. Entsprechend den Intentionen der maximalen symptomlimitierten Belastung sind Submaximaltests für die meisten der angeführten Indikationen zur Ergometrie abzulehnen. In manchen Arbeitskreisen wird z. B. bei Screeninguntersuchungen zur Frühdiagnostik einer latenten Koronarinsuffizienz die Ergometrie bei 85 % der altersentsprechenden maximalen Sollherzfrequenz abgebrochen, da diese Belastungshöhe einer relativ hohen kardiozirkulatorischen Ausbelastung entspricht. Dabei muß allerdings eine erhöhte Zahl falsch negativer Resultate sowie eine geringere prognostische Aussagekraft in Kauf genommen werden.

Generell muß bei gesunden Probanden jeden Alters, vor allem aber bei körperlich inaktiven Personen höheren Alters und bei Patienten grundsätzlich jede ergometrische Untersuchung dann abgebrochen werden, wenn der Patient bzw. Proband gehäuft über subjektive Beschwerden klagt bzw. objektive Abbruchkriterien auftreten. Bezüglich verschiedener Schemata der Abbruchkriterien, Notfalleinrichtungen und -maßnahmen wird ebenfalls auf die bei den Kontraindikationen erwähnte Literatur verwiesen.

4. Durchführung der Belastungsuntersuchung

Belastungsprofil

Unter Belastungsprofil (Belastungsschema, Belastungsform) versteht man den „zeitlichen Ablauf der geforderten Belastungsschwere", also das Verhältnis zwischen der Grundbelastung sowie dem Belastungs- und Zeitinkrement, unabhängig von der Belastungsart (Ergometer). Prinzipiell kann man ein rektanguläres (Rechteck-Rektangulärtest) und trianguläres (Dreieck-Triangulärtest) Belastungsprofil unterscheiden, wobei jede dieser Formen ein- oder mehrstufig erfolgen kann.

Im Bereich der sportmedizinischen und kardiologischen Leistungsdiagnostik werden einstufige rektanguläre Belastungsformen routinemäßig nicht eingesetzt, da sie gegenüber mehrstufigen Belastungsformen Nachteile haben (ungenügende Möglichkeit, die Dynamik kardiozirkulatorischer Parameter zu beobachten, hohe Eingangs- und Belastungsstufe – falsch positive Arbeitsreaktion). Dies gilt auch für intermittierende Testprofile aufgrund ihrer Spezifität.

Testbelastungen dieser Art werden vor allem bei speziellen Fragestellungen in der Arbeitsmedizin, zur Überprüfung der Pausenlänge und Belastungsintensität bei Intervallbelastungen in der Sportmedizin sowie im Rahmen rehabilitativer Bewegungstherapie eingesetzt. Intermittierende Belastungen können aber auch im Rahmen der rehabilitativen Bewegungstherapie bei Patienten mit koronarer Herzkrankheit zur Überprüfung der optimalen Nutzung der verbliebenen Leistungsreserven verwendet werden (REITERER und BACHL 1977, SMODLAKA 1972). Dazu kann man Belastungsintensitäten wählen, die bei kontinuierlicher Belastung über der schmerzauslösenden Schwelle liegen und unter diesen Bedingungen nicht geleistet werden könnten. Zusätzlich fehlt bei intermittierenden Belastungen aufgrund der Pausengestaltungen auch bei Intensitäten an oder über der Dauerleistungsgrenze eine höhere metabolische Belastungsazidose. Auch im Alterssport kann die Intervallmethode mit Belastungsphasen und Erholungspausen (HENTSCHEL 1977) als günstige Trainingsform angewendet werden, da für den älteren Menschen, der mit Sport beginnt, ein differenzierter, individuell abgestimmter Trainingsaufbau möglich ist.

Im Bereich der kardiologischen Diagnostik sowie zur Testung von weiblichen und männlichen Probanden mit eingeschränkter bzw. normaler Leistungsbreite werden nach den Richtlinien der Arbeitsgruppe Ergometrie der Österreichischen Kardiologischen Gesellschaft (NIEDERBERGER 1982) am Fahrradergometer Stufen von 25 Watt je 2 min bei einer Grundbelastung von 25 oder 50 Watt verwendet. Dieses Belastungsschema empfiehlt sich günstigerweise sowohl für gesunde ältere Seniorensportler (Breitensport) als auch für Senioren-Leistungssportler (z. B. Senioren-Radrennfahrer) über dem 70. Lebensjahr, da eine Belastungssteigerung von 50 Watt je 3 min in vielen Fällen eine Überforderung mit frühzeitiger Laktatakkumulation mit sich zieht. Nur für jüngere Probanden mit erwarteter großer Leistungsbreite (Sport) können Stufen von 50 Watt je 3 min für Fahrradergometerbelastungen verwendet werden.

Zeitinkrement (Einfluß von Stufen- und Pausendauer)

Eine Verlängerung des *Zeitinkrements* bewirkt eine Abnahme der Maximalleistung (Watt bzw. m/sec), der maximalen Sauerstoffaufnahme sowie der maximalen Laktatkonzentration. Die prozentuelle Abnahme liegt bei einer Verlängerung des Zeitinkrements um 2 min etwa zwischen 5 und 9% (HECK 1980, KINDERMANN 1980). Im Gegensatz zur Stufendauer beeinflußt die *Pausendauer,* die zur Abnahme blutchemischer Parameter am Laufband notwendig ist, die Maximalwerte nicht.

An der anaeroben Schwelle (Laktat = 4 mmol/l) bewirkt eine Verlängerung des *Zeitinkrements* eine Abnahme der Wattleistung sowie der Sauerstoffaufnahme in einer Größenordnung zwischen 4 und 6%, wenn das Zeitinkrement um 2 min erhöht wird. Die Ursachen für diese Abnahme liegen vor allem in der integral (akkumulativ) mit der Zeit wachsenden Blutlaktatkonzentration (HECK 1980, KINDERMANN 1980). Hingegen beeinflußt die *Pausendauer* das Laktatverhalten im submaximalen Bereich tendenzmäßig in umgekehrter Richtung, da bei längeren Pausen eine geringe, jedoch vorhandene Laktatelimination stattfinden kann (HECK 1980). Bei sportmedizinischen Untersuchungen junger, leistungsstarker Personen hat sich eine Stufendauer von 3 min für beide Ergometertypen und eine Pausendauer am Laufband von 30 sec durchgesetzt, da dieses Belastungsprofil einen vernünftigen Kompromiß zwischen Zeitaufwand und Validität leistungsdiagnostischer Maximal- und Submaximalwerte darstellt.

Grundbelastung

Wenn die *Grundbelastung* entsprechend der jeweiligen Leistungsfähigkeit des Probanden in bestimmten Grenzen variiert wird, ergeben sich keine Veränderungen der maximal erreichbaren Leistung. Diese Variabilität beträgt bei jüngeren Normalpersonen bis zum 40.–50. Lebensjahr 25 oder 50 Watt, bei regelmäßig trainierenden Freizeitsportlern 50–75 Watt und bei Radrennfahrern 75–100 Watt. Bei Laufbandergometerbelastungen kann bei jüngeren Untrainierten mit 4 oder 6 km/h, bei

Trainierten mit 8 oder 10 km/h begonnen werden. Für körperlich inaktive oder wenig aktive Probanden über dem 50.–60. Lebensjahr sowie für Probanden mit eingeschränkter Leistungsbreite empfiehlt sich grundsätzlich eine Grundbelastung von 25 Watt am Fahrradergometer bzw. 2 oder 4 km/h ohne oder mit 2,5 % Steigung am Laufbandergometer. Zu hohe Grundbelastungen können beim Gesunden und Kranken falsch positive Arbeitsreaktionen und/oder einen frühzeitigen Belastungsabbruch aufgrund akkumulativer Übersäuerung bewirken.

Belastungsinkrement

Als gebräuchlichstes, in der allgemeinen Praxis universell einsetzbares Testschema zur leistungsdiagnostischen Untersuchung von Personen eingeschränkter und normaler Leistungsbreite hat sich, von einer Grundbelastung von 25 Watt ausgehend, ein Belastungsinkrement von 25 Watt je 2 min durchgesetzt. Bei dieser Belastungsart ergibt sich eine Steigerung von 12,5 W/min, wodurch ein hämodynamisches Gleichgewicht in oder unter 2 min erreicht werden kann. Dies trifft auch zu, wenn bei Personen mit goßer Leistungsbreite die Belastung um 50 Watt je 3 min gesteigert wird, was einem Anstieg von 16,67 W/min entspricht.

Der von HOLLMANN und VENRATH (1967) konzipierte Test, bei dem von 30 Watt ausgehend die Belastung jede 3. Minute um 40 Watt erhöht wird, wurde als ein Standardtest mit breiter Anwendbarkeit von Kreislaufpatienten bis zum Sportler konzipiert. Er bietet sich daher auch als Testverfahren für gesunde Seniorensportler an. Allerdings muß wohl auch auf die Problematik der zu geringen Abstufbarkeit für Patienten mit eingeschränkter Leistungsbreite hingewiesen werden.

Eine weitere Variante ist das Modell der körpergewichtsbezogenen Fahrradergometrie nach NOWACKI (1981). Bei einem Zeitinkrement von 2 min ist im Hochleistungssport Grundbelastung und Belastungsinkrement 1 W/kg, im Breiten- und Freizeitsport $^1/_2$ W/kg und im Bereich der kardialen Diagnostik und Rehabilitation $^1/_4$ W/kg Körpergewicht. Als Vorteil dieser Belastungsvariante gilt die kurze Belastungszeit, als Nachteil die schlechte Einstellbarkeit von $^1/_4$ W/kg, vor allem bei mechanisch gebremsten Ergometern. Ein weiterer, kritisch zu betrachtender Aspekt ist die Benachteiligung stark übergewichtiger Personen in jedem Lebensalter, z. B. bei einer Belastungssteigerung von $^1/_2$ W/kg Körpergewicht. Für einen 170 cm großen, untrainierten älteren Mann mit 100 kg Körpergewicht beträgt das Belastungsinkrement demnach 50 Watt je 2 min gegenüber 35 Watt je 2 min für einen Normalgewichtigen. Da die aktive Muskelmasse beim Übergewichtigen nicht immer im gleichen Maß erhöht ist bzw. beim älteren inaktiven Adipösen in hohem Maße atrophieren kann, hat das höhere Belastungsinkrement mit großer Wahrscheinlichkeit einen frühzeitigen, durch die Belastung der peripheren Muskulatur bedingten Abbruch der Ergometrie zur Folge, da die Belastungssteigerung zu schnell erfolgt. Dieses Argument gilt natürlich auch für ein Belastungsinkrement von 1 W/kg Körpergewicht bei guttrainierten Seniorensportlern aller Sportarten, eingeschlossen Radrennfahrer und Ruderer.

Laufbanduntersuchungen haben sich in Mitteleuropa hauptsächlich in der sportmedizinischen Praxis zur Leistungsdiagnostik durchgesetzt. Bei Anwendung im klinischen Bereich sei vor allem auf die amerikanische Literatur verwiesen. Aus der Vielzahl teils sehr komplizierter Testschemata sind die Protokolle nach BRUCE (1973) und BALKE (1973) am gebräuchlichsten .

Wahl des Ergometers

Speziell bei der Belastungsuntersuchung des älteren Menschen stellt sich die Frage nach der Wahl der richtigen Belastungsart. Prinzipiell hat die genaue Dosierbarkeit und Reproduzierbarkeit sowie einfache Meßwerterfassung nichtinvasiver und invasiver Parameter die Fahrradergometrie zur gebräuchlichsten Belastungsmethode in Mitteleuropa gemacht. Als zusätzlicher Vorteil kann die koordinative Einfachheit der Prüfbelastung angeführt werden, die jedem, auch dem älteren, inaktiven Probanden eine adäquate Belastungsform ermöglicht. Als Nachteil gelten die aufwändige Eichung bei elektrisch gebremsten Fahrradergometern sowie das oftmalige Fehlen einer hinreichenden Ausbelastung im kardiopulmonalen Bereich, wenn die Belastung wegen mangelnder Beinmuskelkraft bei untrainierten, besonders älteren Personen frühzeitig abgebrochen werden muß (periphere Limitierung).

Demgegenüber hat das Laufbandergometer die methodischen Vorteile, daß Gehen und Laufen die natürlichsten Bewegungsformen unter Einsatz großer Muskelgruppen sind, wodurch eine volle Ausbelastung mit hohen Sauerstoffaufnahmen ohne Limitierung durch eine lokale Muskelermüdung erreicht wird. Neben dem höheren finanziellen und räumlichen Aufwand, der Lärmbelästigung sowie der Schwierigkeiten von EKG- und Blutdruckregistrierung müssen bei der Verwendung eines Laufbandergometers von methodischer Seite vor allem Koordinationsschwierigkeiten bei ungeübten und älteren Personen sowie Koordinationsunterschiede als nachteilig betrachtet werden, die sich in einem unterschiedlichen Wirkungsgrad für die gleiche Leistung manifestieren. Dies trifft auch bei intrapersonellen Untersuchungen zu, da durch wiederholtes Gehen oder Laufen am Laufbandergometer eine Koordinationsverbesserung erreicht wird, die sich in einer ökonomischeren

Bewegung und in einem geringeren Sauerstoffverbrauch bis zu 0,5 l/min ausdrückt (HOLLMANN 1978).

Um in der Praxis den Forderungen einer intra- und interpersonellen Vergleichbarkeit kardiozirkulatorischer und metabolischer Parameter gerecht zu werden, hat es sich als günstig erwiesen, Probanden in ausreichend zeitlichem Abstand vor der ersten Laufbanduntersuchung so lange mit niedrigen Geschwindigkeiten üben zu lassen, bis ein entsprechend koordiniertes Gehen oder Laufen mit dem dazugehörigen Sicherheitsgefühl erreicht wird (2 bis 10 Minuten). Dazu ist es auch notwendig, daß der Proband seine eigenen Turn- oder Trainingsschuhe trägt. Werden untrainierte, ältere Personen oder Probanden mit motorisch koordinativer Ungeschicklichkeit mittels Gehbelastungen am Laufbandergometer belastet, muß bei niedrigeren Gehgeschwindigkeiten (2 bis 3 km/h) so lange geübt werden, bis ein sicherer Gang ohne Benutzung der Haltegriffe gegeben ist. Ein Mitbenützen von Haltegriffen erhöht zwar das Sicherheitsgefühl des Probanden, was in den ersten Phasen der Rehabilitation verschiedener Erkrankungen oder bei älteren ängstlichen Patienten von Vorteil sein kann, das Ergebnis der Ergometrie kann aber kaum quantitativ interpretiert werden, da der Anteil des ,,Anhaltens als Erleichterung" am Gesamtumsatz nicht genau erfaßt werden kann.

Schließlich wäre noch der Einsatz der Kletterstufe nach KALTENBACH (1964) zu erwähnen, bei der der Bewegungsablauf durch die Integration der Arme mittels einer Sprossenwand verbessert wird. Die Variationsmöglichkeiten der Leistung ergeben sich durch die unterschiedliche Stufenhöhe und Steigefrequenz. Als Nachteile dieser Belastungsart gelten vor allem die schwierigere EKG- und Blutdruckregistrierung sowie mangelnde Dosierbarkeit und Reproduzierbarkeit, die vor allem dann vorliegt, wenn aus koordinativen Gegebenheiten das Einhalten der Metronomfrequenz (Steigefrequenz) und das Erreichen der vorgeschriebenen Steighöhe nicht einwandfrei eingehalten werden kann. Bezüglich weiterer Informationen über die Kletterstufe nach KALTENBACH, die für die klinisch-kardiologische Diagnostik der derzeit bestnormierte und standardisierte Stufentest ist, muß auf die Originalliteratur verwiesen werden.

Richtlinien der Drehzahl bei der Fahrradergometrie

Der Wirkungsgrad bei der Fahrradergometrie im Sitzen beträgt durchschnittlich 20 bis 25%. Neben den mechanischen Gegebenheiten des Ergometers, der individuellen trainingsabhängigen Bewegungsökonomie, konstitutionellen sowie Umweltfaktoren hängt die Größe des Wirkungsgrades auch von der Umdrehungszahl ab. Für jede Belastungshöhe existiert ein Wirkungsoptimum, das vom Zusammenwirken des Pedaldrucks und der Umdrehungszahl bestimmt wird. Hohe Drehzahlen bei niedrigen Belastungen sind ebenso unökonomisch wie niedrige Drehzahlen bei sehr hohen Belastungen, die faktisch nur durch den reinen Krafteinsatz bewältigt werden können. Für das Wirkungsgradoptimum, also die Relation der optimalen Drehzahl zu einer bestimmten Belastung, können nach WOLF (1978) und MELLEROWICZ (1979) folgende Drehzahloptima angegeben werden:

 50 Watt: 40 U/min
100 Watt: 40–50 U/min
150 Watt: 50–60 U/min
200 Watt: 55–65 U/min
über 250 Watt: über 65 U/min

Bei der praktischen Durchführung der Ergometrie entsprechen die Drehzahlen des optimalen Wirkungsgrades nicht immer jenen Drehzahlen des angenehmsten Leistungsempfindens, welches durch neuromuskuläre Faktoren im Wechselspiel zwischen Kraft und Geschwindigkeit bestimmt wird. Etliche Untersuchungen (LÖLLGEN 1973 und 1982, ULMER 1969) konnten zeigen, daß Normalpersonen und Patienten am drehzahlunabhängigen Fahrradergometer in Belastungsbereichen bis zu 150 Watt Drehzahlen zwischen 60 und 70 U/min bevorzugen. Von LÖLLGEN (1973, 1981) wird dies mit einem unlinearen Leistungsempfinden begründet, da bei höheren Tretfrequenzen die Ergometerbelastung wegen des geringen Kraftaufwandes als leichter und angenehmer empfunden wird.

Auch trainierte Radrennfahrer wählen höhere Drehzahlen als es dem Wirkungsgradoptimum entspricht, da höhere Frequenzen aufgrund der trainingsspezifischen neuromuskulären Koordination als angenehmer empfunden werden. Als Empfehlung der Arbeitsgruppe ,,Ergometrie der ICSPE" (MELLEROWICZ 1982) werden daher Drehzahlen von 50 ± 10 U/min bei submaximalen Belastungen sowie Drehzahlen von 60–100 U/min in maximalen Leistungsbereichen festgelegt.

Ausbelastungskriterien

Maximalwerte ergometrischer Untersuchungen können nur verglichen werden, wenn eine volle Ausbelastung gegeben ist. Dies ist beim gesunden Probanden durch das Erreichen der subjektiven Leistungsgrenze mit allgemeiner Ermüdung gegeben. Vor allem bei Leistungsprüfverfahren zur Beurteilung von Leistungssportlern wird eine hohe kardiozirkulatorische und metabolische Ausbelastung angestrebt. Eine hohe metabolische Ausbelastung bei ungenügend kardiozirkulatorischer Ausbelastung kann auf eine inadäquate Testanordnung bzw. Verwendung eines den speziellen motorischen Bewegungsstrukturen nicht entsprechenden Ergometers hinweisen. Bei körperlich inaktiven, älteren Personen ist dieses Verhalten hauptsächlich auf die zumeist atrophische, ungenügend beanspruchte Skelettmuskulatur der unteren Extremitäten zurückzuführen.

Da die großen individuellen Schwankungen der maximalen Herzfrequenz (einfache Standardabweichung ± 10 Schläge pro Minute, 95% Konfidenzbereich bis 10%) nur eine Beurteilung des Eintretens in den Leistungsgrenzbereich erlauben, können als Kriterien der ergometrischen Ausbelastung folgende Größen herangezogen werden (Tabelle 33).

Tabelle 33. *Ausbelastungskriterien bei der (spiro)ergometrischen Belastungsuntersuchung für gesunde 20- bis 40jährige Probanden beiderlei Geschlechts sowie für 40- bis 60jährige und 60- bis 80jährige untrainierte und trainierte ältere Probanden.* Je nach Laufband- oder Fahrradergometerbelastung sind Verschiebungen innerhalb der Wertbereiche zu berücksichtigen. Diese Wertbereiche können im Einzelfall, besonders bei Untrainierten um 1–2 mmol/l Laktat überschritten, bzw. bei Langzeitausdauertrainierten um 1–2 mmol/l Laktat unterschritten werden

	20.—40. LJ	Senioren 40.—60. LJ		Senioren 60.—80. LJ	
	Untrainierte	untrainiert	trainiert	untrainiert	trainiert
LAKTAT mmol/l	8—12	6—11	7—12	5—10	6—11
BE mmol/l	−9→−15	−7→−13	−8→−14	−6→−11	−7→−13
ΔBE mmol/l	9→14	6→12	7,5→14	5→12	6→12
pH	7,30—7,20	7,35—7,23	7,32—7,20	7,35—7,25	7,35—7,23
RQ	1—1,05	0,98—1,02	1—1,15	0,96—1,05	0,98—1,10
AEO_2	30—35	30—35	27—37	25—35	27—47

• ABFLACHUNG DER SAUERSTOFFAUFNAHME (levelling off).
• NICHT mehr Einhaltenkönnen der Schrittfrequenz (Laufband) bzw. Umdrehungszahl (Fahrrad) bei optimalem Anstrengungswillen.

Das „Nicht-mehr-Einhaltenkönnen" der Umdrehungszahl am Fahrradergometer bzw. der Schrittfrequenz am Laufbandergometer bei optimalem Anstrengungswillen kann als das Leitkriterium bezeichnet werden. Zusätzlich kann die subjektive Einschätzung des Ermüdungsgrades (PER: perceived exertion rate; BORG 1967) verwendet werden. Bei spiroergometrischen Untersuchungen stehen zur Beurteilung der Ausbelastung das „levelling off-Phänomen" sowie das Verhalten des respiratorischen Quotienten und des Atemäquivalents für Sauerstoff zur Verfügung. Als invasive, aus dem arteriellen Blut (Kapillarblut) zu bestimmende Ausbelastungskriterien können ferner die Maximalwerte von Laktat, pH und Basenüberschuß verwendet werden. Die in Tabelle 33 angegebenen Werte für spiroergometrische und metabolische Ausbelastungskriterien weisen vor allem im höheren Alter eine große Streubreite auf, da in Abhängigkeit des Geschlechtes, der Motivation, der verwendeten Ergometer sowie allfälliger pulmonaler Altersveränderungen (zunehmendes Emphysem und vielfach auftretende chronische Bronchitiden) große Schwankungen auftreten können.

Durchführung der Ergometrie

Vor Beginn der Ergometrie soll der Proband über Ziel und Zweck sowie die Art der Durchführung des Arbeitsversuches informiert und zu einer guten Mitarbeit motiviert werden. Nach Adjustierung der EKG-Elektroden und Blutdruckmanschette erfolgt die Registrierung der Ausgangswerte diverser Meßparameter in Körperruhe. Anschließend kann am Fahrradergometer eine Phase des Leertretens zur Stabilisierung vegetativ überlagerter Meßwerte (z. B. Herzfrequenz oder Blutdruck) angeschlossen oder aber sofort mit der Belastungssteigerung begonnen werden. Bei der üblichen Durchführung von Belastungsprüfverfahren in Klinik und Praxis werden in Ruhe, am Ende jeder Belastungsstufe sowie in der Erholungsphase (meist 1., 3. und 5. Minute) Blutdruck und EKG registriert und dokumentiert sowie allfällige blutchemische Parameter (bei Routineuntersuchungen zumeist Laktat oder Blutgase aus dem hyperämisierten Ohrläppchen) abgenommen.

Besonders beim älteren Menschen und Seniorensportler ergibt sich aus den angeführten Indikationen die Forderung, während der gesamten Belastungs- und Erholungsphase das Elektrokardiogramm auswerten zu können. Für diese kontinuierliche Beobachtung erweist sich die Verwendung eines Ein- oder Mehrkanaloszilloskops als günstig, da neben der Dokumentation die dauernde visuelle Kontrolle des EKG's erfolgen kann. Als gute Alternative zum zusätzlich anzuschaffenden Oszilloskop empfiehlt es sich, das EKG während des gesamten Tests mit langsamem Papiertransport (2 oder 5 mm/sec) zu registrieren und am Ende jeder Belastungsstufe sowie zu bestimmten Erholungszeitpunkten einen mindestens 10 Sekunden dauernden Streifen mit einem Papiertransport von 25 mm/sec oder 50 mm/sec auszuschreiben. Die fortlaufende EKG-Registrierung ermöglicht vor allem die Dokumentation oftmals nur kurzfristig auftretender Veränderungen.

Bezüglich der Elektrodenapplikation, der Auswahl verschiedener EKG-Ableitungssysteme sowie der Technik der Belastungsblutdruckmessung muß auf die entsprechende Literatur (NIEDERBERGER 1978, ROST 1982, NAUGHTON 1973, MELLEROWICZ 1979, u. a.) verwiesen werden.

5. Leistungsdiagnostische Bezugsgrößen der Belastungsuntersuchung

Leistungsfähigkeit

Die bei ansteigender Belastung und voller Ausbelastung erreichte maximale Wattstufe oder maximale Geschwindigkeit bzw. deren zeitinterpolierte Werte (z. B. Maximalleistung = 1,5 min 175 Watt = 169 Watt bei 25 Watt Belastungsinkrement und 2 min Zeitinkrement) ermöglicht die Beurteilung der Bruttoleistungsfähigkeit, ohne jedoch qualitative Unterschiede der aeroben und anaeroben Energiebereitstellung berücksichtigen zu können.

Die Maximalleistung kann absolut in Watt angegeben werden, da sie als Absolutwert in manchen Sportarten (z. B. Rudern, Radfahren) für anthropometrisch homogene Athleten, die bei der Sportausübung ihr eigenes Körpergewicht nicht tragen müssen, die größere Aussagekraft hat. Der Relativwert Watt/kg wird verwendet, um Sporttreibende verschiedener Sportarten, bei denen die relative Leistung ausschlaggebend ist, und Personen verschiedenen Gewichts vergleichen zu können. Da die Fahrradergometrie gewichtsunabhängig ist, also das Gewicht vom Untersuchungsgerät getragen wird, ist ein schwererer Mensch mit der dementsprechend vergrößerten Muskelmasse imstande, eine höhere absolute Leistung zu erbringen. Ein 85 kg schwerer 50jähriger, der regelmäßig ein Krafttraining (Gewichtheben) betreibt, erreicht z. B. 204 Watt, was einer relativen Leistung von 2,4 Watt/kg entspricht. 2,4 Watt/kg Körpergewicht bedeuten als Solleistung für einen 70 kg schweren Untrainierten im 50. Lebensjahr eine absolute Leistung von nur 168 Watt. Bei gleichen Relativwerten entspricht die Differenz der Absolutwerte der unterschiedlichen Muskelmasse der unteren Extremitäten. Hingegen leistet ein 85 kg schwerer, regelmäßig trainierender Ruderer gleichen Alters absolut und relativ mehr (z. B. 3,5 Watt/kg = 298 Watt), was verdeutlicht, daß die erreichbare ergometrische Maximalleistung nicht von der maximalen Kraft (Gewichtheber), sondern von der maximalen kardiozirkulatorischen, pulmonalen und muskelmetabolischen Kapazität abhängt.

Bei gewichtsabhängigen Sollwerten (z. B. 2,4 Watt/kg für einen 50jährigen Untrainierten) wird der Übergewichtige mit ungefähr gleicher aktiver Muskelmasse (diese kann im Einzelfall, besonders bei körperlicher Aktivität, durch Anpassung an die übergewichtsbedingte Beanspruchung etwas vergrößert sein), aber bedeutend höherem Fettanteil an der Gesamtkörpermasse, scheinbar benachteiligt. Für einen 60jährigen untrainierten Übergewichtigen (175 cm, 100 kg) ist die Solleistung von 210 Watt im Vergleich zu einem gleichalten, gleichgroßen untrainierten Mann mit 75 kg (158 Watt = 2,1 Watt/kg) unrealistisch. Erreicht der Übergewichtige 158 Watt, drückt die relative Maximalleistung von 1,58 Watt/kg die reduzierte Leistungsfähigkeit aus. Obwohl die absolute Maximalleistung, die maximale Sauerstoffaufnahme (l/min), aber auch deren auf das Magergewicht (fettfreie Körpersubstanz) bezogene Äquivalent zum Normalgewichtigen ziemlich gleich sind, zeigen die Relativwerte (Watt/kg, VO_2 ml/kg Istgewicht/min) die übergewichtsbedingte (passive Körpersubstanz) Leistungseinbuße bei Belastungen, bei denen

Tabelle 34. *Körperoberflächenbezogene Normwerte der Wattleistung bei einem subjektiven Anstrengungsgrad von PER = 19 (aus* BÖHM *1978, modifiziert nach* ARSTILA *1972)*

Männer Körper-oberfläche	Alter								
	20–24	25–29	30–34	35–39	40–44	45–49	50–54	55–59	60–64
1,62	215	205	195	184	174	164	152	143	133
1,76	226	215	205	195	184	174	164	154	143
1,88	234	223	213	203	192	182	172	161	151
1,99	241	230	221	210	200	190	180	169	159
2,10	249	239	230	218	208	198	187	177	167
2,22	257	248	238	226	216	207	195	185	175
2,36	269	257	248	238	226	216	207	197	185
2,48	277	266	256	246	234	225	215	197	193

Frauen Körper-oberfläche	Alter								
	20–24	25–29	30–34	35–39	40–44	45–49	50–54	55–59	60–64
1,23	107	102	98	95	90	87	82	79	74
1,35	115	110	107	102	98	95	90	87	82
1,46	123	118	115	110	107	103	98	95	90
1,58	131	126	123	118	115	111	107	103	98
1,69	139	134	131	126	123	120	115	111	107
1,80	148	143	139	134	131	128	123	120	115
1,92	156	151	148	143	139	136	131	128	123
2,02	164	159	156	151	148	144	139	136	131
2,14	172	167	164	159	156	152	148	144	139

das Körpergewicht getragen werden muß. Die maximale Geh- oder Lauf-leistung hängt also von der auf das Istgewicht bezogenen maximalen relativen Sauerstoffaufnahme ab. Bei Reduzierung des Fettanteils an der gesamten Körpermasse entspräche die kardiozirkulatorische Kapazität, die als reine Funktionsgröße dem Sollgewicht (Broca-Index = 1) zuge-ordnet ist, nicht nur dem bei der gewichtsunabhängigen Fahrradergo-metrie bezogenen Absolutwert, sondern auch dem gewichtsabhängigen Relativwert der Leistungsfähigkeit.

Der körperlich inaktive ältere Übergewichtige wird in seiner maxima-len ergometrischen Leistungserwartung noch niedriger liegen, als es dem relativen Übergewicht entspricht, da eine weitere Leistungseinbuße auf-grund der atrophierten Muskulatur zu erwarten ist. Hingegen kann ein regelmäßig sporttreibender, leicht übergewichtiger Senior das relative Übergewicht gegenüber einem untrainierten gleichalten Übergewichtigen oftmals ziemlich ausgleichen.

Die Beurteilung der maximalen Leistungsfähigkeit erfolgt entweder nach körperoberflächenbezogenen (Tabelle 34) oder körpergewichts-bezogenen (Tabelle 35) geschlechtsspezifischen Normwerten einer gesunden untrainierten Population im Altersgang. Die Leistungsfähigkeit der Frau liegt in bezug auf die Absolutwerte (Watt) etwa 20 bis 30%, gewichtsbezogen (Watt/kg) etwa 15 bis 20% niedriger als die des Mannes (2, 12, 26, 35), wobei die relative Differenz im Altersgang etwas geringer werden kann.

Tabelle 35. *Körpergewichtsbezogene Normwerte der maximalen Wattleistung für körperlich inaktive Personen beiderlei Geschlechts im Altersgang* (nach BACHL 1981)

	20–29 Jahre	30–39 Jahre	40–49 Jahre	50–59 Jahre	60–69 Jahre
Männer Watt/kg max.	$3,0 \pm 0,5$	$2,7 \pm 0,4$	$2,45 \pm 0,5$	$2,15 \pm 0,3$	$1,85 \pm 0,4$
Frauen Watt/kg max.	$2,5 \pm 0,5$	$2,25 \pm 0,3$	$2,0 \pm 0,4$	$1,80 \pm 0,3$	$1,55 \pm 0,4$

Von 3 Watt/kg Körpergewicht für den 20- bis 30jährigen Mann bzw. von 2,5 Watt/kg für eine gleichaltrige Frau ausgehend reduziert sich die maximale Leistungsfähigkeit ab dem 30. Lebensjahr pro Dekade um ca. 10% (ASTRAND 1977, HOLLMANN 1980, ROST 1982). Von ROST (1982) wird zur einfachen Berechnung der Solleistung folgende Formel angegeben:

$$\text{Solleistung Männer} = 3 \times \text{Gewicht in kg} \times \left(1 - \frac{\text{Lebensalter} - 30}{100}\right) \text{Watt}$$

$$\text{Solleistung Frauen} = 2,5 \times \text{Gewicht in kg} \times \left(1 - \frac{\text{Lebensalter} - 30}{100}\right) \text{Watt}$$

Tabelle 36. *Körpergewichtsbezogene Normwerte der maximalen Wattleistung sowie Normwerte der maximalen Laufgeschwindigkeit (Standardtest auf dem Laufbandergometer mit 5% Steigung) für untrainierte und ausdauertrainierte Personen beiderlei Geschlechts im 30. und 60. Lebensjahr* (nach BACHL 1981)

	Körperlich inaktive Personen		Körperlich aktive Personen, Trainingszustand					
			mäßig		gut		sehr gut	
	30 Jahre	60 Jahre	30 Jahre	60 Jahre	30 Jahre	60 Jahre	30 Jahre	60 Jahre
Watt/kg max. NP, männl.	–3	1,9–2,2	3,1–3,5	2,2–2,5	3,6–4,1	2,6–3,0	4,2–4,7	3,0–3,3
NP, weibl.	–2,5	1,6–1,9	2,6–2,9	2,0–2,3	3,0–3,3	2,3–2,5	3,4–3,8	2,6–2,8
Watt/kg max. Ausdauersportler, männl.			4,1–4,5	2,7–3,1	4,6–5,0	3,2–3,5	5,1–5,5	3,6–3,9
Ausdauersportler, weibl.			3,3–3,7	2,3–2,6	3,7–4,0	2,7–3,0	4,3–4,7	3,1–3,9
Watt/kg max. Radrennfahrer, männl.							5,7–6,1	3,9–4,3
Radrennfahrer, weibl.							4,9–5,3	3,2–3,7
km/h max. (5% Steigung) NP, männl.	9,5–10,5	6,7–7,4	10,6–12	7,4–8,4	12,1–14	8,5–9,8	14,1–16	9,9–11,2
NP, weibl.	7,3–8,4	5,2–5,9	8,5–9,7	6,0–6,7	9,8–11,6	6,8–8,1	11,7–13,4	8,2–9,3
km/h max. (5% Steigung) Ausdauersportler, männl.			14–16	9,8–11,2	16,1–18	11,2–12,6	18,1–20	12,6–14
Ausdauersportler, weibl.			11,5–12,5	8,1–8,7	12,6–14,1	8,8–9,8	14,2–16	9,9–11,2

Tabelle 36 zeigt anhand einer Gegenüberstellung einer 30- und 60jährigen Versuchsperson die schematische Abstufung verschiedener Leistungsklassen. In dieser Tabelle sind die körpergewichtsbezogenen Richtwerte der maximalen Wattleistung sowie Richtwerte der maximalen Laufgeschwindigkeit (Standardtest am Laufbandergometer mit 5% Steigung) für Untrainierte und Ausdauertrainierte dargestellt, wobei die Zuordnung der qualitativen Beziehung des Trainingszustandes – vor allem für Ausdauersportler – nur einen Anhaltspunkt bietet, da die komplexe Leistungsstruktur verschiedener Sportarten nicht zur Gänze erfaßt werden kann. Unter „Trainiert" werden jene Personen zusammengefaßt, die regelmäßig verschiedene breitensportliche Aktivitäten (Spiele, Gymnastik, Ausdauer) betrieben haben; die Bezeichnung Ausdauersportler bezieht sich auf ein mindestens 10–20 Lebensjahre konsequent betriebenes leistungssportliches Ausdauertraining.

Streng von der maximalen Leistungsfähigkeit Gesunder ist die *Belastbarkeit* oder maximale *symptomlimitierte Leistungsfähigkeit* kranker Personen abzugrenzen. Während beim gesunden Menschen alle Funktionssysteme einem geordneten Steuermechanismus unterliegen und im Zustand der maximalen Leistung zumeist ihre größtmögliche Kapazität erreichen, wird dieser physiologisch-synchron ablaufende Prozeß beim Kranken durch eine Schwachstelle, wie z. B. eine eingeschränkte Koronardurchblutung, beeinträchtigt. Wenn die Ergometrie wegen stenokardischer Beschwerden abgebrochen werden muß, drückt die dabei erbrachte Leistung die *aktuelle Belastbarkeit* aus und kann mit der theoretisch erreichbaren Maximalleistung eines Koronargesunden nicht verglichen werden (ROST 1982).

Nur zur vergleichenden Interpretation kann diese aktuelle Belastbarkeit auf den Sollwert bezogen werden.

Physical work capacity (PWC):

Aufgrund der gesetzmäßigen Beziehungen zwischen Herzfrequenz und Leistung und deren Beeinflussung durch Ausdauertraining kann jene Leistung, die vom Probanden bei einer bestimmten Herzfrequenz (130, 150 oder 170/min) erbracht wird, als zweckmäßiges Maß zur Einschätzung der körperlichen Leistungsfähigkeit (Ausdauertrainiertheit) verwendet werden: PWC 130, PWC 150, PWC 170. Diese Belastungsuntersuchung wird wegen ihrer methodischen Einfachheit in der Arbeits- und Sportmedizin häufig angewendet. Da diese Form der Belastungsuntersuchung jedoch in bezug auf das Alter unterschiedliche Beanspruchungs- oder Ausbelastungsgrade erfaßt, sollte sie nur zum Leistungsvergleich innerhalb jüngerer, gesunder, homogener Gruppen oder zur intraindividuellen Längsschnittuntersuchung bei diesen Pro-

banden innerhalb kürzerer Zeitabschnitte verwendet werden. Eine
praxisbezogene Interpretation der PWC 170 kann nur dann erfolgen,
wenn sie für den Probanden tatsächlich eine submaximale Belastung darstellt, was z.B. bei einem 50jährigen Mann, dessen maximale Herzfrequenz bei 170 Schlägen/min liegt, nicht mehr der Fall ist, da es sich
dabei um die Maximalleistung handeln kann. Mit zunehmendem Alter
bedeutet daher die bei einer Herzfrequenz von 170/min erbrachte
Leistung eine nicht vergleichbare, prozentual immer höhere Belastung.
Für einen 60- oder 70jährigen ist daher die PWC 170 bzw. teils auch die
PWC 150 vielfach eine errechnete, fiktive Größe ohne praxisrelevanten
Bezug. Ebenso mißverständlich ist die Bewertung der PWC 170 oder 150
für Patienten, für die diese Herzfrequenz aufgrund organischer Schäden
oder pharmakologischer Beeinflussungen eine rein fiktive, unerreichbare
Größe ist.

Generell ist bei dieser Methode zu beachten, daß die Meßpunkte der
Herzfrequenz innerhalb relativ enger Grenzen der zu bestimmenden
PWC liegen müssen, da der Anstieg der Herzfrequenz nicht immer streng
linear erfolgen muß. Es ist also methodisch unzulässig, von nur zwei gemessenen Herzfrequenzen im Bereich zwischen 120/min und 140/min auf
die PWC 170 zu extrapolieren.

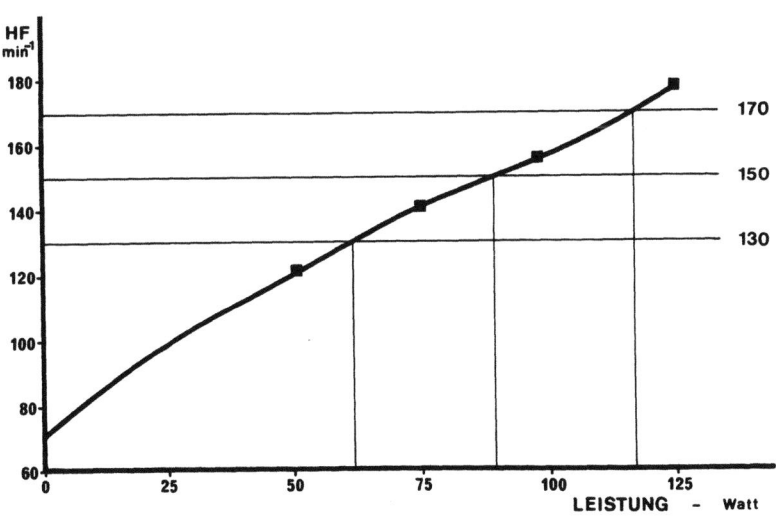

Abb. 24. Ermittlung der pulsbezogenen Leistung (PWC 130, PWC 150, PWC 170)
durch graphische Intra- bzw. Extrapolation. Dieses Verfahren ist nur dann gültig,
wenn innerhalb enger Grenzen extrapoliert wird

Zur Ermittlung der PWC 170 werden zumindest nach zwei oder auch nach drei und mehreren ansteigenden Belastungsstufen die Herzfrequenzen registriert. Die PWC 130, 150 oder 170 kann daraus graphisch durch Intra- oder Extrapolation (Abb. 24) ermittelt bzw. nach folgender Formel errechnet werden:

$$PWC\ 170 = W_2 + \frac{(170 - Hf\,2) \times Watt}{Hf}$$

Dabei ist W_2 die 2., höhere Wattstufe, Delta-Watt und Delta-Herzfrequenz jeweils die Differenz zwischen der 1., niedrigeren und 2., höheren Belastungsstufe. Als Referenzwert der PWC 170 (Tabelle 37) kann relativ unabhängig von der Art des Belastungsschemas (Belastungs- und Zeitinkrement, FRANZ 1977) für eine untrainierte männliche Normalpopulation im Alter von 20–30 Jahren ein Bereich von 2,2 bis 3 Watt/kg ($\bar{x} = 2,6 \pm 0,4$) angegeben werden. Bei Frauen liegt die PWC 170 um 0,5 Watt/kg niedriger. Bei regelmäßiger, über Jahre betriebener sportlicher Betätigung von etwa 2- bis 3mal/Woche (Ausdauerbelastung) erhöhen sich die Referenzwerte um 0,4 bis 0,8 Watt/kg. Eine Zunahme der PWC als Leistungsverbesserung durch die Trainingsanpassung ist auch im Alter möglich, wie aus Untersuchungen von LIESEN (1981) durch eine signifikante Erhöhung der PWC 130 um 0,17 Watt/kg, der PWC 150 um 0,23 Watt/kg und der PWC 170 um 0,29 Watt/kg für 55- bis 70jährige Personen nach einem zehnwöchigen Ausdauertraining erkennbar ist.

Tabelle 37. *Körpergewichtsbezogene Normwerte der PWC 130, PWC 150 und PWC 170 für gesunde, untrainierte Personen* (nach BACHL 1981)

	PWC 130	PWC 150	PWC 170
Männer, Watt/kg	1,2–1,8	1,7–2,4	2,3–3,0
Frauen, Watt/kg	0,9–1,5	1,4–1,9	1,8–2,4

Im Verhalten der PWC im Altersgang ergibt sich nach den vorliegenden Untersuchungen eine weitgehende Altersunabhängigkeit. LIESEN (1981) und ROST (1982) fanden weder für Untrainierte noch für Ausdauertrainierte (relativ gleichbleibender Trainingszustand) eine altersabhängige Reduzierung der Absolut- und Relativwerte der PWC 130, PWC 150 und PWC 170 (Abb. 25). Diese Angaben können auch durch eigene Untersuchungen an einem Kollektiv für Seniorenradrennfahrer zwischen 40 und 78 Jahren bestätigt werden. Aus den Untersuchungen von LIESEN (1981) läßt sich auch für Frauen keine altersabhängige Reduzierung der absoluten PWC 150 und PWC 170, wohl aber eine Abnahme der gewichtsbezogenen Relativwerte nachweisen, was durch den stärkeren Anstieg des Körpergewichts der Frau mit zunehmendem Alter erklärt wird. Diese Gewichtsabhängigkeit weist nochmals auf die Problematik hin, daß mit Angaben der relativen PWC 170 die Leistungsfähigkeit älterer Personen im Laufe des Altersganges nicht vertretbar beurteilt werden kann.

Die Erklärung für dieses im Widerspruch zur altersabhängigen Reduzierung der maximalen Sauerstoffaufnahme und Maximalleistung stehende Phänomen der Altersunabhängigkeit der PWC ist nicht einfach. LIESEN (1981) diskutiert hierfür eine verringerte Ansprechbarkeit der Erregungsbildung des Herzens durch Stoffwechselmetabolite im Altersgang, womit für eine gegebene Belastungsherzfrequenz des älteren Menschen eine höhere Beanspruchung gegeben ist.

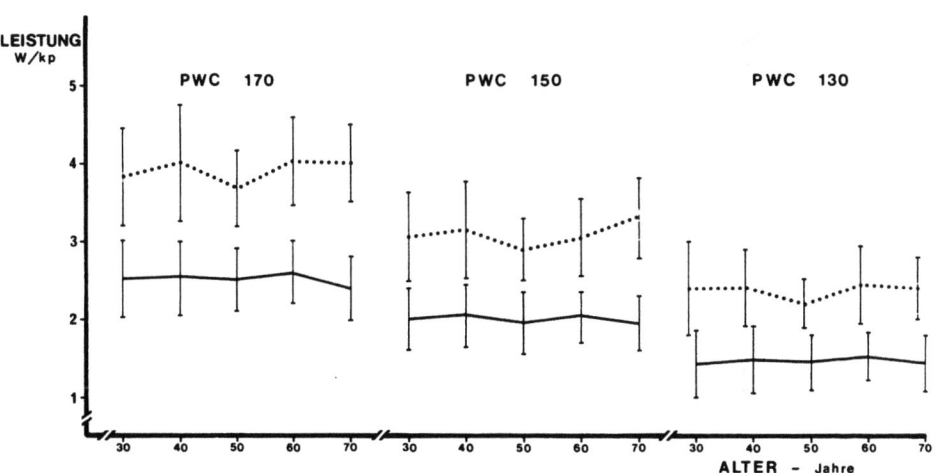

Abb. 25. Verhalten der PWC 170, der PWC 150 sowie der PWC 130 (Watt/kg) von untrainierten und ausdauertrainierten Männern im Altersgang (aus LIESEN und HOLLMANN 1981)

Maximale Herzfrequenz

Aufgrund der großen individuellen Streubreite wird die vor der Ergometrie nomographisch ermittelte maximale Herzfrequenz unter Berücksichtigung ihrer Altersabhängigkeit nur als Kriterium zur Beurteilung des Leistungsgrenzbereiches herangezogen. Als Richtlinie für die maximale Sollherzfrequenz im Altersgang ist neben der vielfach verwendeten

Berechnungsformel „220 – Alter" noch die Regressionsgleichung „Hf max = 210 – 0,65 × Alter" von LANGE-ANDERSON (1971) angegeben.

Eine weitere Differenzierung der maximalen Herzfrequenz im Altersgang wurde von COOPER (1977) gefunden, als er anhand der maximalen Laufzeit am Laufbandergometer (modifizierter Balke-Test) Gruppen mit durchschnittlicher, über- und unterdurchschnittlicher Leistungsfähigkeit unterteilte (Abb. 26). Für Personen mit unterdurchschnittlicher Leistungsfähigkeit war vom gleichen Ausgangspunkt ein stärkeres Absinken der maximalen Herzfrequenz im Altersgang gegenüber den beiden anderen Gruppen zu beobachten. Als mögliche Erklärung dafür nennen die Autoren einerseits den Widerwillen dieser Personengruppe gegen körperliche Ausbelastung, andererseits die mögliche periphere muskuläre Limitierung, die trotz Laufbandbelastung (konstante Geschwindigkeit, kontinuierliche Erhöhung der Steigung) durch den Mangel an körperlicher Aktivität auftreten kann.

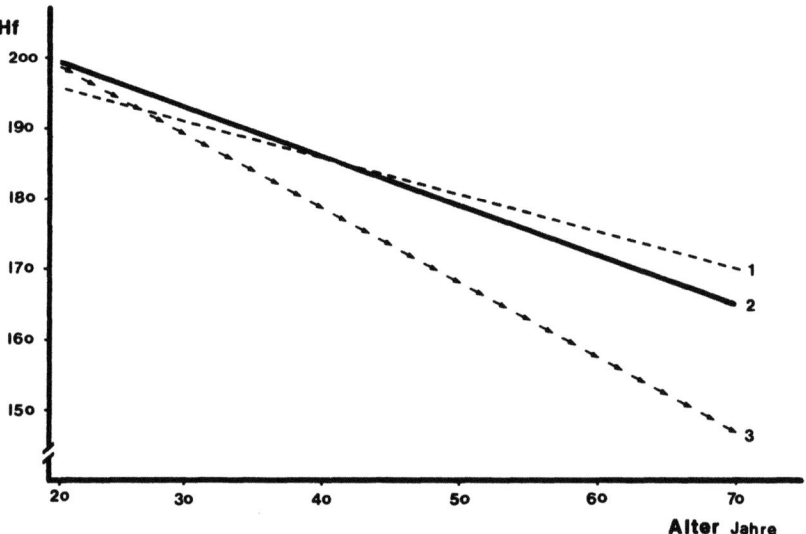

Abb. 26. Darstellung des Abfalls der maximalen Herzfrequenz im Altersgang für Personen überdurchschnittlicher Leistungsfähigkeit (*1:* Hf max = 206,98 – 0,53 × Alter), Personen unterdurchschnittlicher Leistungsfähigkeit (*3:* Hf max = 221,85 – 1,067 × Alter) und Personen durchschnittlicher Leistungsfähigkeit (*2:* Hf max = 214,76 – 0,709 × Alter). Nach Angaben von COOPER (1977) entspricht die Regressionsgleichung 1 in etwa der Regressionsgleichung von ASTRAND (1960). Die vielfach gebrauchte Gleichung: Hf max = 220 minus Alter ist der Regressionsgeraden 2, also der Gruppe mit durchschnittlicher Leistungsfähigkeit, ähnlich (aus COOPER 1977)

Die Vielzahl möglicher Regressionsgleichungen zur Bestimmung der maximalen Herzfrequenz, die großen individuellen Schwankungen der Maximalwerte, auch in Abhängigkeit der jeweiligen Leistungsfähigkeit, sowie das unlineare Verhalten der Herzfrequenz im Maximalbereich weisen auf die Wichtigkeit der vollen Ausbelastung zur Diagnose der maximalen Leistungsfähigkeit (Belastbarkeit) hin.

Arterieller Blutdruck

Die Registrierung des arteriellen Blutdrucks während der Belastungs-untersuchung dient nicht zur Leistungsbeurteilung, sondern zur Diffe-rentialdiagnose einer normotensiven oder hypertensiven Belastungs-regulation und davon ausgehend zur Beurteilung der Sportfähigkeit. Die Differenzierung in ein „belastungspositives" (hypertones) oder „be-lastungsnegatives" (nomotones) Blutdruckverhalten kann somit zum Ausschluß oder zur Verifizierung einer Hypertonie entscheidend beitragen, da eine labile Hypertonie nicht immer durch erhöhte Ruhe-werte, wohl aber meist durch eine hypertone Belastungsreaktion gekenn-zeichnet ist. Andererseits spricht ein grenzwertig erhöhter Ruheblut-druck bei belastungsnegativem Blutdruckverhalten eher für eine situative, psychovegetative Beeinflussung eines Normotonikers (FRANZ 1981). Die Unterteilung von Grenzwerthypertonikern in „belastungsnegativ" und „belastungspositiv" ist zusätzlich von eminent prognostischer Bedeu-tung, da besonders für die letzte Gruppe eine höhere Morbidität und Mortalität kardiovaskulärer Erkrankungen besteht, wenn die Hypertonie über längere Zeit nicht erfaßt und behandelt wird.

Für den unter Behandlung stehenden Hypertoniker ist die Belastungs-blutdruckmessung nicht nur eine Kontrolle der therapeutischen Inter-vention, sondern vor allem dann notwendig, wenn der Wunsch nach einer Sportausübung besteht, da anhand des Verhaltens des Blutdrucks bei an-steigender Belastung jene Trainingsintensität festgelegt werden kann, bei der auch vertretbare Blutdruckwerte bestehen.

Unter Berücksichtigung der methodischen Schwierigkeiten bei der indirekten Messung hat das Verhalten des systolischen Drucks die größere diagnostische Wertigkeit. Allerdings bestehen auch für die Registrierung des systolischen Drucks bei höheren Belastungen meßtechnische Probleme. Am Laufbandergometer ist die Messung des Blutdrucks, außer in den Pausen, die für allfällige Laktatbestimmungen eingeschoben werden, praktisch unmöglich.

Als einfache Formel für die Praxis haben ROST und HOLLMANN (1982) folgende Beziehung für die zulässige Grenze des systolischen Blutdruckanstieges in Abhängigkeit der Belastungsintensität und des Lebensalters (ausgenommen Leistungssportler) aufgestellt (Abb. 27):

RR = 120 + 0,4 × (Watt + Alter).

Dies bedeutet, daß der systolische Druck den Wert von 200 mm Hg nicht überschreiten soll, bevor die Wattstufe von 200 − Lebensalter erreicht ist (ROST 1982). Danach soll für einen 50jährigen der systolische Druck bei 100 Watt nicht über 180 mm Hg ansteigen bzw. 200 mm Hg nicht überschreiten, bevor eine Leistung von 150 Watt erreicht ist.

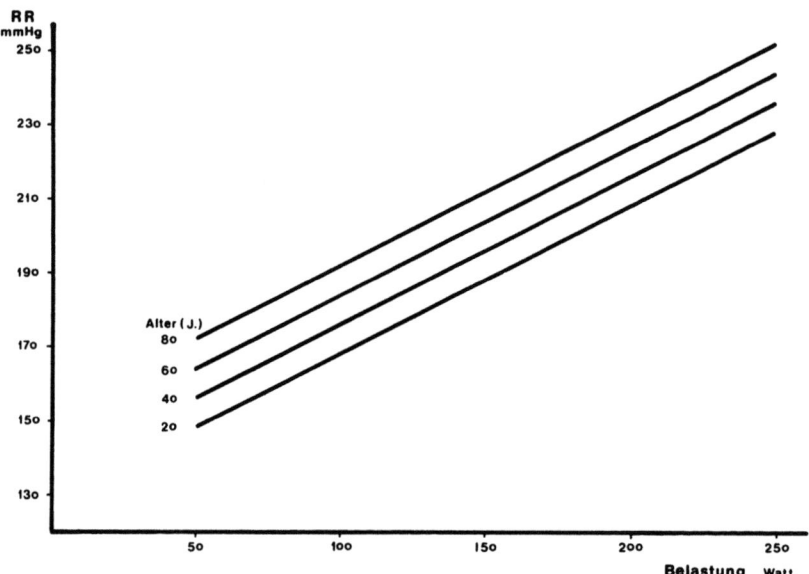

Abb. 27. Regressionsgleichungen für die zulässige Grenze des systolischen Blutdruckanstiegs im Altersgang bei ergometrischer Belastung. Erklärung siehe Text (aus ROST und HOLLMANN 1982)

Bei hoher kardiozirkulatorischer Ausbelastung können von trainierten und untrainierten Normotonen Werte von 200 bis 230 mm Hg, in Einzelfällen sogar bis 260 mm Hg für den systolischen Blutdruck erreicht werden. In der Interpretation muß dabei individuell vorgegangen werden. So muß ein systolischer Druck von 230 mm Hg bei einem 55jährigen Hypertoniker (Ruhe-RR 180/100 mm Hg, Fundusveränderungen usw.) unter Umständen als Abbruchkriterium gewertet werden, während dieser Wert für einen trainierten Sportler bei voller kardiozirkulatorischer Ausbelastung als normal beurteilt werden kann.

Von den vielen vorliegenden Blutdrucknormwertangaben der ergometrischen Belastungen sei noch die Methode und das Bezugssystem von FRANZ (1981) erwähnt. Bei dieser Belastungsuntersuchung wird von 50 Watt ausgehend die Belastung pro Minute um 10 Watt bis auf 100 Watt erhöht.

Nach Angaben des Autors entspricht der Leistungsbereich dieser Belastungsuntersuchung der durchschnittlichen körperlichen Belastung des Alltags, ist daher auch für Risikopatienten anwendbar und verbindet eine zulässige Meßwerterfassung (aufgrund der niedrigen Belastungen sind die Differenzen zwischen direkt und indirekt gemessenen Drucken gering) mit einer guten diagnostischen Aussagekraft. Für nähere Normwertangaben wird auf die Originalliteratur verwiesen.

6. Spiroergometrie

Als nichtinvasive Methode ist die Spiroergometrie in der Lage, aus der Analyse des Gasaustausches unter Belastung pulmonale, kardiozirkulatorische und metabolische Kenngrößen des Organismus unter definierten, exakt dosierbaren und reproduzierbaren Arbeitsbedingungen zu quantifizieren. Aus der Vielzahl spiroergometrischer Parameter kann im folgenden zur Charakterisierung des aeroben Energieumsatzes nur auf die Sauerstoffaufnahme eingegangen werden.

Sauerstoffaufnahme

Die Sauerstoffaufnahme ($\dot{V}O_2 = $ l/min oder ml/kg/min) ist als Produkt des Atemminutenvolumens und der in-exspiratorischen Sauerstoffkonzentrationsdifferenz die von außen meßbare Größe der Gleichung nach FICK: $\dot{V}O_2 = $ Schlagvolumen $\times$ Herzfrequenz $\times$ arteriogemischtvenöse Sauerstoffdifferenz. In der Sauerstoffaufnahme drückt sich damit das harmonische Zusammenspiel der Funktionssysteme Atmung, Herz-Kreislauf und Muskelstoffwechsel aus. Die *maximale Sauerstoffaufnahme* sowie die *Sauerstoffaufnahme an der anaeroben Schwelle* (aerober Dauerumsatz) determinieren begrifflich und inhaltlich die aerobe Kapazität als jenen Energieumsatz, der durch Verbrennungsvorgänge mittels Sauerstoff möglich ist (KEUL 1978).

Auf submaximalen Stufen kann die nach der notwendigen Einstellzeit erreichte Sauerstoffaufnahme nicht zur Differenzierung zwischen *normaler und erhöhter körperlicher Leistungsfähigkeit* beitragen, da ihre Höhe mit geringen wirkungsgradbedingten Variabilitäten nur von der Belastungsintensität abhängt (auf dieser engen Korrelation beruht auch die indirekte, regressionsanalytische Berechnung der Sauerstoffaufnahme aus der Wattleistung). Eine Leistungsdifferenzierung auf diesen submaximalen Stufen kann nur durch die Einbeziehung von Stoffwechselkenngrößen (z. B. Laktat) erfolgen, die als Ausdruck der anaeroben Energiebereitstellung die Grenze des aeroben Dauerumsatzes beschreiben. Dieser ist bei Trainierten bei höheren Sauerstoffaufnahmen (Leistungen) anzutreffen.

Hingegen kann die Höhe der Sauerstoffaufnahme auf submaximalen Stufen sehr wohl zur Differenzierung zwischen *physiologischer und pathologischer Anpassung* (kardiopulmonale Erkrankungen) an die Belastungsanforderung verwendet werden, wenn z. B. nach der zweiten Minute die Sollsauerstoffaufnahme noch nicht erreicht ist. Diese Differenzierung wird noch verfeinert, wenn nicht nur der quantitative (Höhe der Sauerstoffaufnahme), sondern auch der qualitative Aspekt (Verhalten des Anstiegs der Sauerstoffaufnahme-Kurve) miteinbezogen wird. Anhand des Vergleiches der Ein- und Zweiminuten-Werte der Sauerstoffaufnahme kann eine normale, verkürzte (Trainierter) oder verzögerte Anklingphase (Patient) an eine Steady-state-Belastung nachgewiesen werden (REITERER 1975, 1977).

Maximale Sauerstoffaufnahme

Die von Alter, Geschlecht und Trainingszustand abhängige maximale Sauerstoffaufnahme charakterisiert den aeroben Energieumsatz bei Ausbelastung und ist daher in der sportmedizinischen Leistungsdiagnostik ein wesentliches Kriterium zur Beurteilung der Ausdauerleistungsfähigkeit. Wie bei der Bewertung der maximalen Leistungsfähigkeit aus der erreichten Leistung müssen zur inter- und intrapersonellen Vergleichbarkeit der maximalen Sauerstoffaufnahme deren Werte gewichtsbezogen (VO_2 ml/kg/min) angegeben werden. Dies gilt für alle jene Sportarten, bei denen der Athlet seine Körpermasse tragen bzw. vorwärtsbewegen muß, da letztlich jene Energiemenge entscheidend ist, die ihm pro Kilogramm Körpermasse dafür zur Verfügung steht. Wird beispielsweise für zwei 60jährige Männer eine maximale Sauerstoffaufnahme von 2,5 l/min erhoben, beträgt deren gewichtsbezogener Wert für einen 84 kg schweren Mann 29,76 ml/kg/min, für einen anderen, 74 kg schweren Mann hingegen 33,78 ml/kg/min, wodurch letzterem eine höhere maximale Laufgeschwindigkeit möglich ist. Nur in jenen Sportarten ist die Angabe der absoluten maximalen Sauerstoffaufnahme aussagekräftig, bei denen der Athlet sein Körpergewicht nicht tragen muß (z. B. Rudern), da die absolute Größe des erreichbaren Energieumsatzes leistungsbestimmend ist.

Aus Untersuchungen von ROST und HOLLMANN (1980, 1982) an einem
Kollektiv von mehr als 2.800 Personen im Alter zwischen 6 und 80 Jahren
werden für untrainierte männliche Personen im 3. Lebensjahrzehnt
Normwerte von 3,3 ± 0,2 l/min respektive 42 ± 3 ml/kg/min und für untrainierte weibliche Personen gleichen Alters 2,2 ± 0,2 l/min respektive
36 ± 3 ml/kg/min angegeben (Fahrradergometrie, geschlossenes System).
Die in der Bundesrepublik Deutschland erhobenen Normwerte untrainierter Personen treffen nach eigenen Vergleichsuntersuchungen
auch auf körperlich inaktive Personen in Österreich zu (BACHL 1981). Bei
mäßiger körperlicher Aktivität erhöhen sich die relativen maximalen
Sauerstoffaufnahmen auf 45 bis 50 ml/kg/min beim Mann bzw. auf 38 bis
42 ml/kg/min bei der Frau (20. bis 30. Lebensjahr). Bei all diesen Angaben
als Richtgrößen einer „Normalpopulation" müssen Unterschiede je nach
dem jeweiligen Aktivitätsniveau der Bevölkerung berücksichtigt werden,
wodurch sich z. B.auch die höheren Maximalwerte nordeuropäischer
Bevölkerungsgruppen erklären lassen (ASTRAND 1952, 1977).

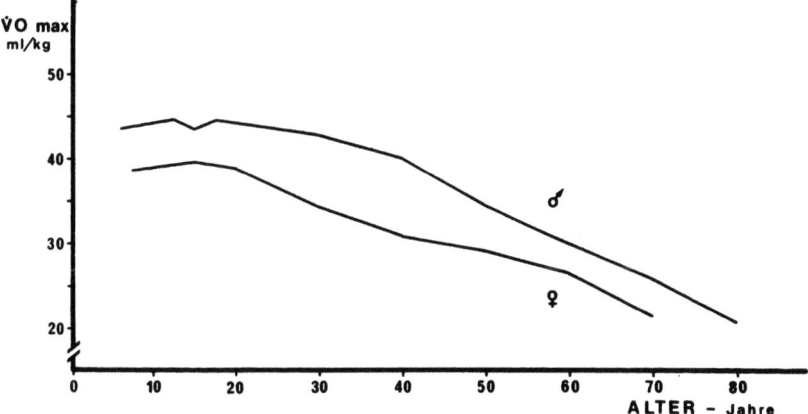

Abb. 28. Verhalten der relativen maximalen Sauerstoffaufnahme (ml/kg/min) bei
männlichen und weiblichen Personen im Altersgang (aus HOLLMANN 1980)

Bei ausdauertrainierten männlichen Hochleistungssportlern kann die
maximale Sauerstoffaufnahme auf 80 bis 90 ml/kg/min (5,5 bis 6,5 l/min),
bei Frauen auf 65 bis 72 ml/kg/min (4 bis 4,8 l/min) ansteigen. Frauen erreichen die höchsten maximalen Sauerstoffaufnahmen etwa zwischen dem
14. und 16. Lebensjahr, Männer zwischen dem 18. und 19. Lebensjahr.
Die geschlechtsspezifische Differenz der maximalen Sauerstoffaufnahme
liegt bei etwa 20 bis 30% zu ungunsten der Frauen. Hingegen verliert die
Frau bis zu ihrem 60. Lebensjahr nur 20 bis 25% der maximalen Sauer-

stoffaufnahme (Abb. 28), während die Reduktion beim Mann zwischen 25 und 30% liegt (HOLLMANN 1980, ROST 1982). Im allgemeinen kann eine Abnahme der aeroben Kapazität von 1% pro Jahr angenommen werden (ASTRAND 1952, ANDERSEN 1965).

Tabelle 38 zeigt in Anlehnung an die Darstellung der ergometrischen Maximalwerte (Tabelle 36) das Verhalten der maximalen Sauerstoffaufnahmen körperlich inaktiver und aktiver Personen im 30. und 60. Lebensjahr. Auch bei dieser Zusammenstellung bedeutet die Bezeichnung Ausdauersportler einen Leistungszustand nach einem mindestens 10 bis 20 Lebensjahre konsequent betriebenen leistungssportlichen Ausdauertraining.

Aus dieser Tabelle läßt sich ebenso wie aus den von LIESEN und HOLLMANN (1981) angegebenen Regressionsgeraden für die altersabhängige Abnahme der Sauerstoffaufnahme (Abb. 29) erkennen, daß ein gut trainierter 60jähriger Freizeitsportler durchaus gleichhohe bzw. bessere Werte der relativen maximalen Sauerstoffaufnahme aufweisen kann, als ein sportlich inaktiver 20- bis 30jähriger. Dies trifft auch für sehr gut ausdauertrainierte 70jährige und mitunter sogar für 80jährige zu, deren relative maximale Sauerstoffaufnahme bei einem Jahrzehnte dauernden leistungssportlich betriebenen Ausdauertraining zwischen 36 und 40 ml/kg/min liegen kann (GUTIN 1981, BACHL 1982).

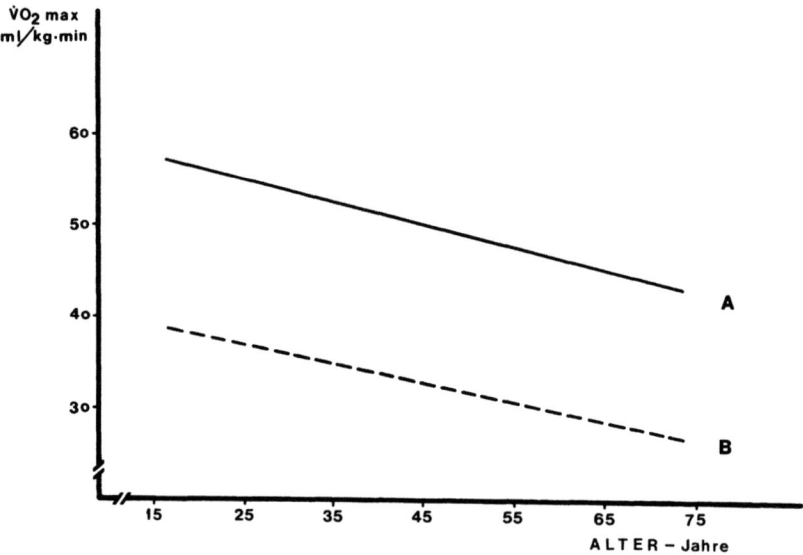

Abb. 29. Darstellung der regressionsanalytischen Beziehung zwischen relativer maximaler Sauerstoffaufnahme und dem Alter von untrainierten und ausdauertrainierten Männern (aus LIESEN und HOLLMANN 1981)

Tabelle 38. Normwertbereiche der gewichtsbezogenen maximalen Sauerstoffaufnahme für untrainierte und ausdauertrainierte Personen beiderlei Geschlechts im 30. und 60. Lebensjahr (nach BACHL 1981)

| | Körperlich inaktive Personen | | Körperlich aktive Personen, Trainingszustand | | | | | |
| | | | mäßig | | gut | | sehr gut | |
	30 Jahre	60 Jahre	30 Jahre	60 Jahre	30 Jahre	60 Jahre	30 Jahre	60 Jahre
VO$_2$ ml/kg/min								
NP, männl.	-42	28–32	43–49	31–36	50–56	36–41	57–64	42–46
NP, weibl.	-35	25–27	36–40	27–31	41–46	32–35	47–51	36–39
VO$_2$ ml/kg/min								
Ausdauersportler, männl.			56–62	41–45	63–70	46–50	71–77	51–55
Ausdauersportler, weibl.			44–49	34–38	50–56	38–42	57–63	43–47

Die dargestellte Abbildung sowie die Angaben der Tabelle 38 lassen aber auch erkennen, daß mit zunehmendem Alter eine gesetzmäßige Abnahme der maximalen Sauerstoffaufnahme gegeben ist. Die von LIESEN und HOLLMANN (1981) errechneten jährlichen Abnahmen der relativen maximalen Sauerstoffaufnahme betragen bei 0,65% bei den Untrainierten und bei etwa 0,45% bei den Trainierten. Obwohl die in Abb. 29 dargestellten Regressionsgeraden etwa gleich steil verlaufen, ist der prozentuelle Leistungsverlust bei den Trainierten aufgrund der höheren Ausgangsleistungsfähigkeit geringer. Dieses Verhalten bedeutet, daß auch bei Trainierten eine Abnahme der maximalen Leistungsfähigkeit im Altersgang gesetzmäßig zu bestehen scheint. Angaben über ein Konstantbleiben der maximalen Sauerstoffaufnahme durch Ausdauertraining im Altersgang können nur dahingehend erklärt werden, daß ein über Jahre hinweg in Intensität und Umfang sich steigerndes Ausdauertraining eines bis dahin Untrainierten ein Plateau durch die relativ größer werdende Leistungszunahme für einige Jahre vortäuscht. Während für körperlich inaktive Personen eine Abnahme der aeroben Kapazität – zweifellos auch zivilisatorisch mitbedingt – schon etwa ab dem 3. Lebensjahrzehnt zu beobachten ist, wird für Trainierte manchmal ein Leistungsknick um das 50. Lebensjahr beschrieben, der jedoch bei Berücksichtigung der gleichen relativen Leistungsfähigkeit tatsächlich nicht vorhanden sein dürfte. Ob für Weltklasseathleten in Ausdauerdisziplinen, die zwischen dem 20. und 30. Lebensjahr relative maximale Sauerstoffaufnahmen von 80 bis 86 ml/kg/min besitzen, danach ebenfalls ein gleichförmiger Abfall gegeben ist bzw. zwischen dem 30. und 40. Lebensjahr ein stärkerer Abfall besteht, kann derzeit schwer beurteilt werden, da keine Untersuchungen vorliegen, bei denen Athleten von diesem Alter an Trainingsumfang und Trainingsintensität bis ins hohe Lebensalter aufrechterhalten haben.

Tabelle 39

VO$_2$ ml/kg/min	körperlich inaktiv	körperlich aktiv
Männer (BRUCE)	57,8 – 0,445 (Jahre)	69,7 – 0,612 (Jahre)
(DEHN, BRUCE)	56,6 – 0,390 (Jahre)	
Frauen (BRUCE)	42,3 – 0,356 (Jahre)	42,9 – 0,312 (Jahre)

Um die bei Ausbelastung gemessene maximale Sauerstoffaufnahme anhand eines Normwertschemas beurteilen zu können, stehen verschiedene, aus größeren Populationen gewonnene Regressionsgleichungen zur

Verfügung, aus denen im folgenden beispielhaft jene nach BRUCE (1973) wiedergegeben sind. Zusätzlich ist eine sehr ähnliche Regressionsgleichung von DEHN und BRUCE (1972) angeführt (Tabelle 39). Wenn bei der ergometrischen Belastungsuntersuchung die Sauerstoffaufnahme nicht direkt gemessen wird, kann sie auch aus Regressionsgleichungen bestimmt werden, denen die enge, gesetzmäßige Beziehung zwischen einer bestimmten Leistung und der dafür notwendigen Sauerstoffaufnahme zugrunde liegt. Dieses Verfahren ist nur dann zulässig, wenn Regressionsgleichungen verwendet werden, die auf echten Meßwerten der Sauerstoffaufnahme bis in den Maximalbereich beruhen (AIGNER 1981), wie wohl auch dabei Fehler von $\pm 10\%$ nicht zur Gänze vermieden werden können. Außerdem kann nicht abgeschätzt werden, ob ein „Levelling off" der Sauerstoffaufnahme besteht oder nicht. Zur praktischen Verwendung regressionsanalytisch bestimmter Sauerstoffaufnahmen in der Routinediagnostik wird auf die weiterführende Literatur (BERG 1981 und 1982, PUGH 1970, REITERER 1977, AIGNER 1981, ROST 1982) verwiesen.

Aerob-anaerober Übergang

Die Bestimmung des aeroben Energieumsatzes an der Dauerleistungsgrenze gewann in den letzten Jahren im Rahmen leistungsdiagnostischer Untersuchungen immer mehr an Bedeutung, da diese und andere Meßgrößen im submaximalen Bereich einerseits motivationsunabhängig und gut reproduzierbar gemessen werden können, andererseits leistungsrelevante muskuläre Stoffwechselvorgänge besser charakterisieren als Maximalwerte und dadurch die Ausdauerleistungsfähigkeit exakter definieren. Die Bestimmung der leistungsrelevanten Kennpunkte des aerobanaeroben Übergangs erfolgt derzeit hauptsächlich aus der Analyse der Laktatleistungskurve oder anhand der Parameter des Gasaustausches.

Vom Modell der stufenförmigen Belastungssteigerung ausgehend erfolgt die Energiebereitstellung bei zunehmender Belastung zunächst weitgehend aerob. Ab einer gewissen Belastungshöhe wird Pyruvat nicht mehr nur in den Zitronensäurezyklus eingeschleust, sondern auch zu Laktat reduziert. Das in den Muskelzellen produzierte Laktat gelangt in den intravasalen Raum und bewirkt sowohl die Veränderungen der Blutlaktatkonzentration als auch die beginnende Hyperventilation zur respiratorischen Kompensation der metabolen Azidose (= aerobe Schwelle: Abb. 30; siehe auch Nomenklatur des aerob-anaeroben Überganges in Tabelle 40).

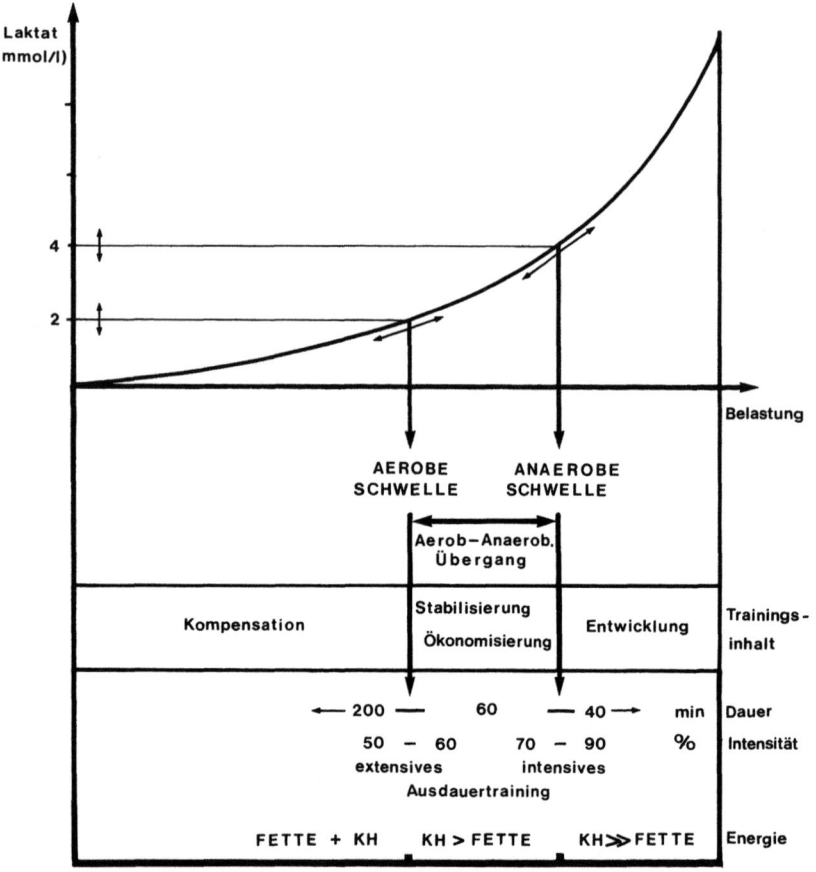

Abb. 30. Schematische Darstellung der Laktatleistungskurve bei ansteigender Belastung unter Berücksichtigung der Kennpunkte des aerob-anaeroben Übergangs; die Pfeile weisen auf die Möglichkeit individueller Verschiebungen dieser Kennpunkte hin. Den sich aus der Laktatleistungskurve ergebenden Bereichen und Kennpunkten sind schematisch die Trainingsinhalte und einige Komponenten der Belastungsanforderung zugeordnet (nach Angaben von Pansold 1973 und Keul 1978)

Im spiroergometrischen Meßprotokoll ist dieser Zeitpunkt durch den überproportionalen Anstieg der Kohlendioxydabgabe und des Atemminutenvolumens über der Sauerstoffaufnahme erkennbar. Gleichzeitig kommt es zu einem definitiven Anstieg des Atemäquivalents für Sauerstoff von einem zu Beginn der Belastung sich einstellenden Plateau

Tabelle 40. *Nomenklaturübersicht des aerob-anaeroben Überganges im Zusammenhang mit einer physiologischen Charakterisierung der entscheidenden Kennpunkte für die sportmedizinische Leistungsdiagnostik*

O_2-Dauerleistungsgrenze	–	HOLLMANN 1959
Anaerobic threshold	–	WASSERMANN 1964, REITERER 1977
–	aerob-anaerobe Schwelle	MADER 1976
aerobe Schwelle	anaerobe Schwelle	KINDERMANN, SIMON, KEUL 1978
anaerobic threshold	respiratory compensation threshold	SIMON J. 1980, BACHL N. 1981
individueller aerob-anaerober Übergang	–	PESSENHOFER 1982

2 mmol (1,4–2,4)	Laktat	4 mmol (2,9–5,8)
(45) 50–60%	Intensität (bezogen auf max.)	(60) 70–90%
60–200 min	Dauer d. Belastung	40–60 min
Fett > KH	Energie	KH > Fett
125–150	HF	150–185
extensiv	Training	intensiv

(Abb. 31). Ab diesem Zeitpunkt besteht ein Gleichgewicht zwischen Laktatproduktion einerseits sowie Laktatutilisation (Leber, Herz, Skelettmuskulatur) und respiratorischer Kompensation andererseits.

Bei weiterer Belastungssteigerung überschreitet die Laktatproduktion die Utilisations- und Kompensationsmechanismen des Organismus (anaerobe Schwelle, Abb. 30), wodurch es zu einer akkumulativen Häufung von Laktat im Muskel und Blutkompartment kommt. Dieser Zeitpunkt ist im spiroergometrischen Meßprotokoll durch einen weiteren überproportionalen Anstieg der Ventilation über der Kohlendioxydabgabe erkennbar. Außerdem kommt es zu einem definitiven Anstieg des Atemäquivalents für CO_2. Die Phase der respiratorischen Kompensation der metabolischen Azidose und damit der Dauerleistungsgrenze wird überschritten (Abb. 31). Schließlich bewirken die metabolischen Veränderungen in der arbeitenden Muskulatur den Belastungsabbruch.

In Tabelle 40 sind die von verschiedenen Autoren aufgestellten Nomenklaturen der Kennpunkte des aerob-anaeroben Überganges in einem Schema zusammengefaßt und den physiologischen Korrelaten gegenübergestellt.

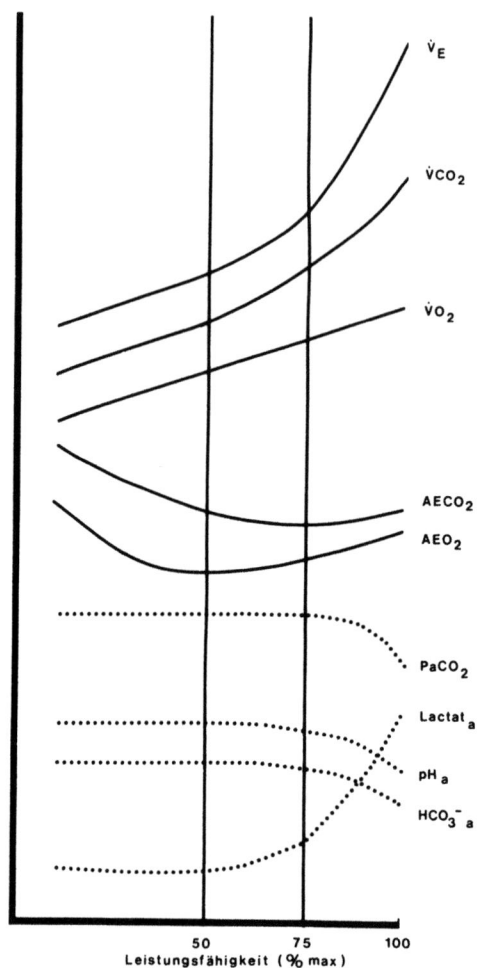

Abb. 31. Schematische Darstellung des Verhaltens spiroergometrischer ($\dot{V}_E$, $\dot{V}O_2$, $\dot{V}CO_2$) und metabolischer Kenngrößen (Laktat, arterieller pH) bei ansteigender Belastung

Die nach der klassischen Bestimmungsmethode nach MADER (1976) bei 4 mmol/l Laktat bestimmten Bezugsgrößen der anaeroben Schwelle (Sauerstoffaufnahme, Laufgeschwindigkeit, Watt usw.) charakterisieren die Ausdauerleistungsfähigkeit dadurch, daß sie jene Intensität der Prüfbelastung angeben, die als Dauerleistung über längere Zeit durchgehalten werden kann. Dies ist in der Trainingspraxis zur Steuerung von extensivem und intensivem Ausdauertraining besonders wichtig (Abb. 30). In dieser Abbildung ist erkennbar, daß im Gegensatz zu untrainierten bzw. unspezifisch trainierten Freizeitsportlern (Tennis, Ballspiele, Skilauf), deren anaerobe Schwellen meist zwischen 50 und 65% ihrer Maximalleistung liegen, die relative Höhe der Dauerleistungsgrenze bei Ausdauersportarten bis auf 90% ansteigen kann und muß, um die Höchstleistung erbringen zu können.

Aus langjähriger Erfahrung mit der Analyse der bei ansteigender Belastung gewonnenen Laktatkurven sowie dem Verhalten der Parameter des Gasaustausches für Untrainierte, Ausdauertrainierte, Kinder und ältere Menschen ergaben sich Hinweise, daß die starren Grenzen von 2 bzw. 4 mmol/l Laktat für die aerobe und anaerobe Schwelle nicht in jedem Fall zutreffend sind. Von vielen Arbeitskreisen wurden daher Modelle zur individuellen Schwellenbestimmung aus der Laktatleistungskurve oder aus der Analyse des Gasaustausches erarbeitet. Bei all diesen Untersuchungen zur Bestimmung der individuellen Kennpunkte des aerob-anaeroben Überganges konnte übereinstimmend beobachtet werden, daß diese Kennpunkte, bezogen auf die Blutlaktatkonzentrationen, etwas niedriger als 2 bzw. 4 mmol/l lagen, je höher der trainingsbedingte Ausprägungsgrad im Langzeitausdauerbereich war. Die Bestimmungsmöglichkeiten individueller Kennpunkte des aerob-anaeroben Stoffwechsels müssen zweifellos als leistungsdiagnostischer Fortschritt bezeichnet werden, wenngleich im Rahmen der praxisbezogenen Trainingssteuerung mitunter kaum Unterschiede zu den „starren Schwellenwerten" von 2 und 4 mmol/l gefunden werden bzw. die auf Laktat bezogenen Abweichungen so gering sind, daß sie in die methodische und apparative Fehlerbreite fallen können. Größere Unterschiede der laktatbezogenen individuellen Schwellen treten meist nur bei Extremvarianten körperlicher Leistungsausprägungen auf. So finden sich bei Athleten in Langzeitausdauerbewerben (Marathon, Skimarathon, Laufen von überlangen Strecken bis 100 km und mehr) für die anaerobe Schwelle deutlich niedrigere Laktatwerte. Dies trifft auch auf Seniorensportler in diesen Bewerben zu, während für Seniorenradrennfahrer, die im allgemeinen kürzere Renndistanzen und damit auch eine höhere Intensität in Training und Wettkampf erreichen, die Werte im Schnitt eher bei 4 mmol/l liegen.

Während für Erwachsene zwischen dem 20. und 40. Lebensjahr die anaerobe Schwelle im allgemeinen etwa bei 4 mmol/l Blutlaktatkonzentration liegt, scheint es auch im Altersgang bei Untrainierten zu einem Absinken der auf Laktat bezogenen Schwellenwerte zu kommen. LIESEN und HOLLMANN (1981) konnten bei Frauen jenseits des 30. bis 35. Lebensjahres ein Absinken auf 3,5 mmol/l, bei Frauen über 65 Jahren bis auf 3 mmol/l finden. Nach Angaben von HEINSBERG (1980) beträgt die absolute Leistungsabnahme bei einer gegebenen metabolischen Belastung von 3,5 mmol/l bei fahrradergometrischer Belastung geschlechtsunspezifisch für Untrainierte 0,6% pro Jahr.

Zu beachten ist ferner, daß die Herzfrequenzen mit teils sehr beachtlichen individuellen Unterschieden bei bestimmten Blutlaktatkonzentrationen mit zunehmendem Alter abnehmen (LIESEN 1981). Während zwischen dem 20. und 30. Lebensjahr bei Untrainierten Herzfrequenzen zwischen 145 und 170/min bei Blutlaktatkonzentrationen von 3 bis 4 mmol/l anzutreffen sind, liegen die entsprechenden Herzfrequenzen im Alter zwischen 60 und 70 Jahren zwischen 125 und 140 Schlägen pro Minute.

Diese altersbedingte Reduktion der Herzfrequenz für ein gegebenes metabolisches Niveau muß bei der Trainingssteuerung berücksichtigt werden, da die Trainingsintensität an oder knapp unter der jeweiligen Dauerleistungsgrenze die effektivste Verbesserung aerober Fähigkeiten, bezogen auf kardiozirkulatorische und metabolische Veränderungen, mit sich bringt. Die großen individuellen Schwankungen dieser Frequenzreduktion im Alter weisen aber auch auf die Wichtigkeit der direkten Messung dieser für die Trainingssteuerung so entscheidenden Kriterien hin, da vielfach die in der Trainingspraxis für Untrainierte verwendete Formel „180 − Lebensalter = Mindesttrainingspulsfrequenz" zu niedrig bemessen ist bzw. die tatsächliche Mindesttrainingspulsfrequenz angibt, die bei Beginn mit Bewegungstherapie nur als Einstieg Berechtigung hat, während sie bei einer Zunahme der Leistungsfähigkeit nicht mehr effektiv sein kann.

Beim regelmäßig Sport bzw. Leistungssport treibenden Senior ist die direkte Bestimmung der Kennpunkte des aerob-anaeroben Überganges zur Steuerung von extensivem und intensivem Ausdauertraining unumgänglich notwendig, da a priori nicht eine fixe Dauerleistungsgrenze von 3, 3,5, 4 oder 4,5 mmol/l Laktat angenommen werden kann. Auch im höheren Lebensalter scheint ein höherintesives Training die Dauerleistungsgrenze auf ein höheres metabolisches Niveau anzuheben.

Demgegenüber sind die Ursachen für den Abfall der Dauerleistungsgrenze in bezug auf das metabolische Niveau bei Untrainierten im höheren Lebensalter nicht einfach zu interpretieren. Wird im höheren Lebensalter eine durch die hormonelle Situation bedingte relative Zunahme der ST-Fasern postuliert, wäre das typische Verteilungsmuster der LDH-Isoenzyme dieser Muskelfasertypen eine mögliche Erklärung dafür. Weitere leistungsdiagnostische und auch muskelbioptische Untersuchungen von Untrainierten und Trainierten im Altersgang werden zur Abklärung physiologischer Regelmechanismen des älteren Organismus notwendig sein.

7. Leistungsdiagnostische Beurteilung der anaeroben Kapazität im Altersgang

1. Aus den Maximalwerten der ergometrischen Belastungsuntersuchung kann die anaerobe Kapazität nicht beurteilt werden, da durch die Art und Zeitdauer der ergometrischen Untersuchung bei dieser Belastungsform noch während der Belastung ein Laktatumsatz erfolgt. Hingegen kann eine Beurteilung der anaeroben Energiebereitstellung bei ergometrischer Ausbelastung erfolgen. Die derzeit gebräuchlichste Methode ist die Bestimmung der Laktatkonzentration bzw. der Blutgase, die aus Mikroproben, die dem hyperämisierten Ohrläppchen des Probanden entnommen werden, erfolgen kann. Der höchste Laktatwert, der umso später in der Erholungsperiode gemessen wird, je höher die Ausbelastungslaktatkonzentration war, definiert die Möglichkeit der anaeroben Energiebereitstellung und gibt auch Anhaltspunkte für den Ausbelastungsgrad (Tabelle 33). Als allgemeine Richtgröße ergometrisch erhobener maximaler Laktatkonzentrationen kann ein Absinken von 8 bis 14 mmol/l von 30jährigen bis etwa 5 bis 10 mmol/l beim 70jährigen beobachtet werden. Alternativ oder in Kombination mit der Bestimmung der Laktatkonzentration kann mittels der Blutgasanalyse die laktatinduzierte Azidose miterfaßt werden. Für die Beziehung zwischen Laktat und dem aus der Blutgasanalyse errechneten Base Excess (BE) werden in der Literatur eine Reihe von Regressionsgleichungen angegeben (KINDERMANN 1981, SCHWABERGER 1981).

2. *Beurteilung der anaeroben Kapazität im Altersgang mittels spezifischer Belastung im Labor oder Feld:* Da bei erschöpfenden Belastungen bis zu 2 Minuten Dauer ein hoher Anteil der Energiebereitstellung anaerob erfolgt und auch bei längerdauernden Belastungen die Wettkampfleistung wegen Zwischen- und Endspurt von der anaeroben Energiebereitstellung abhängt, ist die Quantifizierung der anaeroben Kapazität von wesentlicher Bedeutung. Aus metabolischer Sicht gelten folgende Faktoren der anaeroben Kapazität als leistungsbegrenzend:

1. die alaktazide Energiebereitstellung, die vom Gehalt und der Flußrate der energiereichen Phosphate der Muskelzelle abhängt,
2. die laktazide Energiebereitstellung, die durch die Milchsäurebildung als Folge des anaeroben Abbaus von Glykogen bzw. Glukose charakterisiert ist, im Zusammenhang mit der Widerstandsfähigkeit gegenüber der Laktatazidose (Azidosetoleranz).

Nach Angaben von MARGARIA (1982) erniedrigt sich die *alaktazide Kapazität* bei körperlich aktiven, aber nicht trainierten Personen um 50% bis zum 70. Lebensjahr. Aus eigenen Untersuchungen mit Seniorenradrennfahrern (Jahreskilometerleistung über 8.000 km) konnte festgestellt werden, daß die alaktazide Kapazität, gemessen an der Anstiegssteilheit der Drehzahlkurve bei drehzahlabhängiger Fahrradergometrie sowie der Verzögerungszeit (Zeitspanne bis zum Erreichen der höchstmöglichen Umdrehungszahl) im 60. Lebensjahr gleich groß oder größer sein kann als bei 20- bis 30jährigen Normalpersonen.

Das Verhalten der *laktaziden Kapazität* im Altersgang zeigt einen deutlichen, steilen Anstieg von der Kindheit bis etwa in das dritte Lebensjahrzehnt, während der nachfolgende Abfall flacher verläuft und auch die Laktatkonzentrationen wesentlich weniger gut mit dem Lebensalter korrelieren (Abb. 32).

Von KINDERMANN (1977) werden Werte von etwa 15 mmol/l als anaerobe Kapazität für 60jährige mit unregelmäßiger sportlicher Aktivität nach Laufbelastungen angegeben. Dieser Mittelwert kann im Einzelfall bei Trainierten wesentlich überschritten werden. So konnte KINDERMANN (1977) bei einem 52jährigen nach einem 400-m-Lauf in 74,0 Sekunden eine Laktatkonzentration von 22,49 mmol/l, einen BE von −26,0 und einen arteriellen pH von 6,987 erheben. Zweifellos sind auch bei der anaeroben Kapazität in Abhängigkeit der jeweiligen Leistungsvoraussetzungen große Unterschiede zu sehen, so daß zusammenfassend ein Bereich von 10 bis 16 mmol/l als Richtwert für die anaerobe Kapazität im 60. Lebensjahr angegeben werden kann.

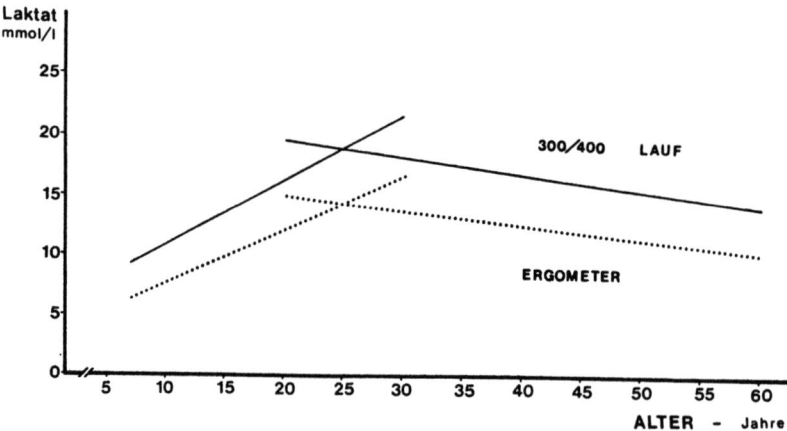

Abb. 32. Darstellung von Regressionsgeraden der Beziehungen von arteriellen Laktatkonzentrationen und Lebensalter bei Lauf- und Fahrradergometerbelastungen zur Überprüfung der anaeroben Kapazität (aus KINDERMANN 1977)

8. Interpretation leistungsdiagnostischer Ergebnisse und Umsetzung in die Praxis

Es ist mit eine der wesentlichsten Aufgaben einer leistungsdiagnostischen Untersuchung, Angaben über die jeweilige Leistungsbreite und Belastbarkeit in Beanspruchungen des Alltagslebens oder konkrete Anweisungen für Training und Bewegungstherapie zu übertragen. Dies ist zweifellos bei Untersuchungen am Laufband- bzw. Gehbandergometer am einfachsten, wenn das Belastungsschema so gewählt wird, daß der Unterschied zu den Außenbedingungen kompensiert wird (bis etwa 3 m/sec 1% Steigung, darüber 1,5% Steigung). Wird im Rahmen der Belastungssteigerung nur die Geschwindigkeit bei einer konstanten Steigung von 5% erhöht, müssen zur jeweiligen aktuellen Geschwindigkeit am Laufbandergometer etwa 2 km/h addiert werden, um sie mit Außenverhältnissen vergleichen zu können. Bei anderen Testschemata, bei denen vor allem die Steigung des Laufbandergometers bzw. Steigung und Geschwindigkeit erhöht werden, ist die Umrechnung komplizierter und sollte vor allem über die aktuelle Sauerstoffaufnahme bestimmter Belastungen erfolgen. Dies trifft natürlich auch bei allen fahrradergometrischen Belastungen zu, bei denen von der jeweiligen Wattzahl über die Sauerstoffaufnahme auf die jeweilige aktuelle Beanspruchung im Alltagsleben geschlossen werden kann.

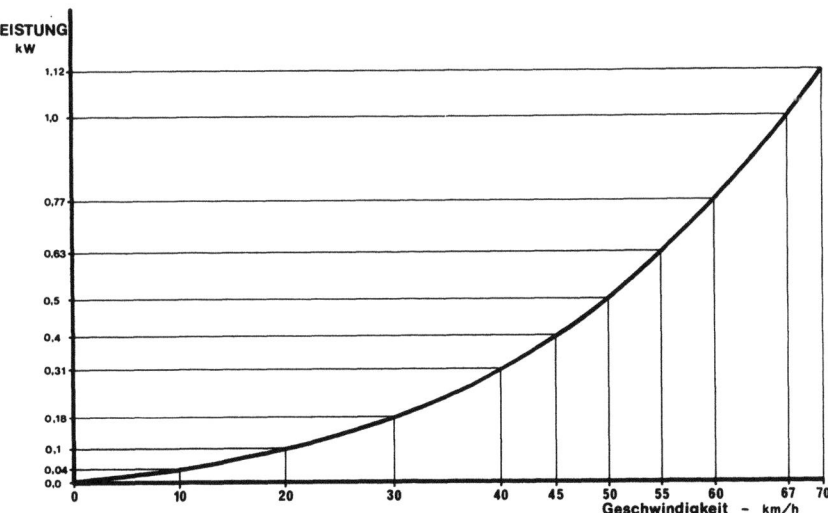

Abb. 33. Zusammenhang zwischen fahrradergometrischer Leistung (Kilowatt) und der Fortbewegungsgeschwindigkeit beim Radfahren in der Ebene (nach STAUFFER 1978)

Tabelle 41. *Ungefährer Energieverbrauch in kcal/min, kJ/min und Leistung ausgedrückt in Watt bei verschiedenen Sportarten* (nach PROKOP 1983)

Tätigkeit	kcal/kg/ Stunde	kJ/Stunde	Watt/kg/ Stunde
Paddeln, 4,5 km/Stunde	2,35	9,84	4,0
Gehen, 3 km/Stunde	2,50	10,47	4,25
Rudern, Rollsitz, 3 km/Stunde	2,75	11,52	4,67
Gehen, 4,5 km/Stunde	2,80	11,73	4,76
Billardspielen	2,90	12,15	4,93
Morgengymnastik (leichte Gymnastik)	3,00	12,57	5,10
Schwimmen, 16 m/Minute	3,00	12,57	5,10
Radfahren, 9 km/Stunde	3,45	14,83	6,01
Rudern, fester Sitz, 3 km/Stunde	3,62	15,15	6,15
Gehen, 6 km/Stunde	3,70	15,50	6,29
Reiten (Trab)	4,20	17,59	7,14
Schwimmen (Brust), 1,2 km/Stunde	4,40	18,43	7,48
Tanzen (Foxtrott), 44 m/Minute	4,44	18,60	7,54
Tischtennis	4,50	18,85	7,65
Eislaufen, 12 km/Stunde	5,02	21,03	7,53
Radfahren, 15 km/Stunde	5,38	22,54	9,14
Laufen, 186 m/Minute	6,70	28,07	10,20
Reiten (Galopp)	6,70	28,07	10,20
Kanufahren	7,00	29,33	11,90
Eislaufen, 203 m/Minute	7,80	32,68	13,26
Gehen, 4 km/Stunde, mit 50 kp Last	8,10	33,93	13,77
Paddeln, 7,5 km/Stunde	8,10	33,93	13,77
Radfahren, 21 km/Stunde	8,72	36,53	14,82
Skilaufen, 9 km/Stunde	9,00	37,71	15,30
Rudern, fester Sitz, 6 km/Stunde	9,30	38,96	15,81
Laufen, 9 km/Stunde	9,50	39,80	16,15
Laufen, 12 km/Stunde, durchschnittlich	10,13	42,44	17,22
Schwimmen, 50 m/Minute	10,72	44,91	18,22
Radfahren, 30 km/Stunde	12,00	50,28	20,40
Laufen, 15 km/Stunde	12,10	50,69	20,57
Laufen, 300 m/Minute	15,00	62,85	25,5

Zur ungefähren Abschätzung verschiedener körperlicher Belastungen, bezogen auf die fahrradergometrisch erbrachte Wattleistung, können die Angaben von PROKOP (1983) in Tabelle 41 verwendet werden. Für die Umrechnung der jeweiligen Kalorienangaben in Watt wird angenommen, daß auf der Basis des Sauerstoffbedarfs 1 kcal/min einer Leistung von 17 Watt entspricht.

Eine der wichtigsten praxisbezogenen Maßnahmen ist die Umsetzung fahrradergometrischer Daten in eine Geh- oder Laufleistung für die

Dosierung von Bewegungstherapie und Sport. Dafür können die tabellarischen Angaben von LAGERSTRÖM (1979) verwendet werden (Tabelle 15). Beispielsweise entspricht die Belastbarkeit von 150 Watt einer Person mit 80 kg Körpergewicht einer Geschwindigkeit von 2,2 m/sec oder 7,8 km/h, die als Jogging bewältigt werden kann.

Zur Umsetzung fahrradergometrischer Daten als sportmedizinische Empfehlung für Radsportler und Radrennfahrer sind schließlich die Abb. 33 und 34 nach STAUFFER (1978) zu benützen, in denen die fahrradergometrische Leistung, ausgedrückt in Kilowatt, der Geschwindigkeit bei Windstille für Fahren in der Ebene und bei 12% Steigung gegenübergestellt wird. Unter Annahme eines Gesamtgewichts von Fahrer und Rennrad von etwa 80 kg bedeutet z. B. eine Fahrgeschwindigkeit von 40 km/h in der Ebene eine Leistung von etwa 310 Watt. Für die Bewältigung einer Steigung von 12% ergibt eine Leistungsfähigkeit von 310 Watt eine Geschwindigkeit von nur 10 km/h.

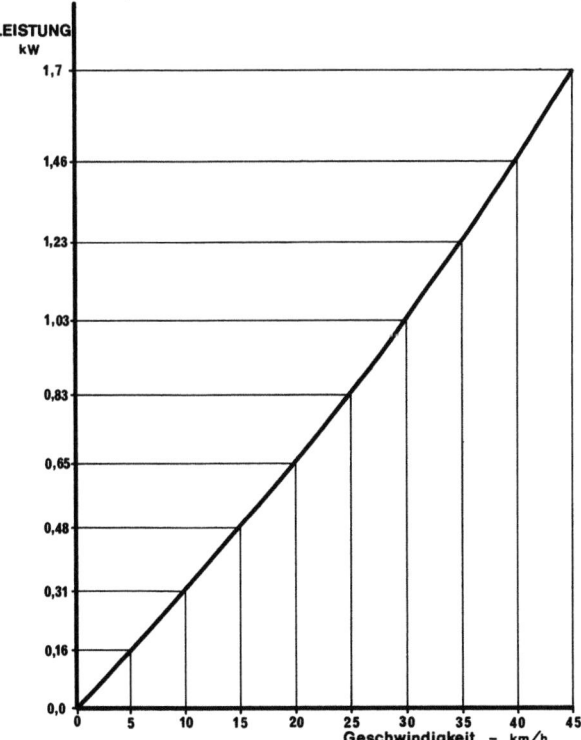

Abb. 34. Zusammenhang zwischen fahrradergometrischer Leistung (Kilowatt) und der Fortbewegungsgeschwindigkeit beim Radfahren bei 12% Steigung (nach STAUFFER 1978)

X. Kondition – eine notwendige Voraussetzung

1. Faktoren der Kondition

Jede Leistung des Menschen setzt nicht nur einen guten Funktions-zustand des für die bestimmte Leistung zuständigen spezifischen Organ-systems voraus, sondern auch Gesundheit und einen guten Allgemein-zustand. Diese allgemein notwendigen Voraussetzungen (lateinisch Conditio) werden unter dem Begriff der Kondition zusammengefaßt. Das bedeutet, daß auch eine sportliche Leistung nicht nur durch eine gute Technik und ein spezifisches Training erreicht werden kann, sondern auch einen allgemeinen guten Gesundheits- und Kräftezustand sowie eine ent-sprechende seelische Leistungsbereitschaft verlangen. Die Kondition wird dabei durch eine große Zahl recht unterschiedlicher Faktoren bedingt, die in ihrer spezifischen Auswirkung großen Schwankungen unterliegen können. Trotz der verschiedenen Wertigkeit und Bedeutung für den einzelnen Menschen kann schon das Fehlen eines einzigen, scheinbar völlig belanglosen Faktors bei sonst optimalen Verhältnissen die Kondition empfindlich stören. Damit, und das gilt speziell für den Leistungssport, werden oft alle Anstrengungen eines mühsamen Trainings zunichte gemacht.

Die wichtigsten dieser Konditionsfaktoren sind Trainingszustand von Herz, Lunge, Skelettmuskulatur und Nervensystem, Ermüdungsbereit-schaft und Erholungsfähigkeit, endokriner Funktionszustand und das für die Effektivität und Qualität einer Leistung letztlich oft allein entschei-dende psychisch-nervöse Gleichgewicht. Durch unvorhersehbare Veränderungen einzelner exogener Faktoren ergeben sich auch immer wieder schwer beeinflußbare und nur selten gut objektivierbare Schwan-kungen der Kondition. Diese Schwankungen sind um so größer, je ungünstiger die Ausgangssituation ist und je mehr Faktoren variieren. Dabei kann sich das gleichzeitige Auftreten mehrerer ungünstiger Faktoren im Gesamteffekt manchmal stärker auswirken als die bloße rechnerische Summation der Einzelfaktoren. Es wird daher bei der

Erstellung einer guten Kondition immer darum gehen müssen, möglichst viele der von Menschen selbst beeinflußbaren Faktoren in ein optimales Gleichgewicht zu bringen, damit der Einfluß der nicht steuerbaren und unvorhersehbaren Momente, zum Beispiel klimatischer Faktoren, möglichst gering wird. Das bedeutet, daß es sich bei der Kondition um einen Ganzheitsbegriff handelt, der letztlich auch nur von der Gesamtpersönlichkeit her beeinflußt und beurteilt werden kann.

Dazu gehört, daß – volle Gesundheit vorausgesetzt – vorerst alle Organfunktionen optimal entwickelt werden und ein Minimaltraining auch der nicht unmittelbar betroffenen Organe und Muskelgruppen betrieben wird. Weiters ist eine Optimierung aller Bereiche des Lebens von der Ernährung und dem Tagesrhythmus bis zu den Detailfragen des Berufs- und Privatlebens notwendig. Dieser Aspekt ist gerade für den älteren Menschen besonders notwendig, da seine Leistungsreserven gegenüber dem jüngeren deutlich reduziert sind. Das bedeutet daher, daß er nur beschränkt in der Lage ist, Konditionsstörungen durch vermehrten Einsatz auszugleichen, wie es dem jüngeren Menschen sogar im Hochleistungssport manchmal gelingt.

Da der Sport, speziell der Hochleistungssport, das ideale Studienmodell für die menschliche Leistung überhaupt darstellt, können alle hier gewonnenen Erfahrungen auch auf alle anderen Bereiche der menschlichen Leistung übertragen werden. Damit läßt sich auch die Kondition des älteren Sportlers nach diesen Erfahrungen ausrichten und damit seine Sportleistung im Rahmen seiner Möglichkeiten optimieren. Gleichzeitig wird das Risiko von Unfällen durch Fehlleistungen oder Schwächezustände verringert.

Bei der Kondition kann man unterscheiden zwischen einer Allgemeinkondition, wie sie als Basis für alle menschlichen Aktivitäten im Beruf und Sport notwendig ist, und der spezifischen Kondition, wie sie die jeweilige Sportart oder Berufsausübung erfordert. Die Allgemeinkondition kann man mit dem modernen Begriff der Fitneß gleichsetzen, worunter für gewöhnlich die Verbindung von Gesundheit und einer gewissen Leistungsfähigkeit verstanden wird. Fitneß bedeutet dabei nicht unbedingt gleich sportlich auf der Höhe zu sein, sondern einen gewissen psycho-physischen Gleichgewichtszustand zu erreichen, der eine Grundleistungsfähigkeit und Belastbarkeit garantiert und gleichzeitig prophylaktisch wirksam wird (GREITER und PROKOP 1983). Dazu muß aber jeder seinen eingenen Lebensstil finden. Es liegt darum in der Hand jedes einzelnen Menschen, ob und wie optimal er seine Allgemeinkondition, seine Fitneß, gestaltet.

Für die sportspezifische Kondition sind die Voraussetzungen bezüglich der im Einzelfall unterschiedlichen Organbeanspruchungen zum Teil extrem different. Die speziellen Voraussetzungen für eine gute Leistung eines Langstreckenläufers, Tennisspielers, Schwimmers oder Ruderers sind ebenso unterschiedlich wie die für eine gute Leistung in diesen Sparten notwendigen spezifischen Trainingseffekte. Ähnliches gilt auch für die besonderen Anforderungen in den verschiedenen Berufen.

Bei der Kondition müssen die täglichen Schwankungen, gerade im Hinblick auf das eigentliche Konditionstraining, von den Schwankungen über längere Zeit unterschieden werden. Erfahrungsgemäß zeigt sich im Verlauf eines sportlichen Trainings gerade beim älteren Menschen ein gewisser allgemeiner Konditionsverlust, der meist größer ist als bei jüngeren Sportlern. Er ergibt sich aus der oft einseitigen Belastung und der Verminderung der Anpassungsreserven, wie sie im Sinne des Adaptationssyndroms nach SELYE durch das Hypophysennebennierenrindensystem gegeben sind. Dieser Konditionsverlust ist um so stärker, je schlechter die Ausgangskondition war und je unzweckmäßiger das Spezialtraining aufgebaut wird. Das bedeutet, daß auch während eines speziellen Leistungstrainings zusätzlich immer an der Allgemeinkondition gearbeitet werden muß, um einen Leistungsabfall oder ein Übertraining zu vermeiden. In vielen Fällen werden diese Bestrebungen auf sehr einfache Forderungen hinauslaufen, wobei es oft häufiger darauf ankommt, konditions- und leistungsmindernde Faktoren auszuschließen als optimierende Maßnahmen durchzuführen. Dazu gehören unter anderem die Vermeidung von Schlafmangel, Umstellung der Lebensgewohnheiten, des Tagesrhythmus und der Ernährung, rechtzeitige Behandlung von Bagatellverletzungen, konsequente Körperpflege und vieles andere.

Die vielen außerhalb des eigentlichen sportlichen Trainings stehenden konditionsfördernden und konditionsmindernden Einflüsse zeigt folgende Übersicht. Eine strenge Trennung zwischen Faktoren mit einer rein körperlichen und rein psychischen Wirkung ist oft nicht möglich.

Konditionsfördernd:

– genügend Schlaf
– zweckmäßige Ernährung
– richtige Körperpflege
– genügend Erholungspausen
– richtige Freizeitgestaltung
– Regelmäßigkeit aller Lebensgewohnheiten
– günstige Wohnverhältnisse
– gleichmäßige klimatische Bedingungen auch im Wohn- und Arbeitsbereich
– allgemeine Ausgeglichenheit und Zufriedenheit
– sexuelles Gleichgewicht

- vielseitige körperliche und geistige Betätigung
- geeignete Hobbys
- Kunst, Musik, Tanz, Spiel.

Konditionsmindernd:

- wenig Schlaf
- unzweckmäßige Ernährung
- Vernachlässigung der Körperpflege
- berufliche Überbelastung
- zu geringe Erholungspausen
- unzweckmäßige Freizeitgestaltung
- alle Rhythmusstörungen
- Klimaumstellungen
- ungünstige Wohnverhältnisse
- Ärger, Unzufriedenheit, Sorgen
- sexuelles Problem, Liebeskummer
- Infektherde
- chronische Erkrankung
- Bagatellverletzungen
- störende Umwelteinflüsse, Lärm, Staub u. a.
- Genußgifte, Nikotin, Alkohol.

Viele dieser Faktoren betreffen die allgemeine Lebensführung einschließlich Freizeitgestaltung und Erholungsmöglichkeiten. Freizeit und Erholungspausen sollten nicht zu einem nebenberuflichen Gelderwerb auf Kosten der Erholung verwendet werden. Scheinbar entspannende Ablenkungen, mit denen man vorübergehend psychische Probleme verdrängen kann, von der Diskothek bis zum Motorradfahren, bedeuten letztlich nur eine weitere zusätzliche konditionsmindernde Belastung. Gerade für den älteren Menschen, der eine gewisse sportliche Leistungsfähigkeit erreichen oder erhalten will, ist es notwendig, die berufliche Belastung irgendwie in Grenzen zu halten. Bei intensiver und verantwortungsvoller Berufsarbeit kann ungeeigneter Sport einen zusätzlichen und echt pathogenen Streß bedeuten. Er kann dann zu einer echten Anpassungsstörung im Sinne der Managerkrankheit bzw. dem Übertraining führen, als dem sportlichen Pendant der chronischen Überforderung.

Wesentlich ist dabei die Sanierung der engeren privaten Sphäre. Da jede Art von Sorgen, familiärer oder beruflicher Ärger und der Alltagsstreß die seelische Kondition empfindlich stören, ist eine selbstkritische Analyse und konsequente Klärung der inneren und äußeren Lebensbedingungen die Voraussetzung für eine altersgemäße Sportausübung, die Ausgleich, Prophylaxe oder vielleicht auch noch besondere sportliche Leistungen bringen soll. Diese notwendige Selbstbeobachtung verlangt, daß man sich mehr und kritisch mit dem eigenen Körper beschäftigt. Dies sollte aber nicht zu einer Überschätzung der rein körperlichen Faktoren führen und nicht in einen hypochondrischen Körperkult ausarten. Die Folgen sind dann oft Überempfindlichkeit, Wehleidigkeit und einseitige geistige Ausrichtung. Das bedeutet gleichzeitig, daß Sport, vor allem wenn er auf eine gewisse Leistung abzielt, nicht allzu ernst genommen werden soll und letztlich nur als Mittel zur Verbesserung der allgemeinen Leistungsfähigkeit und Lebensqualität und nicht als Selbstzweck verstanden werden sollte. Auch die immer wieder, besonders von älteren Menschen in den Wechseljahren, geübte Überkompensation persönlicher Probleme durch Sport trägt nicht selten etwas zu deren Lösung bei. Gewissen Problemen kann man nicht davonlaufen, aber sie während des Laufens sehr oft zu einer gewissen Klärung bringen.

2. Ernährung

Die veränderte Stoffwechsellage des älteren Menschen, die Erniedrigung des Grundumsatzes und gewisse Alterungsvorgänge des Verdauungstraktes, angefangen vom Gebiß über die verminderte Fermentproduktion von Speichel, Magensaft und Duodenalsaft, erfordern auch eine altersmäßige Modifizierung der Ernährung. So sinkt der Kalorienbedarf nach Angaben der FAO ab dem 6. Lebensjahrzehnt auf 86,5%, im 7. Lebensjahrzehnt auf 79% und im 8. Lebensjahrzehnt auf 69% im Vergleich zum 20- bis 30jährigen. Diese Verringerung des Umsatzes bei etwa gleichbleibenden Resorptionsverhältnissen erhöht aber wieder die Gefahr der Altersadipositas. Die Reduzierung der motorischen Kalorien durch den zunehmenden Bewegungsmangel trägt zusätzlich zur Gewichtsvermehrung bei.

Während die quantitative Seite der Ernährung noch relativ leicht kontrollierbar und einstellbar wäre, ist die qualitative Zusammensetzung der Kost gerade beim älteren Menschen das ungleich größere Problem. Dies gilt vor allem für das Angebot an Eiweiß, Vitaminen und Mineralstoffen, das keinen direkten Zusammenhang mit der reinen Energiezufuhr hat. Andererseits führt aber die bei manchen älteren Menschen stattfindende Verminderung der Kalorienzufuhr nicht selten auch zu einem Mangel an Vitaminen und Mineralstoffen. Denn die Wahrscheinlichkeit, qualitativ ungenügend ernährt zu werden, ist bei einem Menschen, der nur 2.000 Kalorien pro Tag aufnimmt, sicher wesentlich größer als bei der Aufnahme von 3.000 Kalorien oder mehr. Dazu kommt, daß die einseitige Propaganda zur Umstellung auf eine „natürliche Ernährung", für die der ältere Mensch meist sehr anfällig ist und bei der der Schwerpunkt auf Rohkost und vorwiegend vegetabilische Bestandteile gelegt wird, beim älteren Menschen häufig zu einem Eiweißmangel führt. Dies obwohl die Abnutzungsquote beim älteren Menschen reduziert ist, wie auch aus der Verminderung der Stickstoffausscheidung im Harn hervorgeht. So fällt der Harnstickstoff bei eiweißfreier Kost, als Ausdruck der Abnutzungsquote, von etwa 46 mg/kg Körpergewicht im 3. Lebensjahrzehnt auf etwa 30 mg/kg im 7. Lebensjahrzehnt ab (SCHULZE 1954). Diese Feststellung darf jedoch nicht zu dem Schluß führen, daß der ältere Mensch deswegen weniger Eiweiß benötigt. Erfahrungsgemäß ist das Bilanzminimum an Eiweiß, das die Abnutzungsquote ausdrückt, nicht identisch mit dem funktionellen Eiweißminimum. Ein kleines Übergewicht an Eiweiß, wenn sonst keine Kontraindikationen vorliegen, muß beim älteren Menschen auch im Hinblick auf die spezifisch-dynamische Eiweißwirkung mit ihrer Ankurbelung des Stoffwechsels als Vorteil angesehen werden. Dies gilt vor allem für die Erhaltung der sportlichen Leistungsfähigkeit, die nur durch eine ausreichende Eiweißzufuhr gewährleistet werden kann. Auch ein nur kurzfristiger Eiweißmangel reduziert erfahrungsgemäß bereits die körperliche Aktivität deutlich. Nicht umsonst hat auch BÜRGER das Eiweiß als das Koffein des Alters bezeichnet.

Geht man auch beim älteren Menschen von der im Leistungssport üblichen grammäßigen Relation der Kohlenhydrate, Eiweiß und Fette von 4:1:1 aus, dann wäre bei einem Gesamtverbrauch von zirka 3.000 Kalorien für einen 70 kg schweren älteren Menschen eine Eiweißmenge von 100 bis 120 g sinnvoll. Das entspricht pro Kilogramm Körpergewicht einer Menge von 1,0 bis 1,5 g, wie sie je nach Konstitutionstyp notwendig ist. Diese Eiweißmenge entspricht etwa dem Eiweißgehalt von $^{1}/_{2}$ Liter Milch, 50 g halbfettem Käse, 1 Ei, 50 g Haferflocken, 300 g Schwarz- und Weißbrot, 200 g Fleich und 100 g Wurst.

Bei der Abdeckung der notwendigen Eiweißmenge sollte aber ein übermäßiger Fleischkonsum vermieden werden. Er führt nicht nur zur Verstärkung der Blutazidose, sondern infolge des relativ hohen Sauerstoffverbrauchs zu einer Verschlechterung der Sauerstoffutilisation und damit vor allem bei Dauerleistungen zu einer höheren Sauerstoffschuld. Diese Gefahr ist bei Aufnahme von Milcheiweiß wesentlich geringer, weil die Milch außerdem alkalisierend wirkt. Die biologische Qualität des Eiweißes hängt entscheidend vom Vorhandensein der exogen-essentiellen Aminosäuren Lysin, Leucin, Isoleucin, Methionin, Threonin, Tryptophan, Valin und Phenylalanin ab. Letztere ist zum Beispiel auch die Ausgangssubstanz für Thyrosin und Adrenalin. Für die sportliche Leistung wie für den Stoffwechsel des Gehirns und des Nervensystems beim älteren Menschen ist auch die Glutaminsäure wichtig, die den Konzentrationsstörungen des älteren Menschen entgegenwirken kann. Sehr bewährt hat sich das Verhältnis von tierischem Eiweiß, einschließlich Milch und Milchprodukte, zum pflanzlichen Eiweiß von 3 : 2. Eine etwas verstärkte Eiweißzufuhr kann außerdem, wie die Untersuchungen von BRONTE-STUART und Mitarbeitern (1956) zeigen, einen erhöhten Cholesterinspiegel günstig beeinflussen.

Der Fettbedarf, der sich grammäßig etwa in Höhe des Eiweißbedarfs oder etwas darunter bewegt, sollte nicht bagatellisiert werden. Obwohl ein Überangebot an Fett nicht nur zu einem erhöhten Sauerstoffbedarf, sondern auch zu einer Hypercholesterinämie führen kann, ist eine Reduzierung der Fettzufuhr leistungsmäßig sicher nicht von Vorteil. Außerdem ist bei entsprechender Bewegung, z. B. einem adäquaten Dauerleistungstraining, die Gefahr einer exogenen Erhöhung der Blut-fette gering. Ähnlich wie bei Eiweiß ist auch hier die Qualität sehr ent-scheidend. Fette mit mehrfach ungesättigten Fettsäuren, vor allem der Linolsäure, wie sie in bestimmten hochwertigen Pflanzenölen, Butter und Margarine vorkommen, verdienen besondere Berücksichtigung. Aller-dings ist die Vorstellung – je mehr mehrfach ungesättigte Fettsäuren, desto günstiger – nicht unwidersprochen. Außerdem gibt es kaum eine einiger-maßen normale Kost, bei der nicht die geforderten Mindestmengen von 2 g bis 4 g Linolsäure enthalten sind. Der weitgehend kommerziell moti-vierte Antagonismus Butter und Margarine wird in seiner Bedeutung für das Cholesterinproblem durchwegs überbewertet. Vor allem muß die Hypercholesterinämie als ein Symptom gewertet werden, wobei generelle Beziehungen zwischen Hypercholesterinämie und Arteriosklerose nicht bestehen (HALDEN und PROKOP 1957). Eine positive Bedeutung für Blut-cholesterin hat zweifellos Lecithin, das den Cholesterinspiegel senken kann. Um eine gewisse Kontrolle über die Fettzufuhr zu bekommen, ist es sinnvoll, hochwertiges Fett, Butter, Margarine, Pflanzenöle zu den Speisen aufzunehmen und nicht unkontrolliert in den Speisen zu ver-arbeiten. Dies gilt vor allem für die versteckten minderwertigen tierischen Fette, wie sie vor allem bei Gemeinschaftsverpflegung zur Erzielung eines hohen Sättigungsgrades eingeschleust werden. Bei regelmäßigem Ausdauertraining wird der Cholesterinspiegel gesenkt und gibt dem älteren Menschen einen gewissen Spielraum in der Fettaufnahme. Für die Entstehung des endogenen Cholesterins ist letzten Endes nicht unbedingt nur die Fettaufnahme entscheidend, sondern alles, was zu viel an Kalorien und auch an Kohlenhydraten sowie Eiweiß aufgenommen wird, läuft über das Acetyl-Coenzym A in den Cholesterinpool. Trotzdem ist auch für den sporttreibenden älteren Menschen eher fettärmere Kost zu empfehlen. Bei der Prophylaxe der Arteriosklerose darf allerdings eine gewisse genetische Programmierung nicht unterschätzt werden.

Die Bedeutung der Kohlenhydrate wird beim älteren Menschen sehr oft nicht richtig gesehen. Gerade bei regelmäßigem Training und besonders im Zusammenhang mit Dauerleistungen empfiehlt sich unbedingt eine ausreichende Zufuhr von Kohlenhydraten, da die Glykogendepots in der Muskulatur und in der Leber beim älteren Menschen relativ rasch eine deutliche Abnahme zeigen (STÖCKER 1940). Eine Hypoglykämie kann aber im Zusammenhang mit sportlichen Dauerleistungen verschiedene Gefahrenmomente mit sich bringen. In solchen Fällen haben sich vor allem Fruktose bzw. Invertzucker, z. B. Honig, bewährt, für welche im Alter eine bessere Utilisation gegeben sein soll (SEIGE und THIERBACH 1940).

Die besondere Bedeutung der Vitamine für die Leistungsfähigkeit älterer Menschen geht schon daraus hervor, daß bei fast allen Hypovitaminosen im klinischen Bild als erstes die Beeinträchtigung der körperlichen Leistungsfähigkeit auffällt. Leistungsmäßig spielen dabei vor allem die Vitamine A, C und E eine große Rolle, wobei die Affinität der Ascorbinsäure zur Nebennierenrinde und von Vitamin A zur Nebennierenrinde und zu den Keimdrüsen entscheidend ist. Daher sollte bei regelmäßigem Training eine normal empfohlene Menge von 70 mg Vitamin C und 1,5 mg Vitamin A etwa verdoppelt werden. Neben zahlreichen anderen Leistungen muß für das Vitamin C als besonderer geriatrischer Effekt auch hervorgehoben werden, daß durch entsprechende Ascorbinsäuredosen schon nach 5 bis 10 Tagen ein erhöhter Cholesteringehalt des Blutes deutlich reduziert werden konnte (GALE und THEWLIS 1953, SEDOV 1956, OSTWALD 1959, u. a.). Da das Vitamin E als Antioxydans eine große Bedeutung für die Sauerstoffutilisation hat und überflüssige Oxydationen reduzieren kann, werden durch die Tocopherole alle Dauerleistungen unterstützt. Durch die Bedeutung für die Nukleinsäuresynthesen kann auch einer Muskelatrophie entgegengewirkt werden, wie sie gerade beim älteren Menschen sehr häufig beobachtet wird. Über die ausreichende Dosis von Vitamin E gehen die Meinungen allerdings auseinander. 20 bis 30 mg pro Tag dürften aber bereits optimal sein. Bei einer zusätzlichen Vitaminzufuhr scheint es zweckmäßiger, anstelle von hohen Dosen einzelner Vitamine physiologisch ausgeglichene Vitaminkombinationen, z. B. mit den Vitaminen A, B_1, B_2, B_6, C und E, zu verabreichen. Die Vorstellung, durch zusätzliche hohe Vitamingabe besondere Leistungen erreichen zu können, ist nur insofern richtig, wenn damit ein latenter Mangel ausgeglichen werden kann.

Die Mineralstoff- und Wasseraufnahme besonders beim älteren Menschen wird immer wieder unterschätzt. Eine ausreichende bzw. vermehrte Flüssigkeitsaufnahme ist schon deswegen sinnvoll, weil durch den höheren Wassergehalt des Blutes die Diurese gefördert wird, die beim älteren Menschen nicht selten schon eingeschränkt ist (STIEGLITZ 1951). Durch die oft einseitige Ernährung mit „leicht verdaulichen" Speisen, zum Beispiel Weißbrot, sind Mangelzustände von Kalzium, Kalium und

Magnesium, aber auch von Phosphor, nicht so selten. Nicht selten ist auch der Eisenstoffwechsel gestört, zumal im 7. Lebensjahrzehnt die Eisenresorption durch die Darmschleimhaut bereits sehr reduziert ist. Vor allem im Zusammenhang mit dem regelmäßigen Training, z. B. Jogging, ist die Mineralzufuhr über Mineraldrinks mit entsprechenden Flüssigkeitsmengen dringend zu empfehlen. Die Angst, zu viel Kochsalz aufzunehmen, ist gerade bei den Sporttreibenden unbegründet, da der Kochsalzverlust durch das Schwitzen nicht unbeträchtlich ist.

Bei den Genußmitteln Kaffee und Alkohol ist es lediglich ein Dosisproblem. Wenn nicht eine ausgesprochene Kontraindikation für Kaffee, z. B. eine Hypertonie, vorliegt, ist gegen Kaffee kein Einwand zu erheben, da ein normaler Blutdruck durch Kaffee nicht beeinflußt wird. Alkohol ist in kleinen Mengen für den älteren Menschen, wie zahlreiche Untersuchungen immer wieder bestätigen, keineswegs schädlich. Eine normal funktionierende Leber und normale Ernährung vorausgesetzt, können vor allem kleine Weinmengen nicht nur die Coronardurchblutung erhöhen, blutdrucksenkend wirken, die Kontaktfreudigkeit und Lebensqualität verbessern, sondern auch über die günstige Beeinflussung der HDL eine gewisse Arterioskleroseprophylaxe darstellen (SCHWEITZER 1967, TURNER 1977).

3. Sauna – Massage

Sauna und Massage sind wertvolle Hilfsmittel für die Erhaltung einer guten Leistungsfähigkeit gerade für den älteren Menschen. Die allgemein konditionsfördernde Wirkung der Sauna ergibt sich durch den hyperthermiebedingten Stoffwechselreiz, die kreislauftrainierende Wirkung und die länger dauernde vegetative Umstimmung nach der Vagusseite als Reaktion auf den massiven Sympathikusimpuls. Die Steigerung der Körpertemperatur in der Sauna, die 39° bis 40° C erreichen kann, führt zu Pulssteigerungen, die bei einigermaßen saunagewöhnten älteren Menschen jedoch Werte von 120 bis 130 eher selten überschreiten. Auch werden diese Werte im allgemeinen nur beim Aufguß erreicht. Durch die Erweiterung der peripheren Gefäße macht der Blutdruck nur unwesentliche Schwankungen mit. Das bedeutet, daß auch bei etwas erhöhten systolischen Werten bis 180 mm Hg keine Kontraindikationen für einen Saunaaufenthalt gegeben sind (Abb. 35).

Nach der Sauna soll eine Ruhepause folgen; längeres Schwimmen ist jedoch wegen einer möglichen Kollapsgefahr nicht sinnvoll.

Alkohol hat in der Sauna nichts zu suchen.

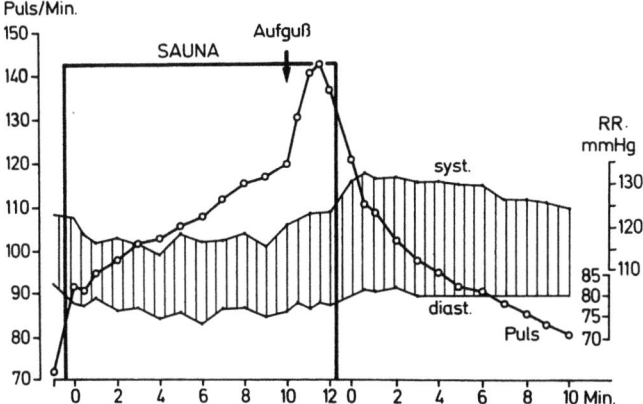

Abb. 35. Verhalten von Puls und Blutdruck während eines Saunaaufenthaltes von 12 Minuten

Die Sauna kann vorbeugend bei Erkältungskrankheiten wirken, ist aber kontraindiziert bei einer beginnenden fieberhaften Erkrankung.

Richtig dosierte Bestrahlung mit Solarien oder natürlicher Sonne fördert zusätzlich den Erholungswert der Sauna.

Massage nach der Sauna ist durch den Entspannungseffekt der Wärme besonders günstig.

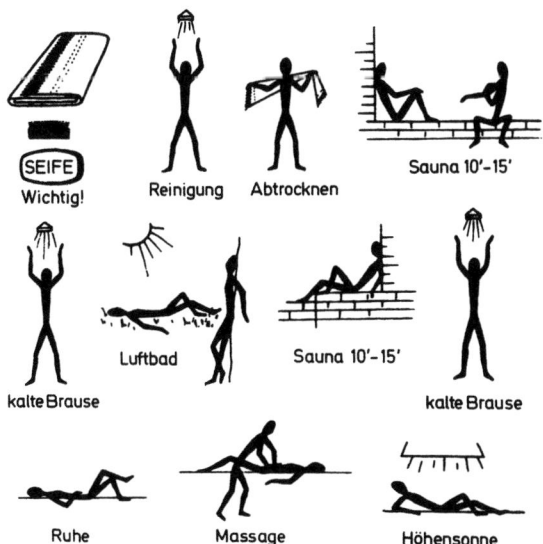

Abb. 36. Empfohlener Ablauf eines Saunabades

Ganz kurz dauernde Blutdruckanstiege – allerdings diese bis 250 mm Hg und 300 mm Hg – werden nur bei plötzlicher starker Abkühlung, zum Beispiel durch einen Sprung in eiskaltes Wasser, erreicht. Diese Art Abkühlung ist jedoch nicht unbedingt notwendig und soll nur dann durchgeführt werden, wenn man sich dabei wohlfühlt. Folgende allgemeine Hinweise sollten im Hinblick auf eine positive Wirkung der Sauna unbedingt beachtet werden:

Man nehme sich zwei Stunden Zeit, zwei Handtücher, und begnüge sich mit zwei Saunagängen. Sauna „zwischendurch" ist nicht sinnvoll.
Vor dem Saunagang duschen und abtrocknen.
Die Saunagänge sollen maximal 15 bis 20 Minuten betragen.
Die Kreislaufwirkung ist im Liegen am schonendsten.
Saunatemperaturen zwischen 80 und 90° C sind am günstigsten.
Die Luftfeuchtigkeit soll 15 bis 20% nicht überschreiten.
Der Aufguß sollte sparsam und ohne alkoholische Zusätze sein.
Ein plötzliches Abkühlen ist nicht unbedingt notwendig, ein kühles Abbrausen am Ende verhindert jedoch unangenehmes Nachschwitzen.

Massage fördert die Durchblutung, wirkt blutdrucksenkend, entmüdend und vegetativ beruhigend. Vor einem Training wirkt sie vorbeugend gegen Muskelverletzungen, nach Belastung entmüdend und Muskelkater-reduzierend. Sie darf niemals Schmerzen verursachen, ist kontraindiziert bei frischen Verletzungen, Entzündungen und bei den bei älteren Sportlern nicht so seltenen Varizen. Bei der Anwendung von Gleitmitteln mit hyperämisierenden Zusätzen, wie ätherischen Ölen, Salizylaten und Nikotinsäureverbindungen, muß auf eine hautfreundliche Basis Wert gelegt werden. Selbstmassage, die in einfacher Form leicht zu erlernen ist, stellt gleichzeitig eine hervorragende Aufwärmgymnastik dar.

4. Sonne

Viele ältere Menschen, vor allem ab dem 60. Lebensjahr, haben ein Defizit an Sonnenbestrahlung. Damit fehlt aber ein entscheidender Reiz für den Stoffwechsel und das allgemeine Wohlbefinden. Außerdem kann durch eine geeignete UV-Dosis über Vitamin D-Aktivierung die Kalzifizierung des Knochengerüstes unterstützt bzw. eine altersbedingte Osteoporose reduziert werden. Zur Vermeidung von altersbedingten Pigmentflecken, die bei zu starker Strahlungseinwirkung auch einmal bösartig werden können, ist die richtige Strahlendosierung von großer Bedeutung. Die minimale Erythemdosis (MED), bei der es zu einer gerade wahrnehmbaren Rötung der Haut kommt, hat die günstigste Wirkung auf

Wohlbefinden und Leistungsfähigkeit. Dies haben für das cardio-pulmonale System umfangreiche spiroergometrische Untersuchungen eindeutig bewiesen (GREITER, BACHL, PROKOP 1976). Auch die Muskulatur wird durch dosierte UV-Bestrahlung positiv beeinflußt (HETTINGER 1983).

Bei stärkerer Sonneneinwirkung empfiehlt sich ein entsprechender Breitbandschutz der Haut mit einer Creme oder mit Ölen, die gleichzeitig die Haut pflegen und im Zusammenhang mit Baden wasserbeständig sein sollen. Werden Solarien verwendet, so sollen sie möglichst das gesamte natürliche Spektrum von 290 bis 1.300 nm abstrahlen. Anlagen, die vorwiegend Ultraviolett A (320–400 nm) emittieren, sind mit Vorsicht zu genießen (GREITER 1984).

Solarien sollten im allgemeinen auch nicht öfters als einmal pro Woche verwendet werden. Es gilt zu verhindern, daß durch die auf die Haut aufgebrachte Energie die ohnehin schon durch das Alter gegebenen ungünstigen Veränderungen der Haut noch rascher fortschreiten, die Haut vorzeitig altern läßt oder echte Lichtdermatosen ausgelöst werden.

5. Klima und Kondition

Die zunehmende Wetterfühligkeit des älteren Menschen, seine verminderte Resistenz gegenüber Klimaveränderungen, die Bedeutung bestimmter Klimafaktoren als schmerz- und krankheitsauslösende Momente sind für den älteren Menschen echt leistungslimitierend. Gerade bei größeren körperlichen und psychischen Belastungen in Beruf und Sport kann außerdem der Summationseffekt an sich selbst weitgehend unwirksamer Momente sich nicht nur negativ auf die Leistung auswirken, sondern auch bedrohliche Situationen auslösen. Vor allem rasche Veränderungen von Luftdruck, Lufttemperatur, Luftfeuchtigkeit, aber auch von Wind und Strahlungsverhältnissen können die Ausgangssituation für eine sportliche Leistung sehr problematisch gestalten. Durch die Unterschiede in der Resistenzlage, Anpassungsfähigkeit, allgemeinen Trainingszustand und unter Umständen durch bestehende Vorschädigungen, speziell von Bewegungsapparat und Herzkreislauf, stellen Klimafaktoren einen Unsicherheitsfaktor dar, der zumindest nicht bagatellisiert werden sollte. Je ungünstiger die allgemeine Kondition ist, desto schwerwiegender sind die Auswirkungen auf das Allgemeinbefinden, die sportliche Leistungsfähigkeit und Belastbarkeit. Vor allem das Höhenklima stellt einen großen Anspruch an das Anpassungsvermögen des Körpers. Der berühmte dritte Tag mit seiner Häufung von physischen und psychischen Versagenssituationen, von Blutdruckkrisen, pektanginösen Beschwerden, Infarktdisposition, aber auch Fehlleistungen, die zu Unfällen und Verletzungen führen, wird meistens viel zu wenig einkalkuliert.

	leistungsfördernd:	leistungsvermindernd:
Klima-faktoren	Relativ trocken, unter 50% Luftfeuchtigkeit, für Dauerleistungen eher 30–40% relative Luftfeuchtigkeit.	Hohe Luftfeuchtigkeit, wegen Gefahr der Kollapsneigung und des Hitzschlages, Nebel, Regen.
	Mäßig warm, günstigste Temperatur 17–25° C.	Größere Hitze: Hitzschlag, Kreislaufüberbelastung durch zu starke periphere Dilatation, Schweißverlust.
		Größere Kälte: Verletzungsgefahr vor allem beim Sprinten, Gefahr der Erkrankung der Atemwege durch Einatmen der kalten Luft, besonders im Herbst und Winter.
	Mäßig windig, vor allem leichte Nord- und Nordostwinde günstig für Dauerleistungen.	Warme Winde wie z. B. Föhn und Schirokko.
	Wolkenarm, ausreichende, aber nicht zu starke UV-Bestrahlung der Haut.	Starke Bewölkung, mangelhafte UV-Bestrahlung.
	Konstanter Luftdruck, günstiger Luftdruck 700–760 mm Hg, wenn möglich langfristig konstant.	Schnelle Luftdruckschwankungen, z. B. vor Gewittern, Durchzug von Föhnfronten.
Klima-arten	Kontinentales Klima der gemäßigten Zone.	Tropenklima, am ehesten noch für Schnelligkeits- und Kraftleistungen geeignet.
	Polarsommer.	Polarwinter.
	Strandklima, z. B. an Binnenmeeren und großen Seen.	Seeklima an Meeresküsten.
	Niedrige Höhenlage und Mittelgebirgsklima bis 600 m.	Höhenklima, vor allem ab 1.500 m.
Jahreszeiten	Mai–Juni.	Hochsommer, vor allem Juli, mit Ausnahme des Polarklimas.
	2. Hälfte August bis Ende September.	November bis Februar.

Daher sind die Erfahrungen, wie sie vor allem auch vom Leistungssport jüngerer Menschen her gewonnen wurden (siehe Tabelle), gerade
für den älteren Menschen nur bedingt allgemeingültig. Kurzfristige
Wetter- und Klimaveränderungen und größere körperliche Belastungen
schließen sich daher ab dem 6. Lebensjahrzehnt weitgehend aus bzw.
machen eine entsprechende Akklimatisationszeit notwendig. Dies gilt vor
allem bei Höhenveränderungen etwa ab der Reaktionsschwelle von etwa
2.000 Meter Seehöhe, die viele ältere Menschen leider oft bagatellisieren.
Vor allem schnelle Höhenveränderungen, wie z. B. rasche Aufstiege mit
der Seilbahn in Höhen von 3.000 Metern, können nicht nur Kollaps-
zustände und Symptome der Höhenkrankheit auslösen, sondern sogar
ohne größere körperliche Belastung schwerwiegende Zusammenbrüche
mit fatalen Folgen bewirken. Je ungünstiger die allgemeine gesundheitliche Situation, je größer die körperlichen und psychischen Belastungen
vor einem solchen Urlaub und je höher das Schlafdefizit waren, desto eher
muß dann bei ungewohnten Aktivurlauben mit psychosomatischen
Problemen gerechnet werden. Die richtige konditionsmäßige Vorbereitung und eine ausreichende Leistungsdiagnostik können viele ernstere
Probleme, wie sie durch Klimafaktoren ausgelöst werden, verhindern
und die Leistungssituation so günstig gestalten helfen, daß die sportliche
Betätigung gefahrlos bleibt und zu einem Erfolgserlebnis wird.

Literatur

ABRAHAMS, A.: In: Arzt und Sportler. Geigy, Basel, 1963.

ADAMS, M. G., DE VRIES, H. A.: J. Geront., St. Louis *1*, 50 (1973).

AHRENDT, E., EHRICHT, H. G., WUSCHECH, H.: Medizin und Sport, Berlin 179, 1969.

AIGNER, A.: Auswirkungen der körperlichen Aktivität auf die koronare Herzkrankheit. WMW *1*, 5 (1984).

− Die sportliche Belastbarkeit von Patienten mit Erkrankungen der Leber und Nieren. Österr. J. Sportmed. 1984 (in Druck).

− Indikationen, Kontraindikationen und Komplikationen bei der Ergometrie, Arbeitsunterlagen zu: „Die Ergometrie in der sportmedizinischen Praxis", 1983.

−, MUSS, N., FENNINGER, H.: Berechnung der maximalen Sauerstoffaufnahme anhand von Regressionsgleichungen. Österr. J. Sportmed. 4/1981.

ALETTER, K.: Rudersport, Minden *6*, 91 (1966).

ANDERSEN, K., HERMANSEN, L.: Aerobic work capacity in middleaged Norwegian men. J. Appl. Physiol. *20*, 432−436 (1965).

ARENDT, A.: In: Handbuch der Allgemeinen Pathologie, Bd. VI/4: HOLLE, G., Altern. Springer-Verlag, Berlin−Heidelberg−New York, 1972.

ARSTILA, M.: Pulse conducted triangular exercise test. Acta Med. Scand., Suppl. *5*, 2, 9 (1972).

ARTHUR, R. J.: J. Sports Med., Baltimore *3*, 35 (1975).

ASANO, K. O., SHIN, K., FURUTA, Y.: Aerobic work capacity in middle and old aged runners. Inter. Cong. of Physic. Activities Sciences, Mskr. 12P., Quebec, 1976.

ASCHOFF: J. Med. Klinik *8*, 258 (1937).

ASTRAND, I.: Aerobic work capacity in men and women with special reference to age. Acta Physiol. Scand. *49*, Suppl. 169 (1960).

− Aerobic work capacity−its relation to age, sex, and other factors. Circulation Research, Suppl. *1*, 20, 21, 211−217 (1967).

ASTRAND, P. O.: Quantification of exercise capability and evaluation of physical capacity in man. Progr. Cardiovasc. Dis. *19*, 51 (1976).

−, ROHDAHL, K.: Textbook of Work Physiology. Mac Graw Hill-Book, New York, 1977.

− − Textbook of Work Physiology, S. 315. Mac Graw Hill, New York, 1970.

ATTIAS-DONFUT, G.: In: ROSENMAYR, Die menschlichen Lebensalter, S. 354. Piper Verlag, München, 1978.

BABARIN, P. M.: Medizin und Sport, Berlin *7*, 6, 173 (1967).

BACHL, N.: Möglichkeiten zur Bestimmung individueller Ausdauerleistungs-
grenzen anhand spiroergometrischer Parameter. Österr. J. Sportmed., Suppl.
1, 1981.
– Normwertsystem zur Beurteilung der Leistungsfähigkeit im Freizeit-,
Breiten- und Leistungssport. Unveröffentl. Ergebnisse, 1981.
–, BAUMGARTL, P., HUBER, G., FASCHING, I.: Leistungsfähigkeit und kardiale
Belastbarkeit älterer Sporttreibender. Herz/Kreislauf *6*, 262 (1983).
–, GREITER, F.: Der Einfluß eines adäquaten Ausdauertrainings auf die Leistungs-
fähigkeit vor und nach der Operation bei Aortenklappenstenose. Österr. J.
Sportmed. *4*, 16 (1978).
BALKE, N.: In: NAUGHTON, J. B., HAIDER, H.: Methods of exercise testing.
In: Exercise Testing and Exercise Training in Coronary Heart Disease.
Eds.: NAUGTHON, J. B., HELLERSTEIN, H. K. Academic Press, New York,
1973.
BASTEI, P.: Z. Altersforsch. *9*, 211 (1955).
BATTLEHNERT, F.: Dtsch. Turnen, Celle 6, Beilage: ,,Der Turnwart".
BAUER, H. R.: Dtsch. med. Wschr., Stuttgart *38*, 1923 (1970).
BAUM, K. V.: Trainingsherzfrequenz: 170 minus Lebensalter. Sportarzt und
Sportmed. *22*, 20 (1971).
BAUMGARTL, P., BACHL, N., HUBER, G., KEUL, J.: Results of sports medical
examinations in elderly competitive cyclists. In: Current Topics in Sports
Medicine, S. 43. Eds.: BACHL, N., PROKOP, L., SUCKERT, R. Urban & Schwar-
zenberg, München, 1984.
BECK, O.: Z. Altersforsch., Dresden *314*, 223 (1967).
BECKER, B., BRÜGMANN, E., TUTT, J.: Altwerden – beweglich bleiben. Vlg.
Gruppenpäd. Literatur, Wehrheim, 1977.
BECKER, G. H., u. Ma.: Gastroenterology *14*, 80 (1950).
BEIGLBÖCK, W., BRUMMUND, W.: Med. Welt *22*, 1192 (1960).
BELORUSOVA, A. V.: In: CEBOTAREO, KOROBKOV u. a., Fizkultura i Sport, Moskau,
278, 1965.
BENCHIMOL, A., WANG, T., DESSER, K., GARTLAN, J. L.: Am. int. Med. *77*, 257
(1972).
BENEKE, G., RAKOW, A. D., RAKOW, L., SCHMITT, W.: Beitr. Path. *141*, 404 (1970).
–, SCHMITT, W.: Verh. Dtsch. Ges. Pathol. *51*, 209 (1967).
BENTMANN: Dtsch. Turnzeitung, Leipzig *31*, 536 (1972).
BERG, A.: Persönliche Mitteilungen, 1981.
–, HUBER, G., KEUL, J.: Altersabhängige Veränderungen der Lipoprotein-
Cholesterinverteilung von Männern unterschiedlicher Trainingsanamnese.
In: Sport – Leistung und Gesundheit, S. 259. Hrsg.: HECK, H., HOLLMANN,
W., LIESEN, H., ROST, R., Kongreßband, Dtsch. Sportärztekongreß, Köln,
1983.
–, KEUL, J.: Physiology and metabolism responses of female athletes during
laboratory and field exercise. In: Congress on Women and Sports, Rom, 1980.
S. Karger-Verlag, Basel, 1982.
–, RINGWALD, G., KEUL, J.: Lipoprotein-Cholesterin in Abhängigkeit von Sport-
disziplin und maximaler Sauerstoffaufnahme. In: Sportmedizin für Breiten-
und Leistungssport, S. 131. Hrsg.: KINDERMANN, W., HORT, W. Demeter-
Verlag, Gräfelfing, 1980.

BERG, A., STIPPIG, J., KEUL, J.: Lipoprotein-Cholesterin bei Patienten mit koronarer Herzkrankheit (K. H. K.) und ambulanter Bewegungstherapie. In: Sportmedizin für Breiten- und Leistungssport, S. 151–156. Hrsg.: KINDERMANN, W., HORT, W. Demeter-Verlag, Gräfelfing, 1980.

BERGLUND, G.: Spirometric studies in normal subjects. I. Forced expirograms in subjects between 7 and 70 years of age. Acta Med. Scand. *173*, 185–198 (1963).

BERNSMEIER, A., GOTTSTEIN, U.: 24. Verh. Dtsch. Ges. Kreisl.-Forschung. Verlag Steinkopf, Stuttgart, 1958.

BEUKER, F.: Leistungsprüfungen im Freizeit- und Erholungssport. In: Sportmedizinische Schriftenreihe 12. J. A. Barth-Verlag, Leipzig, 1976.

BIENER, K.: Sportmedizin, Bd. I. Habegger-Verlag, Derendingen, 1982.

– Sporthygiene und präventive Sportmedizin. Verlag H. Huber, Bern–Stuttgart–Wien, 1972.

–, FASTER, S.: Sportunfälle. Verlag H. Huber, Bern–Stuttgart–Wien, 1978.

BLOCH: Zit. nach FROHN: In: BÜRGER, Altern und Krankheit, 1957.

– Zit. nach BÜRGER: Altern und Krankheit, 1957, S. 185.

BLOCK, E.: Acta anat., Basel *14*, 108 (1952) und *17*, 201 (1953).

BLÜTHGEN: Inaug. Diss. Leipzig 1942, zit. nach BÜRGER.

BÖHLAU, V., KNOBLOCH, H.: Z. Altersforsch. *5*, 302 (1951).

BÖHM, H., BÜRKLEIN, R., DIENSTL, F., EHRENBÖCK, R., GAUL, G., HERBINGER, V., KISS, E., KUBICEK, F., KÜHN, P., KUMMER, F., NIEDERBERGER, M., SCHLICK, W.: Empfehlungen für eine standardisierte Ergometrie. Österr. Ärztezeitung *7*, 234 (1978).

BOOTHBY, BERKSO, DUNN: Am. J. Physiol. *116*, 468 (1936). Zit nach BÜRGER, M.: Altern und Krankheit, 1957.

BORG, G.: Physical performance and perceived exertion. Gleerup, L/Schweden, 1962.

–, LINDERHOLM, H.: Perceived exertion and pulse rate during graded exercise in various age groups. Acta Med. Scand. *181*, 194–206 (1967).

BORTH, R., LINDNER, A., RIONDEL, A.: Acta Endocrinol. *25*, 33 (1957).

BOUCHARD, C.: In: BROUSTET, J. P.: Sportcardiology. F. Enke-Verlag, Stuttgart, 1980.

BOULANKIN, J. N., BLUMINA, M. A.: Scient. Rec. Kardov. Univ. UKR SSR *25*, 61 (1947).

BOURNE, G. H., JAYNE, E. P.: In: Bourne-Structural Aspects of Aging. Pitman Med. Publ. Co. Ltd. 1961.

BRINGMANN, W., SCHLEGEL, M., SCHNEIDER, K., FECHTER, L.: Leistungsphysiologische Untersuchungsergebnisse an Alterssportlern. Medizin und Sport 4/5/6, 152 (1974).

BRONTE-STUART, B., ANTONIS, A., EALES, L., BROCK, J. F.: Lancet *270*, 521 (1956).

BRUCE, R., KUSUMI, F., HOSMER, D.: Maximal oxygen intake and nomographic assessment of functional aerobic inpairment in cardiovascular disease. Am. Heart J. *85*, 4 (1973).

BRÜGEMANN, E.: LEBER, In: Krankheit und Sport, S. 91. Hrsg.: GOSSNER, E. G. Thieme-Verlag, Stuttgart, 1983.

– Sport für ältere Menschen. Goldmann Verlag, München, 1974.

BRUNS: Zit. nach BÜRGER: Altern und Krankheit, S. 579.

Buccola, V. A., Stone, W.: Res. Quart., Washington 2, 134 (1975).

Büchner, Ch: Arch. Klin. Chir. 130 (1924).

Buddeusova, N.: Zakladin tel. Tych., Prag 1, 5 (1970).

Bürger, M., Knobloch, H.: Die Hand des Kranken, München, 1956.

– Münch. Med. Wschr. 103, 1459 (1961).

– Altern und Krankheit, 3. Auflage. G. Thieme-Verlag, Leipzig, 1957.

– Z. Neurol. Psychol. 167, 273 (1939).

Canestrari, R. E.: J. Gerontol. 18, 165 (1963).

Cantwell, J. D., Watt, E. W.: Extreme cardiopulmonary fitness in old age. Chest 63, 357 (1974).

Cardenas-Estrada, E., Biegerl, H. D., Ael, A., Stuhldreyer, K. R., Meyer, G., Jung, K.: Auswirkungen eines Trimm-Trab-Trainings auf die sogenannten kardialen Risikofaktoren. In: Sportmedizin. Hrsg.: Nowacki, P. E., Böhmer, D. G. Thieme-Verlag, Stuttgart, 1980.

Cebotarev, D. F., u. Ma.: Handbuch der Gerontologie, Bd. 1, S. 153. G. Fischer Verlag, Jena, 1978.

Charabuga, I. V.: Teor. Prakt. fiz. Kult. Moskau 1, 50 (1967).

Christiani: Diss. Leipzig 1956, nach Bürger.

Clark, R. D.: Case Studies in Echocardiography, S. 3. W. B. Saunders Comp., London, 1977.

Clasing, D., Vogler, G.: In: Biotelemetrie, Bericht Symposium Erlangen 1968. G. Thieme-Verlag, Stuttgart, 1970.

Comfort, A.: The position of aging studies. Med. Ag. Dev. 3, 1 (1974).

– The prevention of aging in cells. Lancet 2, 1325 (1966).

Cooper, K. H.: Bewegungstraining. Fischer-Taschenbuch-Verlag, Frankfurt, 1977.

–, Burdy, J. G., White, S. R., Pollock, M. L., Linnerud, A. C.: Age fitness adjusted maximal heart rates. In: The Role of Exercise in Internal Medicine. Eds.: Brunner, D., Jokl, E., S. Karger-Verlag, Basel, 1977.

Cooper, M., Cooper, K. H.: Bewegungstraining für die Frau. Fischer-Taschenbuch-Verlag, Frankfurt, 1977.

Cooper, Z. K.: In: Cowdry – Problems of Aging, ed. by A. J. Lansing, 1952.

Corday, E., Lang, T. W.: Altered physiology associated with cardiac arrhythmias. In: The Heart, S. 628–634. Ed.: Hurst, J. W. McGraw-Hill Book Comp., New York, 1978.

Cotta, H.: Der Mensch ist so jung wie seine Gelenke. R. Piper Verlag, München–Zürich, 1979.

–, Correl, J.: The risk of injury and damage due to overstraining in the older athlete. In: Current Topics in Sports Medicine, S. 116–123. Eds.: Bachl, N., Prokop, L., Suckert, R. Urban & Schwarzenberg, München, 1983.

– – In: Current Topics in Sports Medicine. Eds.: Bachl, N., Prokop, L., Suckert, R. Urban & Schwarzenberg, München, 1984.

Crepet: Z. Altersforsch. 1, 27 (1938). Zit nach Bürger 1957.

Cumming, E., Henry, W.: Growing old. A View in Depth of the Social and Psychol. Progress in Aging. New York, 1961.

Cureton, T. K., Philips, E. E.: J. Sports Med. Phys. Fitness, Turin 2, 87 (1964).

Curtis, H. J., Miller, K.: J. Geront. 26, 192 (1971).

Dancenko, I. P.: Fizkultura i Sport, Moskau 262, 1965.

DAV – Mitteilungen d. Dtsch. Alpenvereins 8, 313 (1981).

DEHN, M., BRUCE, R. A.: Longitudinal variations in maximal oxygen intake with age and activity. J. Appl. Physiol. 33 (6), 805–807 (1972).

DICKHUTH, H.-H., SIMON, G., HEISS, H. W., LEHMANN, M., WYBITUL, K., KEUL, J.: Comparative Echocardiographic Examinations in Sitting and Supine Position at Test and During Dynamic Exercise. Int. J. Sports Med. 3, 178 (1981).

– –, KINDERMANN, W., WILDBERG, A., KEUL, J.: Echokardiographische Untersuchungen bei Sportlern verschiedener Sportarten und Untrainierten. Z. Kardiol. 68, 449 (1979).

DIEM, C.: In: Bericht Dtsch. Sportärztekongreß, Hamburg, 1957. Limpert-Verlag, Franfurt, 1958.

–, MÖRL, H., WIRTH, A., HALHUBER, M. J., SCHETTLER, G.: HDL-Cholesterin während eines körperlichen Trainings bei Patienten mit koronarer Herzkrankheit. In: Sportmedizin für Breiten- und Leistungssport, S. 157–161. Hrsg.: KINDERMANN, W., HORT, W. Demeter-Verlag, Gräfelfing, 1980.

DILL, GRAYBILL, HUSTADO, TAQUINI: Z. Altersforsch. 2, 20 (1940). Zit. nach BÜRGER, 1957.

DIRSCHERL, W.: In: AMMON-DIRSCHERL, Hormone. G. Thieme-Verlag, Stuttgart, 1960.

DOGLIOTTI and TAGLIONI: Boll. Soc. ital. Biol. Sper. 9, 859 (1934). Zit. nach M. BÜRGER, 1957.

DONNHAUSER, A., GRUBER, U., GRUBER, A., MATHIES, H.: Chronische Polyarthritis und Spondylitis ankylosans. In: Krankheit und Sport, S. 104. Hrsg.: GOSSNER, E., G. Thieme-Verlag, Stuttgart, 1983.

DRAHOTA, Z., GUTMANN, E.: Gerontologia 5, 88 (1961) und 6, 81 (1962).

DRESSENDORFER, H. R., SCAFF, J. H., WAGNER, J. O. GALLUP, J. D.: Metabolic adjustments of marathon running in coronary patients. In: The Marathon: Physiological, Medical, Epidemiological and Psychological Studies. Ed.: MILVY, P. Annals of the New York Academy of Sciene 301, 455 (1977).

DUBS, L., GSCHWEND, N., MUNZINGER, U.: Sport after total hip arthroplasty. In: Current Topics in Sports Medicine, Proceedings of the World Congress of Sportsmedicine, Vienna 1982. Eds.: BACHL, N., PROKOP, L., SUCKERT, R. Urban & Schwarzenberg, München, 1984.

DURST, O. E., HUBEMANN, M., WEISS, W., LANG, E.: Aktuelle Daten zur Alterskardiologie; Invasive Diagnostik – operative Therapie. In: Aktuelle Themen der Alterskardiologie, S. 17. Hrsg.: LANG, E., et al. Springer-Verlag, Berlin–Heidelberg–New York, 1982.

EDELMANN, u. Ma.: Surg. Gynec. Obstet. 15, I (1952).

EDGREN, B., MARKLUND, G., NORDESJO, L., BORG, G.: The validity of four bicycle ergometer tests. Med. Sci. Sports 8, 179 (1976).

EISENBERG, E., GORDANI, G. S.: J. Pharmacol. exp. Ther. 99, 1 (1950).

EMNID-INSTITUT: Freizeit- und Breitensport, Bielefeld, 1972/73.

ERBGUTH, H.: Leibesübungen, Frankfurt 6, 26 (1955).

EULER, H.: Z. Alterssport 2, 88 (1940).

FANAGORSKAJA, T. P., BELUSOVA, A. V.: Teor. Prakt. fiz. Kult. Moskau 11, 52 (1968).

FARDY, P. S., MARESCH, C. M., ABBOTT, R., KRISTIANSEN, T.: A comparison of habitual lifestyle aerobic power and systolic time intervals in former athletes and non-athletes. J. Sports Med. *18*, 287–299 (1978).

FARIA, I., FRANKEL, M.: Anthropometric and physical profile of a cyclist – age 70. Med. and Science in Sports *9*, 118 (1977).

– – Med. Sci. Sports, Madison 2, 118 (1977).

FEIGENBAUM, J.: Echocardiography, S. 297. Lea + Febiger, Philadelphia, 1976.

FIRKY, M. E.: J. Am. Ger. Soc. *16*, 463 (1968).

FITZGERALD, M. G., u. Ma.: Q. II. Med. *15*, 57 (1961), zit. nach PLATT.

–, KEEN, H.: Brit. Med. J. *1*, 1568 (1964).

FRANKE, H.: In: Die Besonderheiten der Herz- und Kreislaufüberwachungen im Alter. In: Aktuelle Themen der Alterskardiologie, S. 1. Hrsg.: LANG, E., et al. Springer-Verlag, Berlin–Heidelberg–New York, 1982.

FRANZ, I. W.: Ergometrische Untersuchungen für die Diagnostik bei der arteriellen Hypertonie. In: Belastungsblutdruck bei Hochdruckkranken. Hrsg.: FRANZ, I. W. Springer-Verlag, Berlin–Heidelberg–New York, 1981.

– Indikationen, Dosierung und Kontraindikationen präventiven Trainings. In: Training als Mittel der präventiven Medizin, 2. Auflage, S. 31. Hrsg.: MELLEROWICZ, H., FRANZ, I. W. Perimed Fachbuch, Erlangen, 1981.

–, MELLEROWICZ, H.: Vergleichende Messungen der PWC 170 mit Leistungsstufen von unterschiedlicher Größe und Dauer. Z. Kardiol. *66*, 6, 670 (1977).

FRIC, J., NEUN, H.: Sportarzt und Sportmedizin, Köln *7*, 162 (1971).

FRIEDEWALD, V. E.: Textbook of Echocardiography, S. 296: W. B. Saunders Comp. 1977.

FUCHS, K.: Rudersport, London, Minden 2, 22 (1970) und 2, 30 (1971).

GALE, E. T., HEWLIS, T.: Geriatrics *8*, 80 (1953).

GAMSTORP, I.: Acta Paediactrica *53*, 570 (1964).

GARCIA, P., u. Ma.: J. Nutrit. *55*, 601 (1955).

GARDIN, J. M., HENRY, W. L., SAVAGE, D., EPSTEIN, D. ST. E.: Echocardiographic evaluation of an older population without clinically apparent heart disease. Am. J. Cardiol. *39*, 277 (1977).

GERSTENBLITH, G.: Noninvasive assessment of cardiac function in the elderly. In: The Aging Heart, Vol. 12, S. 247. Ed.: WEISFELDT, M. Raven Press, New York, 1980.

–, FREDERIKSEN, J., YIN, F. C. P., FORTUIN, N. J., LAKATTA, E. G., WEISFELDT, M. L.: Echocardiographic assessment of a normal adult aging population. Circulation *56*, 273 (1977).

GIBBONS, L. W., COOPER, K. H., MEYER, B. M., ELLISON, R. C.: The acute cardiac risk of strenous exercise. JAMA *244*, (16) 1799 (1980).

GIRARO, A.: Practiques cult. des français. Secret. d'Etat de la Culture, Paris, Bd. I, 120, 1974.

GOLOMAN, A., DILL, D. B.: Am. NY Acad. Sci. New York 550 (1977).

GOSSNER, E.: Asthma bronchiale. In: Krankheit und Sport, S. 62. Hrsg.: GOSSNER, E. G. Thieme-Verlag, Stuttgart, 1983.

– Gicht. In: Krankheit und Sport, S. 121. Hrsg.: GOSSNER, E. G. Thieme-Verlag, Stuttgart, 1983.

GREGERMANN, R. I., GAFFNY, G. W., SHOCK, N.: J. Clin. Invest. *41*, 2065 (1962).

GREINERT, M.: Sportmethodische Erfahrungen bei einem langjährigen Training mit Herz-Kreislauf-Kranken. Medizin und Sport *19*, 135 (1979).

GREITER, F.: Sonne und Gesundheit. G. Fischer Verlag, Stuttgart–New York, 1984.

–, BACHL, N., PROKOP, L.: Österr. J. Sportmed. *4*, 3 (1976).

–, PROKOP, L.: Fitneß für moderne Menschen. G. Fischer Verlag, Stuttgart, 1983.

GRIMM, H.: Grundriß der Konstitutionstypologie und Anthropometrie. Verlag Volk und Gesundheit, Berlin, 1966.

GUTIN, B., ZOHMANN, L. R., YOUNG, J. L.: Case Report: An 80-Year-Old Marathoner. J. Cardiac. Rehab. *1*, 344 (1981).

GUTTMANN, E., HANZLIKOVA, V.: Nature, London *209*, 921 (1966).

HAAS, W., ANAGNOSTU, D., u. Ma.: Münch. med. Wschr. *34*, 1504 (1970).

HAHNEFELL, M., JULIUS, U., SCHULZE, J., ZSCHORNACK, M., LEONHARD, W., FISCHER, S., HALLER, H.: Einschränkungen der metabolischen Anpassung bei Lipidstoffwechselstörungen. Med und Sport *2/3*, 68 (1982).

HALDEN, W.: Acta Endocrinol. *1*, 19 (1948).

–, PROKOP, L.: Cholesterin – Ernährung – Gesundheit. Urban & Schwarzenberg, München–Berlin–Wien, 1957.

HALHUBER, M. J.: Medizin des alternden Menschen. Erlangen *1*, 33 (1971).

HAMBURGER, M.: Rehabilitation des Koronarkranken. Perimed Fachbuch, Erlangen, 1982.

– Zit. nach HETTINGER: Isometrisches Muskeltraining, S. 147.

HANDMANN, E.: Arch. Anat. Phys. Anat. Abtlg. 1 (1906).

HANSE, A.: Dtsch. med. Wschr. *51*, 938 (1925).

HARRIES, R.: In: CLAIR, DALL, KENNEDY: Cardiol. in old Age. Plenum Press, New York–London, 1976.

HARTL, BURKHARDT: Virchows Arch. *322*, 503 (1952). Zit. nach BÜRGER, 1957.

HASKELL, W. L.: Cardiovascular complications during exercise training of cardiac patients. Circulation *57*, 920 (1978).

HAUSER, G. A., u. Ma.: Gynecologica *152*, 279 (1961).

HECK, H., LIESEN, H., MADER, A., HOLLMANN, W.: Der Einfluß der Stufendauer und der Pausendauer bei Laufbanduntersuchungen auf die Stoffwechselaufnahme und das Laktatverhalten. In: Sportmedizin für Breiten- und Leistungssport, S. 245. Hrsg.: KINDERMANN, W., HORT, W. Demeter-Verlag, Gräfelfing, 1980.

–, SCHMÜCKER, u. Ma.: Zit. nach HOLLMANN, HETTINGER: Sportmedizin – Arbeits- und Trainingsgrundlagen. Schattauer-Verlag, Stuttgart, 1980.

HEINRICH: Altersvorgänge im Röntgenbild. G. Thieme-Verlag, Leipzig, 1941.

HEINSBERG, K. W., LIESEN, H., STEIN, N., HOLLMANN, W.: Vergleichende Untersuchungen über die aerob-anaerobe Schwelle bei untrainierten Männern und Frauen im Altersgang. In: Sportmedizin für Breiten- und Leistungssport, S. 241. Hrsg.: KINDERMANN, W., HORT, W. Demeter-Verlag, Gräfelfing, 1980.

HEISS, F.: Arthrose. In: Krankheit und Sport, S. 134. Hrsg.: GOSSNER, E. G. Thieme-Verlag, Stuttgart, 1983.

– In: HEISS-FRANKE: Der vorzeitig verbrauchte Mensch. F. Enke Verlag, Stuttgart, 1964.

HELLMANN, T.: Z. Konstit.-Lehre *12*, 270 (1926).

HEMPEL, K. J.: In: PLATT: Altern. Schattauer-Verlag, Stuttgart–New York, 1974.

HENGAUER: Zit. nach GRIMM. F. Enke Verlag, Stuttgart, 1964.

HENTSCHEL, E., GRUBER, G., FISCHER, P.: Die Einschätzung der Belastbarkeit des Alterssportlers. Medizin und Sport *17*, 336–338 (1977).

HERMANN: Z. Altersforsch. *6*, 197 (1952).

HERZOG, MEURER: Klin. Wschr. *18*, 1150 (1939). Zit. nach BÜRGER, 1957.

HETTINGER, TH.: Isometrisches Muskeltraining, 5. Auflage. G. Thieme-Verlag, Stuttgart, 1983.

— Int. Z. angew. Physiol. *18*, 213 (1960).

HEVELKE, G.: Z. Altersforsch. *8*, 219 (1955).

— Dtsch. Arch. Klin. Med. *203*, 528 (1956).

HEYMANN, P.: Inaugural. Diss. Düsseldorf, 1967. Zit. nach HOLLMANN-HETTINGER.

HOCH-UGETI, E.: J. Am. Ger. Soc. *11*, 403 (1963).

HOFF, F.: Z. menschl. Vererb. und Konstitutionslehre *33*, 265 (1956).

HOLLMANN, W.: Höchst- und Dauerleistungsfähigkeit des Sportlers. J. A. Barth Verlag, München, 1963.

— Medizin des alternden Menschen, Erlangen *1*, 37 (1971).

— Habilschrift, Köln, 1961.

—, HETTINGER, TH.: Sportmedizin — Arbeits- und Trainingsgrundlagen. Schattauer-Verlag, Stuttgart—New York, 1980.

— The relationship between pH, lactic acid, potassium in the arterial and venous blood, the ventilation flow and pulse frequency during increasing spiroergometric work in endurance-trained and untrained persons. Pan-Americ. Congress of Sportsmed. Chicago, 1959.

—, LIESEN, H.: Beurteilung und Größe der körperlichen Leistungsfähigkeit. In: Sportmedizin für Klinik und Praxis, 2. Aufl., S. 27. Hrsg.: HOLLEMANN, K. D. G. Thieme-Verlag, Stuttgart, 1978.

— —, ROST, R.: Gefahren im Breitensport, insbesondere für den älteren Menschen. In: Der sporttreibende Bürger — Gefährdung oder Gesundung? S. 35–44. Hrsg.: KEUL, J., REINDELL, H. Perimed Fachbuchverlagsgesellschaft, Erlangen, 1983.

— — —, HECK, H.: Über das Leistungsverhalten und die Trainierbarkeit im Alter. Aktuel. Gerontol. *11*, 91 (1981).

— — Der Trainingseinfluß auf die Leistungsfähigkeit von Herz-Kreislauf und Stoffwechsel im Alter. MMW *31*, 1336 (1972).

HOLMDAHL, D. E., INGELMARK, E. B.: Acta anat., Basel *6*, 309 (1948).

HOLZWEBER, F.: Österr. J. Sportmed. *3*, 37 (1979).

HOMBACH, V.: Beurteilung tachykarder und bradykarder Herzrhythmusstörungen im höheren Lebensalter. In: Aktuelle Themen der Alterskardiologie, S. 47. Hrsg.: LANG, E. Springer-Verlag, Berlin—Heidelberg—New York, 1982.

HOPPE-SEYLER: Hoppe-Seylers Zschr. *116*, 67 (1921). Zit. nach BÜRGER.

HORAK, J., BRANDEJSKY, P., CHRASTEK, J., SOUCKOVA, E., MATOUSEK, O.: Körperliche Fitneß von Managern im Vergleich zu sportlich nicht aktiven Männern und sportlich aktiven Läufern im 6. Dezennium. In: Sportmedizin, Hrsg.: NOWACKI, P. E., BÖHMER, D. G. Thieme-Verlag, Stuttgart, 1980.

HÖRDEGEN, K. H.: Sportarzt und Sportmed. *8*, 184 (1976).

HORN, J. L., CATTELL, R. B.: J. Geront. *21*, 210 (1966).

HÖRTNAGL, H., RAAS, E.: Left ventricular function in physiological and patho-logical hypertrophy from digitized echocardiograms. In: Current Topics of Sports Medicine, S. 282. Eds.: BACHL, N., PROKOP, L., SUCKERT, R. Urban & Schwarzenberg, München, 1983.

HRACHOVEC, J. P.: Gerontologia 15, 52 (1969).

HUBER, G., HARALAMBIE, G.: Der sportwissenschaftliche Meßwagen. Jugend und Sport 33, 205 (1976).

—, LEHMANN, M., BAUMGARTL, P., BACHL, N., KEUL, J.: Verhalten von Herz-frequenz, verschiedenen Stoffwechselparametern und Katecholaminspiegeln im Blut von älteren Radrennfahrern bei unterschiedlichen Belastungsformen. In: Sportmedizin für Breiten- und Leistungssport, S. 327. Hrsg.: KINDERMANN, W., HORT, W. Demeter-Verlag, Gräfelfing, 1980.

HUBMANN, E., LANG, E., WIELUCH, W.: Z. Altersforschung, Dresden 32, 3, 132 (1977).

HUECK, H., EMMERICH: Mitt. Grenzgeb., Med. Chir. 40, 55 (1927/28).

HULICKA, I. M., GROSSMANN, J. L.: J. Geront. 22, 46 (1967).

HÜLLEMANN, K. D.: Präventivmedizin. G. Thieme-Verlag, Stuttgart, 1982.

— Arterielle Durchblutungsstörungen. In: Krankheit und Sport, Hrsg.: GOSSNER, E. G. Thieme-Verlag, Stuttgart, 1983.

—, SCHROETER, M.: Herzrhythmusstörungen. In: Präventivmedizin, S. 90. Hrsg.: HÜLLEMANN, K. D. G. Thieme-Verlag, Stuttgart, 1982.

HÜLLEMANN, P.: Diabetes melitus. In: Präventivmedizin, S. 26. Hrsg.: HÜLLEMANN, K. D. G. Thieme-Verlag, Stuttgart, 1983.

HUNDT, R.: Ein biologischer Altersindex. Diss. Bonn, 1935.

HUTCHINS, G. M.: Structure of the aging heart. In: The Aging Heart, Vol. 12, S. 2. Ed.: WEISFELDT, M. L. Raven Press, New York, 1980.

HUTINGER, P.: J. O. H. P. E. R. Washington 2, 67 (1972).

HUTTMANN, A.: Cardiologica 12, 281 (1947).

IL'IN, V. P.: Gimnastika deja Ijndej Irendnege i pozilogo vozraste, F. S. Moskau, 1976.

INGELMARK, B. E.: Acta anat., Basel 6, 113 (1948).

ISRAEL, S., BUHL, B., PURKOPP, K.-H., WEIDNER, A.: Körperliche Leistungs-fähigkeit und organismische Funktionstüchtigkeit im Altersgang. Med. und Sport 10/289, 11/322, 12/353 (1982).

—, KÖHLER, E., EHRLER, W., BUHL, B.: Die Trainierbarkeit in späteren Lebens-abschnitten. Med. und Sport 22, H. 2/3 (1982).

—, WEBER, J.: Probleme der Langzeitausdauer im Sport. Verlag J. A. Barth, Leipzig, 1972.

JÄGER, T.: Dtsch. Turnen, Celle 12 (1967) Beil.: „Der Turnwart".

JAHNECKE, J.: Risikofaktor Hypertonie. Boehringer G.m.b.H. Mannheim, 1974.

JESCHKE, D., SAUER, W., BOHNER, J.: Parameter des Fettstoffwechsels bei lang-laufenden und untrainierten Männern im mittleren Lebensalter. In: Sportmedizin für Breiten- und Leistungssport, Hrsg.: KINDERMANN, W., HORT, W. Demeter-Verlag, Gräfelfing, 1980.

JOKL, E.: Alter und Leistung. Springer-Verlag, Berlin–Göttingen–Heidelberg, 1954.

JOSEPH, J.: J. Sports Med. Phys. Fit., Turin 1, 14 (1974).

JUDGE, T. G., COWAN, N. R.: Geront. Clin. 13, 221 (1971).

Jung, K.: Sportmedizinische Erkenntnisse aus dem Deutschlandlauf 1981. In: Sport: Leistung und Gesundheit, Dtsch. Sportärztekongreß, Köln, S. 73—79. Hrsg.: Heck, H., Hollmann, W., Liesen, H., Rost, R. 1. Dtsch. Ärzteverlag, Köln, 1983.

— Sportarzt und Sportmedizin 6, 126 (1975) und 7, 150 (1975).

— Phänomen 100-km-Lauf. Schwarzeck-Verlag, München, 1981.

Kaindl, F.: Sport über 50 und Herzkrankheiten. Österr. J. Sportmed. 3 (1979).

Kaltenbach, M., Klepzik, H., Dschiardewahn, B.: Die Kletterstufe, eine einfache Vorrichtung für exakt meßbare und reproduzierbare Belastungsuntersuchungen. Med. Klin. 59, 284 (1964).

Karvonen, H. J., Kemola, H., Virkajarvi, J.: Med. Sci. Sports Madison 1, 49 (1974).

— Adv. Cardiol., Basel 26, 243 (1976).

—, Rutenfranz, J.: In: Singer — Alterssport. Verlag K. Hofmann, Schorndorf, 1981.

Kasch, F. W., Kulberg, J.: Physiological variables during 15 years of endurance exercise. Scand. J. Sports Science 3, 59—62 (1981).

Kasch, F., Wallace, W.: Med. Sci. Sports, Madison 1, 5 (1976).

Kasch, F.: 17th Americ. Meeting. Am. Coll. of Sportsmed. 1970. Zit. nach Meusel, Sport, Spiel und Gymnastik. Limpert Verlag, Frankfurt/Main, 1982.

Kavanagh, T., Shepard, R. J.: The effect of continued training on the aging process. In: The Marathon, ed.: Milvy, P. Annals of the New York Academy of Sciences 301, 656 (1977).

— —, Kennedy, J.: Characteristics of postcoronary marathonrunners. In: The Marathon: Physiological, Medical, Epidemiological and Psychological Studies, ed.: Milvy, P. Annals of the New York Academy of Sciences 301, 455 (1977).

Kehrer, F. A.: Vom seelischen Altern. Aschendorffsche Verlagsbuchhandlung, Münster, 1952.

Keul, J., Dickhuth, H.-H., Lehmann, M., Staiger, J.: The Athletes Heart — Haemodynamics and Structure. Int. J. Sports Med. 3, Suppl. 1, 33 (1982).

— —, Simon, G., Lehmann, M.: Das Sportherz — Anpassung an statische und dynamische Belastungen. In: Sport an der Grenze menschlicher Leistungsfähigkeit, S. 11. Hrsg.: Rieckert, M. Springer-Verlag, Berlin—Heidelberg—New York, 1981.

—, Haralambie, G., Arnold, G., Schumann, W.: Heart rate and energy yielding substrates in blood during long lasting exercise. Europ. J. Appl. Physiol. 32, 279 (1974).

—, Huber, G., Ling, K., Dickhuth, H.-H., Simon, G.: Spiroergometrische und trainingsbegleitende Untersuchungen zur Beurteilung der Leistungsfähigkeit im Radsport. Leistungssport 9, 2, 54 (1979).

—, Kindermann, W., Simon, G.: Die aerobe und anaerobe Kapazität als Grundlage für die Leistungsdiagnostik. Leistungssport 8, 1, 22—32 (1978).

Kiessling, K. H., Pilstrom, L., Bylund, A. Ch.: Scand. J. Clin. Lab. Invest., Oslo 33, 63 (1974).

Kindermann, W., Huber, G., Keul, J.: Med. Welt 24, 1959 (1973).

—, Keul, J., Huber, G.: Anaerobe Energiebereitstellung im Hochleistungssport, Wissenschaftl. Schriftenreihe d. Dtsch. Sportbundes, Bd. 13, S. 34. Verlag K. Hofmann, Schorndorf, 1977.

KINDERMANN, W., SCHRAMM, M., KEUL, J.: Aerobic Performance Diagnostics with Different Experimental Settings. Int. J. Sports Med. *1/3*, 99–142 (1980).

–, SIMON, G. W., KEUL, J.: Dauertraining – Ermittlung der optimalen Trainings-herzfrequenz und Leistungsfähigkeit. Leistungssport *8*, 1, 34–39 (1978). Kongreßband Dtsch. Sportärztekongreß 1982, Köln, 1983.

KISELKOVA, E., DOBREV, P.: Vapr. fiz. kult. Sofia *11*, 688 (1968).

KOCHAKIAN, C. D.: Klin. Schr. *17*, 64 (1961).

KOMAUER, B.: Leibesübungen und Leibeserziehung, Wien *1*, 11 (1969).

– Leibesübungen und Leibeserziehung, Wien *3*, 55 (1973).

KÖNIG, R.: Soziologische Orientierung, 2. Aufl. 1975. Zit. nach ROSENMAYR.

KONOPKA, D.: Hypertonie. In: Krankheit und Sport, S. 16. Hrsg.: GOSSNER, E. G. Thieme-Verlag, Stuttgart, 1983.

KOPLAN, J. P.: Kardiovascular Death while Running. JAMA *242*, (23), 2578/9 (1979).

KRAHL, H.: Z. praeklin. Geriatrie, Erlangen *5*, 95 (1973).

KRETSCHMER, E.: Körperbau und Charakter, 26. Aufl. Springer-Verlag, Berlin–Heidelberg–New York, 1977.

KUHN, H.: Verhalten der Herzfrequenz bei Marathonläufern über verschiedene Distanzen bei jungen und älteren Langstreckenläufern. Dissertation, Freiburg, 1980.

KUHNELE, O.: Adipositas. In: Krankheit und Sport, S. 125. Hrsg.: GOSSNER, E. G. Thieme-Verlag, Stuttgart, 1983.

KUMMER, H.: Zbl. Verkehrs-M. *3*, 167 (1958).

KURODA, Y., KAWAHARA, T., MURAYAMA, M., TSUKAGOSHI, K., AMEMIYA, T., ITO, S., KANEKO, K., MATSUI, M.: Clinical and physiological investigations on senior runners. In: Current Topics of Sports Medicine, S. 26. Eds.: BACHL, N., PROKOP, L., SUCKERT, R. Urban & Schwarzenberg, München, 1983.

LABOURVIEVIEF, G., GONDA, J. N.: J. Geront. *31*, 327 (1976).

LAGERSTRÖM, D.: Rehab. *17*, 36 (1978).

– Sport als Therapie bei Zivilisationserkrankungen. Ther. d. Gegenw. *118*, 2 (1979).

LANG, E.: Aktuelle Themen der Alterskardiologie. Springer-Verlag, Berlin–Heidelberg–New York, 1982.

– Klimaheilkunde, S. 230. Stuttgart, 1974.

–, SCHMIDT, J.: Herz und Kreislauf alter Dauerleistungssportler. Z. Kreislauf-forschg. *2*, 139–144 (1969).

LANGE, W. G.: Überfunktionelle Anpassung. J. Springer, Berlin, 1917.

LANGE-ANDERSON, K., SHEPHARD, R. J., DENOLIN, H., VARNAUSKAS, H., MASERONI, R.: Fundamentals of Exercise Testing, Genf, World Health Organisation, 1971.

LEHMANN, M., KEUL, J., HUBER, G., BACHL, N., SIMON, G.: Alters- und belastungsbedingtes Verhalten der Plasmakatecholamine. Klin. Wschr. *759*, 19 (1981).

LEHR, U.: In: BLOHMKE, M.: Sozialpathologie, Epidemiologie, S. 63. Stuttgart, 1976.

LENZ, P.: Veränderungen von Herzfrequenz und Stoffwechselgrößen bei trainierten und untrainierten älteren Dauerläufern. Dissertation Freiburg, 1980.

LEPPELMANN, H. J.: Z. Rheumaforschg. *18*, 348 (1959).

LEROUX, P.: Nat. Stad. Inst. 1967. Zit. nach ATTIAS-DONFUT.

LEWRENZ, H.: Die Eignung zum Führen von Kraftfahrzeugen. F. Enke Verlag, Stuttgart, 1964.

LIENERT, G. A.: Testaufbau und Testanalyse, 3. Aufl. Beltz, Weinheim—Berlin, Basel, 1969.

LIERTZ-JAPLONSKY, D., LIESEN, H., HECK, H., MADER, A.: Die anaerobe laktazide Kapazität und Laktateliminationsgeschwindigkeit bei untrainierten und trainierten Personen des 6. und 8. Lebensjahrzehnts. In: Leistung und Gesundheit. Hrsg.: HECK, H. u. a. Deutscher Ärzte-Verlag, Köln, 1983.

LIESEN, H. E.: Habilschrift, Dtsch. Sp. H. Sch. Köln, 1977.

LIESEN, H., DU FAUX, H., HECK, H., MADER, A., ROST, R., LÖTZERICH, S., HOLLMANN, W.: Körperliche Belastung und Training im Alter. Dtsch. Z. Sportmed. 30, 218 (1979).

—, HEIKKINEN, E., SUOMINEN, H., MICHEL, D.: Sportarzt und Sportmed. 2, 26 (1975).

—, HOLLMANN, W.: Ausdauersport und Stoffwechsel (insbes. bei älteren Menschen). Wissenschaftl. Schriftenreihe d. Dtsch. Sportbundes, Bd. 14, S. 19. Verlag K. Hofmann, Schorndorf, 1971.

— — Ausdauersport und Stoffwechsel. Wissenschaftl. Schriftenreihe d. Dtsch. Sportbundes, Bd. 14, S. 24, 27. Verlag K. Hofmann, Schorndorf, 1981.

LINDNER, J.: In: Handbuch der allgemeinen Pathologie VI/4. Springer-Verlag, Berlin—Heidelberg—New York, 1972.

LINETZKY: Z. exp. Med. 9, 669 (1911).

LINZBACH, A. J.: Klin. Wschr. 459 (1948).

— Virchows Archiv 311, 432 (1943).

— Virchows Archiv 321, 611 (1952).

—, AKUOMOA-BOATING, E.: Die Altersveränderungen des menschlichen Herzens. I. Das Herzgewicht im Alter, II. Die Polypathie des Herzens im Alter. Klin. Wschr. 51, 156 (1973).

—, BOATING, E.: Klin. Mschr. 51, 156 und 169 (1973).

LOEWI, G.: J. Pathol. Bact. 65, 381 (1953).

LÖLLGEN, H., AUGUSTIN, T.: Drehzahlschwankungen und Leistungsempfinden bei Fahrradergometerarbeit. Dtsch. Z. Sportmed. 8, 208 (1981).

—, ULMER, H. V.: Zum Problem der Tretgeschwindigkeit in der Ergometrie. In: HANSSON, G., MELLEROWICZ, H., 3. Internat. Seminar f. Ergometrie, Berlin 1972. Ergon-Verlag, Berlin, 1973.

LONGEVILLE, L., MELON, J. H., WINTREBERT, H., u. Ma.: Educ. phys. Sport, Paris 110, 57 (1971).

LÖWE, H.: Einführung in die Lernpsychologie des Erwachsenenalters, Berlin, 1971.

LUBICH, T., DE MARCHI, R., CESARETTI, D.: Dynamic Radionuclide Angiocardiography in Sports Cardiology. In: Current Topics in Sports Medicine, S. 313. Eds.: BACHL, N., PROKOP, L., SUCKERT, R. Urban & Schwarzenberg, München, 1984.

LUKAWSKA, M., WEINBERG-ONICHIMOSKA, D.: In: RIES: Sport- und Körperkultur des älteren Menschen. J. A. Barth Verlag, Leipzig, 1966.

LÜTTICKE, R.: Ein Beitrag zur Frage der Entstehung der vorzeitigen Arthrosis deformans nach langzeitiger Immobilisation. Inaugural-Diss. Düsseldorf, 1968.

MADER, A., HOLLMANN, W.: In: LENK: Handlungsmuster − Leistungssport. Verlag K. Hofmann, Schorndorf, 1977.

−, LIESEN, H., HECK, H.: Zur Beurteilung der sportspezifischen Ausdauerleistungsfähigkeit im Labor. Sportarzt 27, 80−88, 109−112 (1976).

MAEGERLEIN H., HOLLMANN, W.: Aktiv über 40. Limpert-Verlag, Frankfurt, 1975.

MAISCH, D.: Condition, Bütgen 2, 19 (1977).

MARGARIA, R.: Energiequellen der Muskelarbeit. Sportmed. Schriftenreihe, Bd. 13, S. 33. J. A. Barth-Verlag, Leipzig, 1982.

− J. Geront. 14, 1135 (1966).

MARSCHLOWITZ, K. H.: Radfahren für die Gesundheit. Praxis der Leibesübungen, Frankfurt, 1968.

MATHEWS, M. B., GLAGOV, S.: J. Clin. Invest. 45, 1103 (1966).

MATTHES, D., HÜLLEMANN, K. D.: Arterielle Verschlußkrankheit. In: Sportmedizin für Klinik und Praxis, 2. Aufl., S. 256. Hrsg.: HÜLLEMANN, K. D. G. Thieme-Verlag, Stuttgart, 1983.

MAUD, P. J., POLLOCK, M. L., FOSTER, C., ANHOLM, J. D., GUTIN, G., AL-NOURI, M., HELLMANN, C., SCHMIDT, D. H.: Fifty years of training and competition in the marathon: Wally Hayward, age 70 − a physiological profile. S. Afr. Med. J. 31, 153 (1981).

MEDAWAR, P. B.: The uniqueness of the individual. Methuen, London, 1957.

MEERSON, F. S.: Hyperfunktion, Hypertrophie und Insuffizienz des Herzens. VEB-Verlag Volk und Gesundheit, Berlin, 1969.

MELLEROWICZ, H.: Archiv für Kreislaufforschung 24, 70 (1956).

− Ergometrie. Urban & Schwarzenberg, München, 1979.

−, PETERMANN, A.: Z. Kreislaufforschung, Darmstadt 45, 716 (1956).

− Revidierte Standardisierungsvorschläge für Ergometrie 1981. Dtsch. Z. Sportmedizin, Heft 2 (1982).

MERRIMAN, J. E.: In: Encyclopedia of Sports Sciences and Medicines. McMillan, New York, 1971.

MEUSEL, H.: Sport und Spiel − Gymnastik in der 2. Lebenshälfte. Limpert-Verlag, Frankfurt, 1982.

MICHELS, B.: Zbl. Gynäk. 174 (1955). Zit. nach GRIMM.

MIHALIK, M., FISCH, C.: Am. Heart J. 87, 117 (1974).

MIRONOVA, Z. B.: In: Obrez. zizni i staremie celoveca, Kiew, Zdoroya, S. 191 (1966).

MITOLO, M.: Lab. umano 10, 311 (1964).

MOL, F., WIMMERS, M.: Act. Geront. 1, 159 (1971).

MONTOYE, H. J., BLOCK, W., KELLER, J. B., WILLIS, B. W.: Glucose tolerance and physical fitness. Am. Epidemiologic study in entire community. Europ. J. Appl. Physiol. 37, 237 (1977).

−, MIKKELSEN, W. M., METZNER, H. L., KELLER, J. B.: Physical activity fitness and serum uric acid. J. Sports Med. 16, 253 (1976).

MORGANROTH, J., MARON, B. J., HENRY, W. L., EPSTEIN, S. E.: Comparative left ventricular dimensions in trained athletes. Am. Intern. Med. 82, 521 (1975).

MORRIS, J. N.: Epidemiology and cardiovascular disease of middle age, Part I. Mod. Conc. Cardiovasc. Dis. 29, 625 (1960).

− Epidemiology and cardiovascular disease of middle age, Part II. Mod. Conc. Cardiovasc. Dis. 30, 633 (1961).

−, EVERITT, N. G., POLLARD, R., CHAVE, S. P. W., SEMMENCE, A. M.: Vigorous exercise in leisure time: Protection against coronary heart disease. Lancet *II*, 1207 (1980).

MÜNCHINGER, R.: Proceed. 2nd I.E.A. Congress, Dortmund, 1964.

− Schweiz. Blätter für Arbeitssicherheit *41* (1961).

MUSS, N., AIGNER, A., HASLAUER, F.: Echokardiographische und ergospirometrische Untersuchungen an einer Bundesliga-Fußballmannschaft. Schweiz. Z. Sportmed. *28*, 104 (1980).

MUSSHOFF, K., REINDELL, H.: Zur Röntgendiagnostik des Herzens. In: Herzkrankheiten, S. 225. Hrsg.: REINDELL, H., ROSKAMM, H. Springer-Verlag, Berlin−Heidelberg−New York, 1977.

NETTER, A.: In: Aging and Estrogenes. Front. Hormon. Res. *2*, 143 (1973).

NIEDERBERGER, M., BÖHM, H., EHRENBÖCK, R., GASIC, S., GAUL, G., KISS, E., KUBICEK, F., SUDHAS, P.: Methodische Begründung für den ergometrischen Standardisierungsvorschlag. Österr. Ärztezeitung *33*/7, 345 (1978).

−, KUBICEK, F., REITERER, W.: Leitlinien für die Ergometrie. Akta med. Austria *2*, 33 (1975).

NISHIMURA, T., GAMADA, Y., KAWAI, G.: Echocardiographic Evaluation of Longterm Effects of Exercise on Left Ventricular Hypertrophy and Function in Professional Bicyclists. Circulation *61*, 832 (1980).

NIXON, J. C., u. Ma.: J. Laryng. Otol. *76*, 288 (1962).

NÖCKER, J., SCHULZ, F. H.: Ernährung im Alter. E. Merck, Darmstadt, 1961.

NODER, W.: Leistungsfähigkeit über 40. Verlag Rowohlt, Reinbeck, 1977.

NORTHLOTE, R., u. Ma.: Lanc *1*, 148 (1984). Zit. nach Ärztezeitung Dreieich 3, Jg. 44 (1984).

NOVIKOV, A. D., MATVEEV, L. P.: In: Teorija i metodica fiziceskogo vospitanija, Bd. II, Moskau, 1968.

NOWACKI, P. E., DE CASTRO-HAFERMANN, P., HECKERS, H., KITTLER, M., MEDAU, J., THELEN, G.: Auswirkungen sportlicher Aktivitäten auf den Lipid- und Kohlenhydratstoffwechsel bei Frauen im Alter von 19 bis 63 Jahren. In: Sport, Leistung und Gesundheit, Kongreßband, Dtsch. Sportärztekongreß Köln, S. 253. Hrsg.: HECK, H., LIESEN, H., HOLLMANN, W., ROST, R. 1983.

NOWACKI, P.: Neue Aspekte der körpergewichtsbezogenen Fahrrad- und Laufbandergometrie für den Leistungs-, Breiten- und Rehabilitationssport. In: Sportmedizin für den Breiten- und Leistungssport, S. 255. Hrsg.: KINDERMANN, W., HORT, W. Demeter-Verlag, Gräfelfing, 1981.

− In: ADAM, LENK, NOWACKI, RULEFS, SCHRÖDER: Rudertraining. Limpert-Verlag, Bad Homburg, 1977.

NOWAKOWSKI, H., SCHMIDT, H.: Schweiz. med. Wschr. *89*, 1204 (1959) und Endocrin. *34*, 346 (1957).

OJA, P.: Finish Sports and Exercise Medicine *2*, 62−71 (1983).

OSIPOV, I. T.: Teor. Prakt. fiz. kult., Moskau *2*, 45 (1956).

OSTWALD, E.: Ärztl. Praxis *11*, 1673 (1959).

OWENS, W. A.: In: J. Educ. Psychol. *57*, 311 (1966).

PALMORE, E. B.: Gerontol. *8*, 259 (1968).

PANDOLF, K., NOBLE, B.: Sportpraxis, Bad Homburg *9*, 176 (1981).

PANKRATZ, I.: Über Veränderungen der Bandscheiben der Lumbalwirbelsäule bei zunehmender Lateralkrümmung. Dissert. Wien (1969).

PANSOLD, B., ROTH, W., ZINNER, J., HASART, E., GABRIEL, B.: Die Laktat-Leistungs-Kurve. Ein Grundprinzip sportmedizinischer Leistungsdiagnostik. Medizin und Sport 22, 107 (1982).

PEDERSEN-BJERGAARD, K. M., TONNESEN, M.: Acta endocrin. 17, 329 (1954).

PERLMUTTER, M., RIGGS, D. S.: J. Clin. Endocr. 9, 430 (1949).

PERRAULT, H., PERONNET, F., RICCI, J., LEBEAU, R., NADEAU, R.: Echocardiographic evaluation of young and veteran Elitecyclists. In: Int. J. Sports Med., S. 70. Eds.: PROKOP, L., BACHL, N., SUCKERT, R. G. Thieme-Verlag, Stuttgart, 1982.

PHLIPPEN, R., HECK, H., GRÜNWALD, B.: Med. Welt, Stuttgart 46, 1985 (1970).

PIEGER, W.: Diabetes mellitus. In: Krankheit und Sport, S. 114. Hrsg.: GOSSNER, E. G. Thieme-Verlag, Stuttgart, 1983.

PINCUS, C. G., ROMANOFF, L. P., CARLO, C.: J. Geront. 9, 113 (1959).

PLATT, D., SCHNORR, B.: Klin. Wschr. 47, 991 (1966).

– Biologie des Alterns. Verlag Quelle u. Meyer, Heidelberg, 1976.

–, DORN, M.: Z. ges. exp. Med. 147, 253 (1968).

PÖLLER, H.: Sport as Part of Treatment for Diabetes. In: Current Topics in Sports Medicine. Eds.: BACHL, N., PROKOP, L., SUCKERT, R. Urban & Schwarzenberg, Wien–München–Baltimore, 1983.

POLLOCK, M. L., MILLER, H. S., WILMORE, J.: Physiological Characteristics of Champion American Track Athletes 40 to 70 Years of Age. J. Geront. 29, 645 (1974).

PORUKIKOV, E. A.: Teor. Prakt. fiz. Kult., Moskau 28, 52 (1965).

PRÄDER, H.: Dtsch. Turnen, Celle 4, 75 (1976).

PRIEBE, U., SCHMIDT, R., HOCHMUTH, V., FAULHABER, H. D., GRINGOROW, I.: Das physische Training in der Prävention der arteriellen Hypertonie. Medizin und Sport 6, 164 (1982).

PROKOP, L.: Einführung in die Sportmedizin. Fischer-Verlag, Stuttgart, 1983.

– Ärztl. Praxis XXIX. Jg., 93, 3783 (1977).

– Österr. J. Sportmed. 4 (1980).

–, JELINEK, R., SUCKERT, R.: Sportschäden. G. Fischer Verlag, Stuttgart–New York, 1980.

–, SLAPAK, L.: Sport und Kreislauf. W. Maudrich Verlag, Wien–Bonn–Bern, 1958.

PUFE, B., HILMER, W.: State of Health and Performance of a Group of Runners under long-term observation. In: Current Topics in Sports Medicine, S. 60–72. Eds.: BACHL, N., PROKOP, L., SUCKERT, R. Urban & Schwarzenberg, München, 1983.

– – Langzeitbeobachtungen bei intensiv trainierenden Langstreckenläufern im höheren Lebensalter. In: Sportmedizin für Breiten- und Leistungssport, S. 313. Hrsg.: KINDERMANN, W., HORT, W. Demeter-Verlag, Gräfelfing, 1980.

PUGH, L.: Oxygen intake in track and treadmill running with observations on the effect of air resistance. J. Physiol. (London) 207, 823 (1970).

PUSIK, W. F.: Wosrastnaja morfologija scheles wuntrennei sekrezii, Moskwa (1951). Zit. nach PLATT, Biologie des Alterns.

RAHE, R., ARTHUR, R. J.: Med. Sci. Sport, Madison 1, 53 (1975).

– – J. Sports Med. Phys. Fitness, Turin 1, 21 (1974).

RAVEN, P. B., MITCHELL, J.: In: WEISFELDT — The Aging Heart. Raven Press, New York, 1980.

REINDELL, H., KLEPZIG, H., STEIN, H., MUSCHOFF, K., ROSKAMM, H., SCHILDGE, E.: Herz-Kreislauf-Erkrankungen und Sport. J. A. Barth Verlag, München, 1960.

REINER, L.: Gross-Examination of the Heart. In: Pathology of the Heart, S. 1111. Ed.: GOULD, J. E., Ch. C Thomas, Springfield, Ill., 1968.

REINHOLD, D.: Erkennung und Beeinflussung hypertoner Fehlregulationen durch körperliche Belastung. Medizin und Sport 2/3, 64 (1982).

RIEDEL, H.: Psychostruktur, Quickborn (1967). Zit. nach FRANK, in: Klausenbacher Gesprächsrunde. G. Narr-Verlag, Tübingen, 1983.

REITERER, W.: Methodik eines rektangulär-tirangulären Belastungstests. Herz/Kreislauf 7, 457 (1975).

—, BACHL, N.: Kriterien der körperlichen Leistungsfähigkeit, limitierende Faktoren und diagnostische Kriterien des Ausdauerleistungsvermögens. Wien. Med. Wschr., Suppl. 42 (1977).

— — Intermittierende Belastung bei Koronargefäßkranken. Tagungsbericht der Arbeitsgemeinschaft für klinische Atemphysiologie, Graz, Kongreßband, 1977.

RIES, W.: In: Handbuch der allgemeinen Pathologie VI/4. Springer-Verlag, Berlin—Heidelberg—New York, 1972.

ROBSON, S.: Arbeitsphysiol. 10, 251 (1938).

ROSENMAYR, L., ROSENMAYR, H.: Der alte Mensch in der Gesellschaft. Rowohlt Verlag, Hamburg, 1978.

ROSKAMM, H., REINDELL, H.: Herzkrankheiten. In: Herzkrankheiten, S. 321. Hrsg.: REINDELL, H., ROSKAMM, H. Springer-Verlag, Berlin—Heidelberg—New York, 1977.

RÖSSLE, R., ROULET, F.: Maß und Zahl in der Pathologie. Springer-Verlag, Berlin, 1932.

ROST, R.: In: SINGER — Alterssport. Verlag K. Hofmann, Schorndorf, 1981.

—, HOLLMANN, W.: Belastungsuntersuchungen in der Praxis. G. Thieme-Verlag, Stuttgart—New York, 1982.

— —, LIESEN, H.: Körperliches Training mit Hochdruckpatienten, Ziele und Probleme. Herz-Kreislauf 12, 6, 80 (1973).

— —, SCHULLER, H.: Acta cardiol. 11/12, 121 (1976).

ROTELLA, R., BUNKER, L. K.: Percept. Med. Skills, Missoula 2 (1978).

ROTH, E.: Vita Hum. 4, 86 (1961).

ROTH, H. O., WOLF, N.: In: Sport und Spiel für Ältere. Hrsg. D. S. B., Frankfurt, 1974.

ROTTER, W.: Virchows Arch. path. Anat. 316, 590 (1949).

ROUX, W.: Funktionelle Anpassung. Verlag Engelmann, Leipzig, 1895.

— Anpassungslehre, Histomechanik und Histochemie. Virchows Arch. path. Anat. 209, 168 (1912).

ROWE, E. J., SCHNORE, M. H.: J. Geront. 26, 470 (1971).

Royal Canadian Air Force: Das tägliche Training für Jedermann. Verlag Hofmann und Campe, Hamburg, 1965.

RUMPA, K.: Alt werden und gesund bleiben. G. Fischer-Verlag, Stuttgart, 1966.

SALLER, BORDLEY und EICHINA: Zit. nach MELLEROWICZ, H., Archiv für Kreislaufforschung 24, 70 (1956).

SAMEK, L., KIRSTE, D., ROSKAMM, H., PROKOPH, J.: In: Herz/Kreislauf *9*, 641 (1977).

SARRE, H. J.: Dtsch. med. Wschr. *79*, 1652 und 1713 (1954).

SARZIKOV-SERAZINI, I. M.: Fizkultura i Sport, Moskau (1956).

SATO, T., MIWA, T., TAUCHI, H.: Gerontologia *12*, 79 (1970).

SCHAIE, K. W., PARHAM, J. A.: J. Pers. Soc. Psychol. *34*, 146 (1976).

–, ROSENTHAL, F., PERLMAN, R. M.: J. Geront. *8*, 191 (1953).

– In: WOODRUFF und BIRREN: Aging, S. 146, New York, 1975.

SCHARLL, H.: In: GOEKEN, A.: Gruppenarbeit mit älteren Menschen. Verlag Lambertus, Freiburg i. Br., 1976.

SCHARSCHMIDT, F., NEUMANN, G., TROSCH, G.: Med. und Sport, Berlin *9*, 277 (1974).

SCHEELE, K.: Z. praeklin. Geriatria, Erlangen *9*, 259 (1971).

SCHENK, P.: Die Ernährung gesunder und kranker Menschen. G. Fischer Verlag, Jena, 1930.

SCHERER, D., KALTENBACH, M.: Häufigkeit lebensbedrohlicher Komplikationen bei ergometrischen Belastungsuntersuchungen. Dtsch. med. Wschr. *104*, 1161 (1979).

SCHETTLER, G.: Verh. Dtsch. Ges. inn. Med. (1953).

SCHLOMKA, G.: Z. Altersforschung *1*, 38 (1938).

SCHMÄHL, D.: Fitnessletter *10*, 156 (1980).

SCHMID, N.: Chronische Hepatitis. In: Innere Medizin in Praxis und Klinik, Bd. IV, 2. Aufl., S. 15.229. Hrsg.: HORNBOSTEL, H., KAUFMANN, W., SIEGENTHALER, W. G. Thieme-Verlag, Stuttgart, 1978.

SCHMID, P., KEUL, J.: Hormonverhalten unter Körperarbeit. In: Sportmedizin für alle, S. 78–88. Hrsg.: FORGO, J. Verlag K. Hofmann, Schorndorf, 1983.

SCHMIDT, H.: Orthopädie und Sport. J. A. Barth Verlag, Leipzig, 1972.

SCHMIDT, J.: Med. Klinik *9*, 367 (1974).

– Internist. Praxis *1*, 111 (1970).

– In: HOLLMANN, W.: Zentrale Themen der Sportmedizin. Springer-Verlag, Berlin–Heidelberg–New York, 1977.

–, LANG, E., HAAS, W.: Herz- und Kreislaufuntersuchungen an ausdauer-trainierten Alterssportlern. Sonderdruck aus „Sportarzt und Sportmedizin" 14 (1970).

SCHMIDT, R.: In: Handbuch der allgemeinen Pathologie, VI/4, S. 582. Hrsg.: HOLLE, G. Springer-Verlag, Berlin–Heidelberg–New York, 1972.

SCHMITH, T., ISRAEL, S.: Herzschlagfrequenz beim gesundheitsstabilisierenden Ausdauertraining: 170 minus $1/2$ Lebensjahre (Jahre) $\pm$ 10. Med. und Sport *23*, 158 (1983).

SCHMITZ-SCHERZER, R.: In: Sport und Spiel für Ältere. Hrsg.: Dtsch. Sportbund, Frankfurt, 1974.

–, LEHR, U.: Medizin des alternden Menschen, Erlangen *6*, 175 (1971).

SCHNABEL, A., KINDERMANN, W., RICHTER, K. W.: Verhalten der Lipoproteine im Blut bei unterschiedlicher chronischer physiologischer Mehrbelastung. In: Sportmedizin für Breiten- und Leistungssport, S. 123. Hrsg.: KINDERMANN, W., HORT, W. Demeter-Verlag, Gräfelfing, 1980.

SCHNEIDER, A.: Rudersport, Minden *1*, 11 (1966).

SCHNEIDER, C.: Jugend und Sport, Magglingen *1*, 3 (1975).

– Jugend und Sport, Magglingen 2, 57 (1973).
– In: Alter und Leistung, Hrsg.: MÜLLER, ROSCH, WISCHMANN. Verlag Schors, Hochheim, 1979.
SCHOLZ, H.: Praxis der Leibesübungen, Frankfurt 4 (1971). Beilage „Der Übungsleiter".
SCHOMBURG, E.: In: HEISS, F., FRANKE, K.: Der vorzeitig verbrauchte Mensch. F. Enke Verlag, Stuttgart, 1964.
SCHÖNHOLZER, G., BIELER, B., HOWALD, H.: Ergometrische Methoden zur Messung der aeroben und der anaeroben Kapazität. In: Internationales Seminar für Ergometrie, Berlin 1972, Hrsg.: HANSSEN, G., MELLEROWICZ, H. Ergon-Verlag, Berlin, 1973.
SCHREIBER, A.: Dtsch. Turnen, Frankfurt 6, 126 (1962).
SCHREIBER, J., BIERMANN, J.: Der Einfluß unterschiedlicher physischer Trainings-methoden auf das Blutdruckverhalten von Hypertonikern. Med. und Sport 6, 173 (1982).
SCHUBERT, R.: Vererb. und Konstitutionslehre 36, 157 (1962).
SCHULZE, W.: Über den Eiweißumsatz im Alter. Marhold-Verlag, Halle, 1954.
SCHWABERGER, G., PESSENHOFER, H.: Der Einsatz der Blutgasanalyse in der sport-medizinischen Leistungsdiagnostik. Österr. J. Sportmed. 1 (1981).
SCHWARTZ, P., KURUCZ, J.: J. Americ. Ger. Soc. 13, 718 (1965).
SCHWARZ, A.: Gicht. In: Präventivmedizin, S. 147, Hrsg.: HÜLLEMANN, K. D. G. Thieme-Verlag, Stuttgart, 1982.
SCHWEITZER, H.: Med. Tribune 2, 39 (1967).
SEDOV, K. R.: Terap. Arch. 28, 2 (1956).
SEIGE, KLEIN: Zit. nach NÖCKER, J.: Ernährung im Alter. E. Merck, Darmstadt, 1961.
SEIGE, K., THIERBACH: Z. Altersforschung 2, 312 (1940).
SELBERG, W.: Beitr. path. Anat. 111, 165 (1951).
SELL, S., SCULL, R. E.: Aging changes in the aortic and mitral valves. Am. J. Pathol. 46, 345 (1965).
SELYE, H.: J. Clin. Endocr. 6, 117 (1946).
– Stress. Montreal Acta Inc. Med. Publ. 1950.
SERRA-GRIMA, S. J. R., DOXANDABARATES, J., VENTURA, J. L.: The veteran athlete. An exercise testing electrocardiographic thorax x-ray and echocardiographic study. J. Sports Med. Phys. Fitness 21, 122 (1981).
SHOCK, N. W.: In: Colloquia on aging – Cibafoundation 4, 229 (1958).
SIEDE, W.: Z. Altersforschung 2, 113 (1940).
SILBERBERG, R., LESKER, P. A.: Experientia (Basel) 27, 133 (1971).
SIMAI, E., SCHWING, K. H., FELTIN-PIPUTA, M., SCHAEFER, J., HERBST, H., DERSTROFF, F., BÖHMER, D.: Biologische Leistungsfähigkeit 50- bis 70jähriger Männer und ihre Konsequenzen bei der Einteilung in unterschiedliche Sport-gruppen. Sport- und Leistungsmed./Kongreßband. Dtsch. Sportärzte-kongreß, Saarbrücken, S. 519, 1980.
SIMON, G., DICKHUTH, H.-H., KEUL, J.: Veränderungen echokardiographischer Größenverhältnisse durch unterschiedliche körperliche Belastungsformen. In: Sportmedizin für Breiten- und Leistungssport, S. 203. Hrsg.: KINDERMANN, W. Demeter-Verlag, Gräfelfing, 1980.
– –, KINDERMANN, W., KLEINER, G., STAIGER, J., KEUL, J.: Echokardiographi-

sche Größen des linken Ventrikels und ergometrische Leistungsfähigkeit in Abhängigkeit vom Herzvolumen. Angiocardiology 2, 11 (1979).

SIMON, J., YOUNG, J. L., GUTIN, B., BLOOD, D. K.: Plasma lactate accumulation during incremental and constantload work relative to the anaerobic and respiratory compensation threshold. Meeting of New York Chapter of American College of Sports Medicine (1980).

SIMONSON, E.: Am. J. Cardiol. 29, 64 (1972).

SINGER, R.: In: SINGER: Alterssport. Verlag K. Hofmann, Schorndorf, 1981.

SJÖGREN, A. L.: Left ventricular wall thickness determined by ultrasound in 100 subjects without heart disease. Chest 60, 341 (1971).

SKINNER, J. S.: Age and performance. In: Limiting Factors of Physical Performance, S. 271. Ed.: KEUL, J. G. Thieme-Verlag, Stuttgart, 1973.

SMITH, H. L.: The relation of the weight of the heart to the weight of the body and the weight of the heart to age. Am. Heart J. 4, 79 (1928).

SMODLAKA, V.: Use of the interval work capacity test in the evaluation of the severely disabled patients. J. Chron. Dis. 25, 345 (1972).

SPITZER, N., HETTINGER, TH.: Tafeln für den Kalorienumsatz bei körperlicher Arbeit. Verband f. Arbeitsstudien, REVA, Darmstadt, 1969.

SRIVASAVA, U., CHAUDHARY, K. D.: Can. J. Biochem. 47, 231 (1969).

STAIGER, I., DICKHUTH, H.-H.: Effekte körperlichen Trainings auf die diastolische Funktion des linken Ventrikels. Vortrag bei: Trainingsanpassung und Belastbarkeit bei Gesunden und Kranken. Freiburg, 1982.

Statistisches Bundesamt (Hrsg.): Zahlenkompaß Ausg. 1978. Kohlhammer, Mainz, 1978.

STAUFFER, F.: Formsammlung Radsport. Z. Radsport 49 (1978).

STEFAN, G., MOST, E.: Echokardiographie, S. 305. G. Thieme-Verlag, Stuttgart, 1981.

STEYER, A.: Z. Altersforschung 10 (1957). Zit. nach BÜRGER, 1957.

STIEGLITZ: Handbook of Nutrition, S. 351. Blaskistav, New York, 1951.

STÖCKER: Inaug.-Diss. Leipzig (1940). Zit. nach M. BÜRGER, ,,Altern und Krankheit".

STOECKLI-BAY, V.: Med. Dokum. CIBA 3, 77 (1961).

STOEDEFALKE, K. G.: Am. J. Cardiol., New York 33, 787 (1974).

STRÄHLE, G.: Die Beurteilung der konditionellen Leistungsfähigkeit bei Leistungssportlern durch ergometrische Untersuchungen, Beiheft zu Leistungssport, Mai (1982).

STRAUZENBERG, S. E.: Theorie und Praxis der Körperkultur, Beiheft 2, 120 (1979).

— Gesundheitstraining, leistungsfähig, lebensfroh, aktiv bis ins hohe Alter, VEB-Verlag Volk und Gesundheit, Berlin, 1977.

— Grundbedingungen für die Belastungsgestaltung zur gerichteten Beeinflussung der Herz-Kreislauf- und Stoffwechselfunktion bei Erwachsenen durch Freizeit- und Erholungssport. Med. und Sport 19, 86 (1979).

— Zur Trainingsbehandlung bei Hypertonie. Med. und Sport 6, 161 (1982).

— Ausdauerübungen in der Prävention und Therapie von Stoffwechselstörungen. Med. und Sport 6, 162 (1980).

— Sport in Older Age. In: Current Topics in Sports Medicine, S. 1—25. Eds.: BACHL, N., PROKOP, L., SUCKERT, R. Urban & Schwarzenberg, München, 1983.

STREHLER, B. L.: Time, Cells and Aging. Academic-Press, New York–London, 1977.

SÜDHOF, M.: Med. Welt, Stuttgart *33*, 1929 (1967).

SUOMINEN, H., HEIKKINEN, E.: J. Appl. Physiol., Bethesda *43*, 249 (1977).

– – Encyme activities in muscle and conective tissue of m. vastus lateralis in habitually training and sedentary 33 to 70 year old men. Eur. J. Appl. Physiol. *34*, 249 (1975).

SZILARD, L., SMITH, J. M.: A theory of aging. Nature, London *184*, 956 (1959).

TAUCHI, H., SATO, F.: J. Geront. *23*, 454 (1968).

TERMAN, L. M., ODEN, M. H.: The gift group at midlife. Standorf, 1959.

THOMPSON, P. D.: Cardiovascular hazards of physical activity. Exerc. Sport Sci. Rev. *10*, 208–235 (1982).

–, FUNK, E. J., CARLETON, R. A., STURNER, W. Q.: Incidence of death during jogging in Rhode Island from 1975 through 1980. JAMA *247*, (18), 2535-8 (1982).

–, STERN, M. P., WILLIAMS, P., DUNCAN, K., HASKELL, W. L., WOOD, P. D.: Death during jogging or running. A study of 18 cases. JAMA *242*, (12), 1265-7 (1969).

TITUS, R., TITUS, K.: Parents' Revolt. London, Secker und Warburg, 1942. Zit. nach JOKL: Alter und Leistung.

TRAILL, T. A., GIBS, D. G., BROWN, D. J.: Study of left ventricular wall thickness and dimension changes using echocardiography. Br. Heart J. *40*, 162 (1978).

TURNER, TH. B.: The John Hopkins Medic. J. *14*, 273 (1977).

UFLAND, J. A.: Arbeitsphysiologie *6*, 653 (1933).

UHLIG, O. E.: Coronare Herzerkrankungen. In: Krankheit und Sport, S. 1. Hrsg.: GOSSNER, E. G. Thieme-Verlag, Stuttgart, 1983.

ULMER, H. V.: Die Abhängigkeit des Leistungsempfindens von der Tretfrequenz bei Radsportlern. Sportarzt und Sportmed. *20*, 385 (1969).

ULMER, W. T., REICHEL, D., NOLTZE, D.: Die Lungenfunktion. G. Thieme-Verlag, Stuttgart, 1970.

US-Department of Health, Education and Welfare: The Fitness in Later Years, Washington D.C., Print. Office, 1968.

VALENTIN, H., HOLZHAUSER, K. P.: Funktionsprüfungen von Herz und Kreislauf, S. 17. Dtsch. Ärzte-Verlag, Fach-Taschenbuch, 1976.

VAN AAKEN, E.: Programmiert für 100 Lebensjahre, Phol.-Verlag, Celle, 1975.

– Dtsch. Turnen, Celle *18*, 379 (1974).

VEIL, W. H., LIPPROSS, O.: Klin. Wschr. *17*, 655 (1938).

VELICAN, C., VELICAN, D.: Arch. Pathol. *25*, 16 (1963).

VERMEULEN, A., RUBENS, R., VERDOUCK, L.: J. Clin. Endocrin. *34*, 730 (1972).

VERUHRATTSKY, N. S.: Exp. Gerontol. *4*, 119 (1969).

VERZAR, F., ERMINI, M.: Gerontologia *16*, 223 (1970).

VOIGT, D.: In: SINGER: Alterssport. Verlag K. Hofmann, Schorndorf, 1981.

VÖLKER, K., LIESEN, H., WILKE, K., HOLLMANN, W.: Über den Einfluß eines Schwimmlernprogrammes auf die Leistungsfähigkeit erwachsener Nicht-schwimmer. Sport und Leistungsmed./Kongreßband Dtsch. Sportärzte-kongreß, Saarbrücken, S. 335, 1980.

VUORI, I.: Cardiac load in daylong skihike. Ann. Univ. Turkuensis, Ser. C. *12* (1972).

VUORI, I., SUURNÄKKI, L., SUURNÄKKI, T.: Risk of sudden cardiovascular death (SCVD) in exercise. Med. Sci. Sports Exercise *14*, 114 (abstr.) (1982).

−, MAEKAERAEINEN, M., JAE'SKELAEINEN, A.: Sudden death and physical activity. Cardiology *63* (5), 287−304 (1978).

WAGNER, K.: Inaugural-Diss., Düsseldorf, 1967.

WALSH, R. J.: Invest. Dermat. *42*, 261 (1964).

WALTON, K. W., u. Ma.: J. Pathol. *101*, 205 (1970).

WASSERBURGER, R. H.: An electrocardiographic survey of the aged heart. Postgr. Med. *58*, 147 (1975).

WASSERMANN, K., MCILROY, M. P.: Detecting the threshold of anaerobic metabolism in cardial patients during exercise. Am. J. Cardiol. *14*, 844 (1964).

WEINBREN, K.: In: Structural Aspects of Aging, Ed.: BOURNE G. H. Pitmann, London, 1961.

WEINTERT, F.: In: SCHUBERT: Aktuelle Probleme der Geriatrie, Geropsychologie, Gerosoziologie und Altersfürsorge, S. 249. Darmstadt, 1970.

WEISFELDT, M. L.: Left ventricular function. In: The Aging Heart, 12, S. 11. Ed.: WEISFELDT, M. L. Raven Press, New York, 1980.

WEISS, A.: Verh. Dtsch. 64, Kreislaufforschung *15*, 272 (1949).

WELFORD, A. T.: In: BIRREN: Handbook of Aging an Individual, S. 562, Chicago, 1959.

WENDT, L.: Arch. inn. Med. *1*, 1 (1949), und Erg. phys. diät. Ther. *4*, 60 (1951).

WHIPP, B.: Respiration during muscular exercise. In: Basic Book of Sports Medicine, Olympic Solidarity, 1978.

WIEDEMANN, E.: Med. Dissertation München, 1942.

WILMORE, J. H., MILLER, H. L., POLLOCK, M. L.: Body composition and physiological characteristics of active endurance athletes in their eight decade of life. Med. and Science in Sports *6*, 44 (1974).

WINK, K., ROSKAMM, H., SCHWEIKHART, S., REINDELL, H.: Der Einfluß körperlicher Belastung auf die Kontraktilität des hypertrophierten linken Ventrikels bei Hochleistungssportlern. Z. Kardiol. *62*, 366 (1973).

WIRTH, A., DIEM, C., TEUBER, J., SCHLIERF, G.: Veränderungen der Serumlipide durch akute und chronische körperliche Belastung. In: Sportmedizin für Breiten- und Leistungssport, S. 147. Hrsg.: KINDERMANN, W., HORT, W. Demeter-Verlag, Gräfelfing, 1980.

WOLF, R.: Vergleichende Untersuchungen zur Abhängigkeit der biologischen Leistung am Fahrrad von der Drehzahl. Dtsch. Z. Sportmed. *29*, 52 (1978).

WÖLLZENMÜLLER, F.: Richtig Jogging, Dauerlaufen. BLV-Sportpraxis *10* (1979).

−, GRÜNEWALD, B.: Die Gesundheitskarriere durch Ausgleichssport. Verlag Bertelsmann, München−Gütersloh−Wien, 1974.

WORTH, G., MYUSERS, K.: Sozialmed. Arbeitshygiene 2, 97 (1967).

YIN, F. C. P., GUARNIERI, T., SPRUGEON, H. A., LAKATTA, E. G., FORTAIN, N. J., WEISFELDT, M. L.: Ages-associated decrease in ventricular response to hemodynamic stress during beta-adrenergic blockade. Br. Heart J. *40*, 349 (1978).

ZONERAICH, S., RHEE, J. J., NONERAICH, O., FORDAN, A., APPEL, J.: Assessment of cardiac function in marathon runners by graphic noninvasive techniques. In: The Marathon, S. 900. Ed.: MILVY, P. Annals of the New York Academy of Sciences, 1977.

ZULIANI, U., ASTRORRI, E., BELTRAMI, G. F., BONNETTI, A., MONTANI, G., NOVARINI, A.: Various aged skiers of 24th cross-country relay: study of cardiovascular parameters. In: Current Topics in Sports Medicine, S. 72—97. Eds.: BACHL, N., PROKOP, L., SUCKERT, R. Urban & Schwarzenberg, München, 1983.

Sachverzeichnis

Satz: Austro-Filmsatz Richard Gerin, A-1021 Wien

V. V. Frolkis
Aging and Life-Prolonging Processes

Translated from the Russian by Nicholas Bobrov

1982. 91 figures. VIII, 380 pages.
Cloth DM 98,—, öS 686,—. ISBN 3-211-81685-2
Prices are subject to change without notice.

Classical gerontology reveals the mechanisms of aging that are connected with the appearance, accumulation and action of the inevitable damaging factors. However, the author feels it important to make a fundamental approach, i.e. to study the processes which make the live systems stable, so as to understand the mechanisms which determine the life span, aging, and the diminution of the organism's adaptive abilities with age.

Making that approach, the author of this book asserts that life-prolonging processes exist. *Vitauct* (from the Latin words "vita", meaning life, and "auctum", meaning to prolong), which stabilizes the organism's viability and increases the life span, occurs together with aging, a destructive process, during individual development. The inseparable link between vitauct and aging determines both development with age and the life span. The next stage of gerontology will largely involve an analysis of the parameters and mechanisms of vitauct that make it possible to maintain vital activity when the damaging factors inevitably act. In this fascinating book, the author describes the relationship between aging and vitauct, ascertains the role which the neurohumoral mechanisms play in their development, and then discusses the possible ways of increasing the life span.

This book will not only be of interest to gerontologists, neurologists and endocrinologists but also to physiologists, internal specialists, pharmacologists and the pharmaceutical industries.

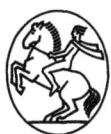

Springer-Verlag Wien New York